COMMENT NAISSENT LES MALADIES

DU MÊME AUTEUR

Les Ouvry de Canteleu, Matière noire, 2014

Avant qu'il ne soit trop tard, Fayard, 2007.

Guérir du cancer ou s'en protéger, Fayard, 2005.

Ces maladies créées par l'homme : comment la dégradation de l'environnement met en péril notre santé, Albin Michel, 2004.

Les grands défis de la politique de santé en France et en Europe, Librairie de Médicis, 2002.

Cancérologie générale, JB Baillière, 1979.

Pr Dominique Belpomme

COMMENT NAISSENT LES MALADIES

… et que faire pour rester en bonne santé

Éditions Les Liens qui Libèrent

ISBN : 979-10-209-0261-0

C'est à Jacques Reynier, membre de l'Académie de chirurgie, à Jean Rey, ancien doyen du CHU Necker-Enfants malades, et *in memoriam* à Gabriel Pallez, ancien directeur de l'Assistance publique de Paris, que je dédie ce livre.

C'est aussi à Jean-François Bach, secrétaire perpétuel de l'Académie des sciences, à Pierre Bégué, président de l'Académie nationale de médecine, à Jacques Brotchi, président de l'Académie Royale de médecine de Belgique ; à Patrick Brouet et à Walter Vorhauer, respectivement président et secrétaire du Conseil national de l'Ordre des médecins, que je le dédie.

Que soient remerciés tous les membres de mon équipe et tous mes collaborateurs, à Paris comme à Bruxelles, et en Europe comme aux États-Unis.

Je n'oublie pas les milliers de signataires de l'*Appel de Paris*, qui se sont engagés à nos côtés dans le combat scientifique que nous menons.

C'est enfin *in memoriam* à Janos Frühling, ancien directeur de l'institut Jules-Bordet et secrétaire perpétuel de l'Académie Royale de médecine de Belgique, qui a tant œuvré pour l'essor de l'ECERI que je rends hommage.

Le serment

Au moment d'être admis(e) à exercer la médecine, je promets et je jure d'être fidèle aux lois de l'honneur et de la probité.

Mon premier souci sera de rétablir, de préserver ou de promouvoir la santé dans tous ses éléments, physiques et mentaux, individuels et sociaux.

Je respecterai toutes les personnes, leur autonomie et leur volonté, sans aucune discrimination selon leur état ou leurs convictions. J'interviendrai pour les protéger si elles sont affaiblies, vulnérables ou menacées dans leur intégrité ou leur dignité. Même sous la contrainte, je ne ferai pas usage de mes connaissances contre les lois de l'humanité.

J'informerai les patients des décisions envisagées, de leurs raisons et de leurs conséquences.

Je ne tromperai jamais leur confiance et je n'exploiterai pas le pouvoir hérité des circonstances pour forcer les consciences.

Je donnerai mes soins à l'indigent et à quiconque me les demandera. Je ne me laisserai pas influencer par la soif du gain ni par la recherche de la gloire.

Admis(e) dans l'intimité des personnes, je tairai les secrets qui me seront confiés. Reçu(e) à l'intérieur des maisons, je respecterai les secrets des foyers et ma conduite ne servira pas à corrompre les mœurs.

Je ferai tout pour soulager les souffrances. Je ne prolongerai pas abusivement les agonies. Je ne provoquerai jamais la mort délibérément.

Je préserverai l'indépendance nécessaire à l'accomplissement de ma mission. Je n'entreprendrai rien qui dépasse mes compétences. Je les entretiendrai et je les perfectionnerai, pour assurer au mieux les services qui me seront demandés.

J'apporterai mon aide à mes confrères, ainsi qu'à leurs familles, dans l'adversité.

Que les hommes et mes confrères m'accordent leur estime si je suis fidèle à mes promesses ; que je sois déshonoré(e) et méprisé(e) si j'y manque.

Hippocrate

Adieu Matias !

Juin 2007

Il y a quatre jours, Matias nous quittait. Malgré sa courte existence, il a rempli les nôtres d'amour et de leçons afin de continuer à vivre. Malgré cette période de deuil qui, pour nous, commence, nous souhaitons partager avec nos amis, notre famille et toutes les personnes qui nous ont accompagnés le souvenir encore vif de notre petit Mati. Sa lutte – notre lutte – contre la maladie fut un combat de presque deux ans pendant lesquels il a su être heureux malgré les circonstances. Il transformait son lit d'hôpital tour à tour en terrain de foot, en salle de gym, en forêt enchantée avec des loups gentils et des dragons amoureux. Il était le Power Range rouge, luttant sans cesse contre d'innombrables monstres et gagnant toujours : le bébé loup ou l'indien Kenai qui se bat contre l'ours. Le Coca, la pizza, la glace à la vanille et les spaghettis – ses dernières addictions – auront désormais une saveur spéciale.

Matias c'était aussi un amour qui grandissait chaque jour, scandé par ses « te amo mucho » qui nous arrachaient d'invisibles larmes de bonheur. Avec Matias, nous avons tous appris à aimer profondément et autrement. Camila, sa sœur, a su vivre avec tendresse, compréhension et humour le caractère parfois despotique de son petit frère. Telmo, mon mari, et moi avons appris à nous aimer plus et mieux. Cet amour, nous le partagerons avec le bébé à venir, qui se rappellera sans doute la voix et les bisous de son grand frère disparu…

Aujourd'hui, nous reprenons le chemin de la vie là où il s'est arrêté. Aujourd'hui plus que jamais, Matias est dans nos cœurs pour nous montrer la bonne direction et nous transmettre sa force et son courage. Nous lui avons promis de vivre heureux (« promesse de Kenai », comme il disait) et il nous a quittés serein, certain que la vie continuera et qu'il en fera toujours partie. Matias, ton souvenir restera présent et nous te devons la découverte d'un monde de tendresse qui, sans toi, serait resté muet. Adieu. Sarah.

L'amour et la richesse de la vie qui transparaissent dans cette lettre déchirante que j'ai reçue de Sarah, la mère de Matias, emporté à l'âge de trois ans par une leucémie aiguë, font que l'espoir d'un monde meilleur doit sans cesse ensemencer nos consciences. Et renforcer le combat que certains d'entre nous livront pour sortir l'humanité du bourbier dans lequel elle s'est enlisée.

« Il est nécessaire que celui qui parle de médecine dise des choses connues par les gens du peuple, parce qu'il cherche et parle des maladies qu'ils subissent. Ce n'est pas facile de comprendre par eux-mêmes ce qui leur arrive, la façon dont naissent et cessent leurs maladies, les causes qui les font croître et décroître [...] mais quand elles sont découvertes et exposées par une autre personne, c'est facile. Car ce qui se passe n'est rien d'autre pour chacun que de se remémorer, en écoutant, ce qui lui est arrivé... »

Hippocrate

Avertissement

> « Le médecin ne peut aliéner son indépendance professionnelle sous quelque forme que ce soit. »
>
> Article 5 du Code de déontologie médicale / Article R.4127-5 du Code de la santé publique

La santé est le bien le plus précieux que nous possédons. Pour autant le cancer, l'obésité, le diabète, les maladies du cœur et des vaisseaux, les affections du système nerveux, les allergies, l'hypofécondité et les malformations congénitales, sans compter de très nombreuses nouvelles pathologies émergentes, sont autant de fléaux de santé publique que la médecine contemporaine peine à prévenir et à juguler. Faisant suite à la proclamation de l'*Appel de Paris*[1], cet essai propose de substituer à la thèse classique un nouveau modèle explicatif fondé sur le paradigme environnementaliste que j'ai initialement développé de façon restreinte à partir de l'étude des cancers*, et que je généralise ici à l'ensemble de la pathologie.

* Dominique Belpomme, *Guérir du cancer ou s'en protéger*, Fayard, 2005.

Si dans toute recherche scientifique, le doute méthodique doit impérativement être préservé et même favorisé, lorsque celui-ci s'annihile grâce à la réalisation de travaux scientifiques rigoureux, alors les résultats qu'il a permis d'obtenir deviennent coercitifs. C'est le cas aujourd'hui. En l'état actuel de nos connaissances, il n'y a plus de doute concernant l'origine environnementale de la plupart des affections et maladies[2].

Ce livre a le courage de la vérité. C'est en tant que médecin, en vertu du serment d'Hippocrate et en toute indépendance professionnelle, respectant en cela le Code de déontologie médicale et de santé publique, que je m'oppose au discours ambiant et que j'en appelle à la lucidité de tous ; avec l'ambition de contribuer à faire sortir la médecine de l'impasse dans laquelle elle s'est fourvoyée, en raison des impostures sociétales actuelles. Mais en paraphrasant le naturaliste anglais Charles Darwin, mon sentiment est que par rapport au monde d'aujourd'hui, j'ai l'impression de « confesser un meurtre. »

Au-delà des préjugés, le temps des certitudes est cependant venu. Et les solutions en termes de prévention, de médecine et de santé publique existent. À nous, à notre société de les mettre en œuvre ! Un cancer, un handicap, une maladie d'Alzheimer, pour ne citer que ces affections, n'arrivent pas qu'aux autres. Convaincre par des faits et des arguments scientifiques le corps médical de la validité du nouveau paradigme proposé et simultanément informer le public, autrement dit le préparer à affronter les problèmes de santé actuels dans les meilleures conditions : tel est l'objectif ultime de ce nouvel essai.

L'invitation au voyage

> «Ce qui compte dans les choses dites par les hommes, ce n'est pas tellement ce qu'ils auraient pensé en deçà ou au-delà d'elles, mais ce qui d'entrée de jeu les systématise, les rendant pour le reste du temps indéfiniment accessibles à de nouveaux discours et ouvertes à la tâche de les transformer.»
>
> Michel Foucault (1926 - 1984)

Il y a en réalité deux mondes qui se côtoient, et qui souvent s'ignorent: celui de la souffrance, des malades; et celui du bien-être, des bien-portants. Ce que sont les maladies et comment elles naissent, voilà ce qu'il nous faut comprendre. Afin que ceux qui vont bien se protègent des causes qui peuvent les faire apparaître, et que ceux qui souffrent gèrent leur état de santé au mieux des possibilités médicales. Et finalement, que les pouvoirs publics prennent de vraies mesures pour préserver notre santé.

Il est nécessaire que celui qui parle de médecine à l'intention du public le fasse de façon compréhensible, affirmait Hippocrate. Et en rendant la parole des hommes indéfiniment accessibles pour le reste du temps, a complété le philosophe Michel Foucault. Voilà ce que je tente ici.

Désormais, nos sociétés dites développées se trouvent confrontées à une situation inédite au plan sanitaire. Selon l'assurance-maladie[1], c'est 15 à 20 % de nos concitoyens (soit environ un Français sur six) qui, en 2011, ont été reconnus porteurs d'une affection de longue durée (ALD), autrement dit atteints d'une pathologie chronique sévère, et à ce titre, en principe pris en charge à 100 %[2]. Or aujourd'hui, c'est un Français sur cinq ! Et cela sans tenir compte des très nombreuses autres affections et maladies qui, quoique moins invalidantes et donc ne relevant pas d'une ALD, sont néanmoins tout autant chroniques et, de ce fait, nécessitent d'être prises en charge de façon continue dans nos hôpitaux ou en médecine de ville. Si, comme d'aucuns le pensent, l'incidence fortement croissante de ces différentes pathologies ne s'éteindra pas spontanément, comment nos systèmes de soins et de Sécurité sociale pourront-ils demain faire face à l'amplification d'une telle demande ?

À l'origine des affections et des maladies[3], la thèse classique invoque le vieillissement des populations en raison de l'augmentation de l'espérance de vie apparue ces cinquante dernières années dans les pays développés, grâce aux progrès de la médecine et surtout à ceux de l'hygiène. Ainsi la survenue d'un cancer, d'une maladie cardiovasculaire ou encore d'une maladie d'Alzheimer est-elle considérée imputable à la vieillesse. Mais comme certaines de ces affections et maladies chroniques apparaissent de plus en plus souvent chez des sujets jeunes, la thèse classique allègue aussi, pour en expliquer l'incidence croissante, les progrès du dépistage et le rôle d'autres facteurs liés au mode de vie : des facteurs tels que la poursuite des addictions – le tabagisme et l'alcoolisme notamment –, une alimentation trop copieuse, le manque d'exercice physique, la sédentarité, le stress. Autrement dit des facteurs de risques qu'à l'exception du tabagisme et de l'alcoolisme, Hippocrate avait déjà reconnus cinq siècles avant notre ère, pouvoir être à l'origine d'une mauvaise santé. Aujourd'hui, les explications fournies par la thèse classique sont devenues l'apanage des discours officiels. Sont-elles pour autant suffisantes pour rendre compte de la formidable augmentation d'incidence des affections et maladies de notre temps ?

À cela s'ajoute la confusion de notre médecine contemporaine entre l'existence de facteurs de risques et les véritables causes des affections et maladies. Contrairement à ce qui était réalisé du temps de Pasteur, elle délaisse les recherches étiologiques* qui, seules, pourraient permettre la mise au point de traitements ciblés véritablement actifs et, surtout, des mesures préventives adaptées.

En effet, à l'exception entre autres des traumatismes, des intoxications avérées, des infections et des allergies, un très grand nombre des affections et maladies de notre époque sont considérées comme *idiopathiques*, c'est-à-dire sans cause connue. Dans ces conditions, comment notre médecine moderne pourrait-elle agir efficacement pour préserver notre santé ?

Ainsi, comme nous le verrons, nos systèmes de santé et de soins sont-ils conduits dans la très grande majorité des cas à prendre en charge les affections et maladies une fois qu'elles sont survenues, autrement dit à délaisser leur prévention et à traiter leurs effets plutôt que leurs causes réelles. Là est l'erreur. Une erreur d'autant plus préjudiciable que malgré les progrès médicaux, ces affections et maladies sont, pour la plupart, de pronostic extrêmement sévère.

À la différence de ceux qui, engrammés dans une idéologie, inondent notre société de messages le plus souvent sans lendemain, j'expose ici des faits et des découvertes scientifiques ne

* L'étiologie (du grec *aetia* : la cause et *logos* : le discours) est l'étude des causes des maladies.

relevant pas de l'opinion. Ce nouvel essai est le fruit d'efforts entrepris par les équipes de recherche que j'anime au sein de l'ARTAC[4] depuis 2004 et de l'ECERI[5] depuis 2011, dans le cadre de collaborations nationales et internationales. Il fait état des travaux que nous avons réalisés durant ces dix dernières années et exprime, sous une forme synthétique, l'inventaire des connaissances actuelles en la matière, à partir d'une lecture attentive de plusieurs milliers d'articles scientifiques.

Cet ouvrage comprend trois parties. Dans la première, il analyse ce que sont les affections et maladies de notre époque, les pestes d'aujourd'hui ; dans la seconde, les bases scientifiques de la théorie que je propose ; et dans la troisième, ce qu'il faut faire en pratique pour nous préserver des fléaux sanitaires qui nous échoient, et tenter de les maîtriser.

Ainsi, après avoir rappelé les combats de Louis Pasteur et de Claude Bernard au XIXe siècle et ce que sont en réalité les pestes contemporaines, j'invite le lecteur à explorer cinq « continents » médicaux, reflets des affections et maladies les plus fréquentes de notre temps.

Puisse ce mystérieux voyage s'accomplir en toute quiétude et indépendance scientifique, et par conséquent en dehors de toute polémique ! Et convaincre le lecteur – qu'il soit de culture scientifique ou non – du bien-fondé de la nouvelle théorie proposée, qui, de fait, constitue une véritable révolution dans la pratique médicale et les mesures individuelles et sociétales à prendre ! Comme le proclame *l'Appel de Paris*[6], ce n'est pas seulement notre santé qui est en jeu, mais celle de nos enfants et leur avenir ; et, au-delà, celle de l'humanité.

PREMIÈRE PARTIE

Les nouvelles pestes

« Nos concitoyens [...] ne croyaient pas aux fléaux. Le fléau n'est pas à la mesure de l'homme, on se dit donc que le fléau est irréel, c'est un mauvais rêve qui va passer. Mais il ne passe pas toujours et, de mauvais rêve en mauvais rêve, ce sont les hommes qui passent, et les humanistes en premier lieu parce qu'ils n'ont pas pris leurs précautions. »

Albert Camus (1913-1960), *La Peste*.

Les maladies et affections évoluent au fil du temps. Aujourd'hui, elles ne sont plus comme hier: les épidémies qu'observait Hippocrate, celles qui sévissaient au Moyen Âge ou encore au XIXe siècle et même au début de XXe siècle, ont été en grande partie jugulées grâce au développement de l'hygiène et aux progrès remarquables de la microbiologie. Dans nos pays fortement industrialisés, les pestes d'aujourd'hui sont pour la plupart nouvelles et d'une tout autre nature. La fracture est survenue au siècle dernier, principalement après la Seconde Guerre mondiale.

Inconnues ou presque dans le passé, les affections et maladies de notre temps sont, pour nombre d'entre elles, inédites, en raison de leurs manifestations cliniques et biologiques singulières, leur incidence très fortement croissante depuis les quarante à cinquante dernières années, leurs conditions de survenue différentes – pour la plupart, elles ne sont pas contagieuses –, leur évolution le plus souvent chronique, insidieuse, et leur résistance aux traitements. Il y a moins d'un siècle, simples manifestations sporadiques, bon nombre d'entre elles sont devenues de véritables fléaux. Les répertorier en les catégorisant par grandes pathologies[1] et les décrire au plan épidémiologique et sociétal avant d'analyser leurs différentes causes possibles : c'est ce que je propose dans cette première partie.

J'invite donc le lecteur à suivre les différentes étapes de notre voyage, qui le conduira à explorer en premier lieu le continent dédié au cancer et aux deux affections pouvant lui être associées : l'obésité et le diabète ; puis celui concernant la pathologie du cœur et des vaisseaux ; en troisième lieu celui des affections du système nerveux ; ensuite celui de la procréation, des malformations congénitales et des maladies qu'on dénomme « orphelines » ou « rares » ; enfin celui des pathologies émergentes, pour la plupart totalement nouvelles et, qui de ce fait, sont encore inconnues, y compris d'un grand nombre de médecins.

Chapitre I
À l'ombre du doute

« Par la persévérance dans la recherche, on finit par acquérir ce que j'appelle volontiers l'instinct de la vérité. »

Louis Pasteur (1822-1895)

« Le doute est le sel de l'esprit; sans la pointe du doute, toutes les connaissances sont bientôt pourries. »

Émile Chartier, dit Alain (1868-1951)

Vingt-cinq siècles avant notre ère, Hippocrate, qui avait puisé son inspiration aux sources de la médecine de l'ancienne Égypte, fut le premier à rompre l'antique croyance selon laquelle les maladies étaient dues à la colère des dieux. Révolutionnaire, le médecin de l'île de Cos le fut, en reconnaissant dans son fameux traité *Des airs, des eaux et des lieux*[1] que les maladies sont en réalité d'origine naturelle et dépendent du milieu dans lequel vivent les hommes – et non pas, comme l'affirmèrent plus tard ses épigones, d'un déséquilibre humoral à l'intérieur du corps, telle que la théorie des quatre humeurs faussement attribuée à Hippocrate nous l'a laissé entendre. Au plan des concepts, la médecine a toujours oscillé entre deux tendances: celle de l'origine endogène des maladies, à partir d'un dérèglement de notre corps; et celle extérieure à notre organisme, à partir de causes en provenance de l'environnement.

Vendredi 27 septembre 1895 à Villeneuve-l'Étang, (Seine et Oise). Louis Pasteur est cloué au lit par la récidive de son hémiplégie gauche. D'une main, il tient celle de Marie, son épouse; de l'autre, un crucifix. À la différence de son ami Claude Bernard, l'homme de science est croyant. Durant toute sa vie, il aura lutté pour faire accepter par le corps médical et les autorités publiques et politiques de l'époque sa fameuse théorie des germes[2]. Mais comme le rappelle le chercheur et microbiologiste français René Dubos[3], Pasteur aura tout autant reconnu que « les microbes ne sont rien sans le terrain »[4], autrement dit la résistance naturelle de l'organisme. Ainsi en cas d'infection, l'état physiologique d'un individu conditionne l'évolution favorable ou non du processus pathologique. Par conséquent, rejoignant pour une part le concept hippocratique selon lequel les prérogatives du médecin se limitent à aider la nature contre les maladies, Pasteur est amené à admettre que lorsque le corps est dans un état de santé normale, il peut faire preuve d'une étonnante résistance à des microbes potentiellement virulents. À tel point qu'à un certain moment, le savant doutera de la véracité de sa théorie. Et ce doute l'envahira encore sur son lit de mort puisque selon la légende, il aurait murmuré: « C'est Bernard qui a raison, j'ai eu tort. Le germe n'est rien, le milieu est tout. »

Nous nous trouvons ici au cœur des principes scientifiques fondateurs de la médecine et des controverses qui, depuis toujours, l'ont taraudée. Comment naissent les maladies? D'après Claude Bernard, la cause réside essentiellement dans une transgression du « milieu intérieur », autrement dit en accord avec la théorie des humeurs formulée à la suite d'Hippocrate, dans un déséquilibre survenu à l'intérieur du corps, ce dernier demeurant donc relativement imperméable au « milieu cosmique[5] » dans lequel il baigne; alors que pour Pasteur, les maladies proviennent du milieu extérieur, puisque causées par les agents pathogènes qui s'y trouvent, mais dépendent aussi du terrain, c'est-à-dire des capacités de résistance de l'organisme une fois ce dernier contaminé. Ainsi, comme l'écrit encore René Dubos, « depuis ses toutes premières investigations biologiques, Pasteur eut conscience que les activités chimiques des microbes étaient profondément influencées par les facteurs de l'environnement ».

« Pasteur écologiste » : tel est le jugement que réserve René Dubos au savant français dans l'introduction de l'édition française de son livre[6]. L'environnementalisme de Pasteur, c'est ce que confirme le sociologue Bruno Latour lorsque, commentant dans la préface de ce livre, les vues de René Dubos sur Pasteur, il s'interroge en conclusion sur le rôle de l'écologie en médecine : « Ce que Dubos cherche à comprendre à travers Pasteur nous intéresse toujours : quelle mystérieuse écologie relie le destin des maladies infectieuses à celui des sociétés industrielles et quelle biologie serait assez cultivée pour tirer les lois de cette écologie-là ? » La médecine peut-elle progresser sans que des francs-tireurs tels Louis Pasteur, Claude Bernard ou René Dubos interviennent ? Et la mystérieuse écologie qu'évoque Bruno Latour ne devrait-elle pas devenir le fondement même de la médecine ?

Les problèmes ne sont pas aussi simples qu'il apparaît puisque les microbes ne deviennent pathogènes, c'est-à-dire causes de maladies, que si l'organisme, pour une raison ou pour une autre, est devenu incapable de se défendre. D'où le rôle du terrain tel que le considérait jadis Pasteur, bien qu'il l'ait peu étudié – aujourd'hui on évoque le rôle du système immunitaire, de la génétique et maintenant de l'*épigénétique** – et son revirement spectaculaire, au seuil de la mort.

Les temps ont changé. Depuis, de nombreux progrès médicaux ont été accomplis. Aujourd'hui, qui douterait un seul instant que les infections ne sont pas dues à des microbes ? Mais si les temps ont changé, si les affections et maladies qui sévissaient à l'époque d'Hippocrate ou même encore à celle de Pasteur ou de Claude Bernard, à quelques exceptions près ne sont plus les mêmes, les mêmes interrogations subsistent.

Aujourd'hui, nos sociétés ont à juguler de très nombreux et sérieux fléaux de santé publique sans que, dans la majorité des cas, la médecine contemporaine nous indique la raison précise de leur émergence en seulement quelques décennies et cela au même moment presque partout dans le monde. Le mystère demeure donc. S'agit-il réellement, comme l'affirme la thèse classique promue et défendue par le discours ambiant, d'un épiphénomène lié aux progrès médicaux et à la façon dont nous nous comportons dans la vie ? Ou à l'inverse, les changements de notre environnement joueraient-ils un rôle ?

* Voir la deuxième partie de l'ouvrage.

CHAPITRE II

Le cancer en tant que modèle

« Toutes ces circonstances réunies me portèrent [...] à soupçonner que nous sommes dans l'erreur ; que quand nous attribuons tout le mal à la simple courbure accidentelle de l'épine, nous prenons un effet pour une cause... »

Percivall Pott (1714-1788)

« La seule méthode par laquelle on puisse acquérir des connaissances solides en médecine consiste à n'adopter aucun principe qui ne soit prouvé par un grand nombre de faits, à étudier avec soin les caractères et la marche des maladies, et à les traiter d'après des indications tirées de l'observation de ce qui a réussi dans des cas semblables. C'est là cette méthode qu'Hippocrate dit avoir été connue longtemps avant lui, et qu'il regarde comme la seule au moyen de laquelle on puisse faire des découvertes réelles... »

René Laennec (1781-1826), *Proposition sur la doctrine d'Hippocrate relativement à la médecine pratique*. Thèse, 1804

Du temps des anciens Égyptiens puis à l'époque d'Hippocrate, le cancer est presque inconnu[1]. Au IIe siècle de notre ère, le célèbre médecin grec Galien le décrit au niveau du sein. Au Moyen Âge, les chancres cancéreux marquent les esprits en raison de leur évolution torpide, toujours mortelle. Au XVIIe siècle, Saint Simon relate plusieurs cas de cancers du sein dont celui d'Anne d'Autriche. Mais la maladie est peu fréquente, à tel point qu'au XIXe siècle le grand clinicien français Armand Trousseau, dans son fameux traité se référant à la *Clinique médicale de l'Hôtel-Dieu*[2], ne dédie aucun chapitre au cancer, et qu'au cours de mes études de médecine dans les années soixante à Paris, les cancers, hormis ceux liés au tabagisme et à l'alcoolisme, sont relativement rares. Hélas, nous n'en sommes plus là.

L'insupportable fardeau

Avec 14 millions de nouveaux cas et 8,2 millions de morts par an, soit 15 à 20 % de la mortalité dans le monde, le cancer est, selon l'OMS l'un des fléaux les plus préoccupants[3]. Et la pandémie ne devrait pas en rester là puisque, dans les vingt ans à venir, le nombre de cas devrait atteindre 22 millions par an et celui des morts 14 millions, ce qui en ferait la première cause de mortalité sur la planète ! En outre, l'affection concerne non seulement les personnes âgées, mais aussi et de plus en plus souvent les sujets jeunes. En 2012, les cancers les plus fréquemment diagnostiqués étaient globalement, pour les deux sexes réunis, et par ordre décroissant, ceux du poumon, du sein et du gros intestin et, concernant la mortalité, ceux du poumon, du foie et de l'estomac. À noter que les pays riches sont proportionnellement les plus touchés, puisque, avec seulement un cinquième de la population mondiale, ils comptabilisent 30 à 40 % du nombre total des cas ; mais les pays à faibles revenus ou à revenus moyens sont eux aussi concernés, car chez eux le cancer tue davantage que le

SIDA et la tuberculose[4]. Avec actuellement un individu sur trois atteint de cancer et un sur quatre qui en meurt, l'Europe n'est bien sûr pas épargnée[5]. Même si on constate depuis peu une certaine stabilité, avec près de 360 000 nouveaux cas et 150 000 morts par an, notre pays n'est pas en reste. On aurait pu espérer qu'après les deux « plans cancer » – le premier lancé en 2003, le second en 2009 –, le bilan s'y soit soldé au bout de dix ans par le recul du nombre de cas et une baisse importante de la mortalité*. Malheureusement, comme je l'avais prévu**, les résultats ne sont pas au rendez-vous : entre 1980 et 2012, le nombre de cas, évalué en *valeurs absolues*, n'a cessé d'augmenter tant chez l'homme que chez la femme[6], alors que durant la même période, la mortalité a certes diminué en moyenne de 1,5 % par an chez les hommes et de 1 % chez les femmes[7], mais attribuer ces résultats aux deux plans précédents reste pour le moins discutable[8].

Sisyphe roulant son rocher

En matière de santé publique, seule la prévention[9] peut se traduire par une baisse de l'incidence (le nombre de nouveaux cas) et de la mortalité. Car lorsque le cancer est évolué, les progrès réalisés ne font au mieux qu'augmenter l'espérance de vie et le confort des malades. À ce stade, ils ne permettent qu'exceptionnellement de les guérir[10]. La question est donc de savoir comment interpréter la formidable augmentation des cancers du sein et de la prostate, de très loin les plus fréquents, et celle, bien qu'en général plus modeste, des autres types de cancers[11]. Et que faire pour enrayer une telle progression ? Rien n'indique que l'actuelle politique de santé*** ne tienne compte des véritables causes du fléau et, donc, prenne les mesures nécessaires pour le juguler.

* Le premier plan cancer couvre la période 2003-2007 ; le deuxième, la période 2009-2014.

** Dominique Belpomme, *Avant qu'il ne soit trop tard*, Fayard, 2007.

*** Troisième plan cancer 2014-2019, lancé le 4 février 2014.

Ce n'est malheureusement pas la première fois que par excès d'optimisme, notre pays vit une déconvenue d'une pareille ampleur. Le 15 octobre 1980, le conseil des ministres annonçait déjà un « plan cancer » subventionné à hauteur de cinq millions de francs versés au Haut Comité d'aide à la lutte contre le cancer. Le radiothérapeute Maurice Tubiana, qui présidait alors la « commission cancer » de notre pays, n'affirmait-il pas avec emphase qu'il était possible de faire reculer la maladie : « Même sans progrès thérapeutiques, par une amélioration du dépistage, en développant la qualité des soins, en diminuant la consommation de tabac et d'alcool, il serait possible de réduire le nombre de décès de moitié en vingt-cinq ans »[12] ? On connaît la suite ! Or c'est encore et toujours le même message qui nous est délivré. De plan en plan, on nous prédit un futur meilleur, alors que loin de reculer, inexorablement le fléau persiste et même s'accroît. Ce qui confirme ce que tout le monde sait depuis l'échec du « plan cancer » américain annoncé avec fracas en décembre 1971 par le président Richard Nixon : « Il est plus facile de marcher sur la Lune que de gagner la guerre contre le cancer ! » Même quand on y met les moyens[13] ! Aujourd'hui, en raison du manque de discernement sur les véritables causes du fléau, Sisyphe roule son rocher.

Sur la piste de l'environnement – Rappel des faits

Lorsque en 1967, je commence mes recherches à Villejuif au sein de l'équipe de Georges Mathé, la seule façon de reproduire expérimentalement le phénomène de cancérisation est d'introduire dans une culture de cellules normales, un virus ou un produit chimique, ou encore d'irradier les cellules[14]. La *transformation* d'une cellule normale en une cellule cancéreuse sous l'effet de l'un ou l'autre de ces trois types d'agents cancérigènes est la propriété fondamentale de toute cancérisation, la base même de ce qu'on appelle la *cancérogenèse*. Sauf à considérer les caractéristiques génétiques des cellules de la culture, il n'est nullement besoin d'y ajouter d'autres ingrédients pour obtenir une telle transformation. À l'époque, comme de nombreux chercheurs, je n'avais donc aucun doute sur l'origine chimique, physique ou virale des cancers. Nous avions tous en mémoire l'incrimination de la suie dans l'apparition des cancers du scrotum chez les petits ramoneurs, telle que nous l'avait rapportée en 1775 le chirurgien anglais Percivall Pott[15], et aussi les travaux ultérieurs, en particulier japonais, prouvant expérimentalement l'effet cancérigène de certains produits chimiques[16]. En outre, nous connaissions le rôle cancérigène et leucémogène des rayonnements depuis la découverte en 1895 des rayons X par le physicien allemand Wilhelm Conrad Röntgen, celle de la radioactivité un an plus tard par le physicien français Henri Becquerel, et celle du radium deux ans après par Marie Curie. D'ailleurs, celle-ci n'était-elle pas morte d'une leucémie aiguë causée par le corps radioactif qu'elle avait découvert ? De même avions-nous pu constater la survenue de radiodermites dégénérant en cancers chez les radiologues qui ne se protégeaient pas des rayons X ; et plus tard, chez des malades déjà atteints de cancer, celle d'un deuxième cancer provoqué par l'utilisation intensive de la radiothérapie ou de la chimiothérapie[17]. Ces observations n'étaient-elles pas là pour nous convaincre de l'implication des produits chimiques et des rayonnements dans la genèse des cancers ? Enfin, dans les années soixante-dix, le rôle cancérigène et leucémogène des virus était la grande idée du moment depuis l'attribution en 1966 du prix Nobel de médecine à l'Américain Francis Peyton Rous, qui avait isolé le premier virus cancérigène[18]. Et je me rappelle avoir éprouvé beaucoup de difficultés lors de la rédaction en 1979 de mon premier livre de cancérologie, à placer logiquement les deux facteurs de risques nouvellement individualisés par les épidémiologistes – le tabagisme et l'alcoolisme – dans le chapitre consacré à l'*étiologie* des cancers[19]. À l'époque et bien que mes travaux effectués en collaboration avec l'OMS visaient à classer les leucémies et lymphomes* en se basant sur des paramètres morphologiques et immunologiques[20] qui ne concernaient en rien l'étiologie de ces affections et maladies, j'avais facilement admis que les cancers étaient causés par des virus, des produits chimiques ou des rayonnements. Puisque l'origine environnementale des cancers ne faisait aucun doute, pourquoi aujourd'hui le discours officiel en discute-t-il, voire en remet-il en cause la pertinence ?

Vers les années 2000, soit près de trente ans après le début de mes recherches à Villejuif, je réalise que les malades atteints de cancer qui me sont adressés en consultation à l'hôpital Boucicaut[21] ne sont plus les mêmes : plusieurs femmes atteintes de cancer du sein ou de l'ovaire ont moins de trente ans, l'une d'elles a à peine dix-huit ans ! Un pédiatre du CHU Necker-Enfants malades me présente le cas d'un cancer glandulaire du pancréas – un *adénocarcinome* – chez un enfant de huit ans ; un autre de mes collègues, une tumeur du cerveau chez un nourrisson de six mois. À ma connaissance, ou tout au moins selon ma propre expérience, il s'agit d'observations cliniques totalement nouvelles. Des malades qui n'ont jamais fumé, jamais bu une goutte d'alcool et qui ne s'adonnent à aucun excès alimentaire me consultent pour un cancer du poumon, du pharynx ou de l'amygdale, du sein ou de l'utérus, ou encore de la prostate. J'ai bien sûr conscience que ces cas individuels sont insuffisants pour énoncer un jugement scientifique d'envergure. Mais j'en viens à admettre que des facteurs autres que le vieillissement, le tabagisme, l'alcoolisme ou les déséquilibres de régime alimentaire sont en cause ; et cela d'autant plus qu'à l'époque et à quelques exceptions près, aucun de ces malades n'est atteint de surpoids et encore moins d'obésité.

* Il s'agit des cancers du sang et des ganglions.

En outre, la plupart me disent mener une vie normale, équilibrée et, pour les moins âgés, faire du sport. Qu'était-il donc survenu pour que nous remettions en cause l'idée selon laquelle l'origine des cancers n'est pas seulement due à l'âge ni à des facteurs d'intempérance, de surpoids ou autres ?

De l'hypothèse à la quasi-certitude

Je cherche donc une autre explication en analysant méticuleusement les données de la littérature scientifique. Depuis plus de vingt ans, dans de nombreux pays, le tabagisme avait nettement régressé chez les hommes, et bien qu'il ait augmenté chez les femmes, le nombre de celles-ci qui fumaient (et qui malheureusement fument encore) était à tel point inférieur à celui des hommes qu'il était insuffisant pour rendre compte de l'augmentation globale d'incidence des cancers chez elles et, *a fortiori*, pour les deux sexes réunis. De même l'alcoolisme avait-il nettement diminué depuis 1975. En témoignait la quasi-disparition des cirrhoses hépatiques et l'extrême raréfaction des polynévrites, dont il peut être l'une des causes. Je vérifie également si, comme le présuppose la thèse classique, un changement de comportement alimentaire pouvait être impliqué. Or là encore rien de concret : plusieurs études épidémiologiques concluent certes à un lien associatif possible entre la survenue de certains cancers et une alimentation hypercalorique, riche en graisses animales et pauvre en fruits et légumes ; mais d'autres études échouent dans cette tentative. En tout cas, aucune ne prouve définitivement qu'un changement de régime alimentaire aurait pu expliquer le formidable accroissement d'incidence observé[22].

La survenue des cancers chez les enfants m'apparaît alors pouvoir être un indicateur décisif. Cela pour deux raisons : d'abord parce qu'une telle survenue chez eux infirme la thèse classique incriminant le vieillissement et l'effet du dépistage, puisque malheureusement les cancers des enfants ne se dépistent pas[23] ; ensuite parce qu'ils ne fument pas, ne boivent pas d'alcool, et avant trois ans, la probabilité est faible pour que dans nos pays riches, non carencés, les effets d'un déséquilibre de régime alimentaire chez eux ou chez leur mère puisse se manifester*.

Les registres d'incidence de notre pays concernant les cancers de l'enfant sont alors trop récents pour permettre une analyse scientifiquement rigoureuse. Les données sont donc quasiment inexistantes, ou tout au moins ininterprétables. Fort heureusement, des collègues épidémiologistes du National Cancer Institute (NCI), l'Institut national du cancer américain, me font parvenir leurs résultats. Depuis trente ans aux États-Unis, le taux des cancers de l'enfant s'était accru en moyenne de 1,1 % par an. C'est d'ailleurs ce que confirmera en décembre 2004 une étude du Centre international de recherche sur le cancer (CIRC)[24], concernant l'Europe[25]. Bien sûr, j'ai conscience qu'il s'agit d'arguments indirects, mais ils me paraissent suffisants pour renforcer l'hypothèse selon laquelle, contrairement à la thèse officielle et à ce qu'affirmaient alors la plupart des épidémiologistes, l'origine des cancers ne relève pas seulement d'une modification des facteurs de risques liés à l'âge ou au mode de vie mais aussi, et de façon prédominante, d'un changement de notre environnement**.

Premières publications

Ce sont les résultats de cette analyse que j'expose à l'Académie des sciences le 1er juin 2004, lors d'une séance organisée par l'écophysiologiste Yvon Le Maho. Luc Montagnier[26] accueille favorablement mon point de vue et m'accompagne à Bruxelles afin

* *Voir le chapitre XIV.*

** Dominique Belpomme , *Ces maladies créées par l'homme*, Albin Michel, 2004.

que je présente nos recherches à l'Académie Royale de médecine de Belgique[27]. Un peu plus tard, Pierre Potier[28] fera de même en m'invitant à les présenter à la Société française de chimie.

En 2007, avec mes collaborateurs, nous confortons le bien-fondé de notre hypothèse dans le cadre de collaborations nationales et internationales[29] ; nous étendons celle-ci à d'autres affections et maladies, dont l'obésité et le diabète ; et nous tentons de mettre au point des méthodes d'investigation scientifique plus précises[30].

Nous n'en sommes plus là. Dans le monde, de très nombreuses équipes travaillent sur le même sujet, dont celle d'Ana Sotto et de Carlos Sonnenchein à Boston, aux États-Unis, dans le domaine des *perturbateurs endocriniens*[31], et celles des épidémiologistes Richard Clapp, également à Boston, et Lennart Hardell, en Suède, dans celui des pesticides et des champs électromagnétiques. En vérité, la seule explication possible à l'accroissement du nombre des cancers est celle de la dégradation de notre environnement. Encore faut-il s'entendre sur ce qu'il est et prouver le lien de cause à effet.

Au cœur du problème

Au sens des généticiens, l'environnement est défini comme toute cause extérieure acquise par l'organisme, c'est-à-dire dont l'origine n'est apparemment ni héréditaire ni liée au hasard. Or, si tous les biologistes du cancer s'accordent pour estimer que les conditions de survenue *purement* héréditaires[32] d'un cancer représentent environ 5 % des cas, et si, en nous basant sur des données historiques ou issues d'élevages d'animaux domestiques, ou de laboratoire, mes collaborateurs et moi-même estimons que la fraction attribuable aux cancers « spontanés », autrement dit possiblement liés au hasard, pourrait également être de l'ordre de 5 %, les causes environnementales, au sens où les généticiens l'entendent, seraient donc, comme je l'avais indiqué en 2004, probablement de l'ordre de 90 %. En fait, bien que l'estimation du pourcentage des cancers liés au hasard ait paru pouvoir être remis en question dans un article récent, le tollé général qui en a résulté au sein de la communauté médico-scientifique internationale et la critique de cet article que nous avons apportée, font que l'estimation de 5 % que nous avions établie pour les cancers liés au hasard demeure jusqu'à preuve du contraire, valable[33]. Par conséquent, c'est bien 90 % des cancers qui seraient d'origine environnementale comme nous l'avions établi et confirmé en 2011[34]. C'est ce qu'indique le tableau ci-après, faisant état de la classification des cancers que nous proposons, dérivée des travaux pionniers du chercheur américain Alfred Knudson[35].

Tableau 1 : Classification des cancers en fonction de leur origine génétique et environnementale[45]

	Origines	Carcinogènes endogènes	Carcinogènes exogènes[36]	Facteurs génétiques[37]	Fraction attribuable présumée
Groupe I	Cancers héréditaires	0	0	Mutations germinales	~5 %
Groupe II	Cancers spontanés	?	0	?	~5 %
Groupe III	Cancers acquis[37]	?	+ + +	Polymorphisme génétique[38]	~90 %

Mais le problème s'avère en fait plus complexe, car au sein des « cancers environnementaux » tels que les généticiens les conçoivent, les épidémiologistes individualisent des facteurs de risques liés au mode de vie. Ces facteurs comme le tabagisme, l'alcoolisme ou encore les déséquilibres alimentaires résultent essentiellement d'intempérances comportementales individuelles. Ils réservent le terme de « cancers environnementaux » aux seuls cas ne relevant pas du mode de vie, mais de causes extérieures à l'organisme. La nuance est subtile, la distinction artificielle et scientifiquement non fondée. En effet, on confond ici des facteurs de risque, qui ne sont en fait que favorisants, avec les causes réelles de l'affection, qu'elles soient chimiques, physiques ou microbiennes. Ce qui revient à dire que la thèse classique élude les causes qui, des points de vue toxicologique et biologique, sont directement impliquées dans la genèse des cancers. Un exemple caricatural nous met sur la voie : celui du tabagisme. Si ce dernier est un facteur de risques amplement démontré dans la survenue des cancers, il n'en est pas la cause directe. Ce sont en effet les dizaines de substances cancérigènes présentes dans la fumée et les goudrons résultant de la combustion du tabac qui le sont[39]. Au plan scientifique, les seules considérations épidémiologiques jettent donc la confusion dans les esprits. Car si la distinction proposée a l'avantage, en matière de santé publique, d'isoler les facteurs de risques individuels et donc d'orienter d'une certaine façon la prévention vers l'édiction de règles visant à gouverner notre mode de vie[40], elle a pour effet pernicieux de négliger les causes réelles de l'affection, liées aux nuisances environnementales ; et ainsi d'occulter les mesures politiques de santé publique qui devraient en relever[41]. C'est en effet là que les avis divergent entre d'une part les épidémiologistes affirmant que le rôle des facteurs liés au mode de vie dans la genèse des cancers est prédominant, alors que celui attribué à la dégradation de l'environnement est selon eux nul ou quasi nul ; et d'autre part la très grande majorité des médecins et chercheurs, qu'ils soient biologistes ou toxicologues qui, en raison des observations cliniques et/ou des résultats obtenus en laboratoire, émettent l'idée contraire, selon laquelle le nombre de cas de cancers liés à l'environnement est beaucoup plus important qu'on ne le pense. En réalité, l'un des arguments permettant d'expliquer pourquoi de nombreux épidémiologistes n'acceptent toujours pas ou acceptent difficilement la théorie environnementale des cancers, est qu'ils sont dans l'incapacité de déterminer avec précision la fraction des cancers attribuables à l'environnement, en raison des importantes limites opératoires inhérentes à leur discipline. Cela parce qu'en raison de ses contraintes méthodologiques propres, l'épidémiologie est insuffisamment discriminante et parce que, utilisée seule, elle ne peut mettre en évidence que des liens associatifs et non de cause à effet entre les différents événements qu'elle analyse. Alors que les biologistes et toxicologues, au vu des avancées scientifiques qu'ils procurent, savent pertinemment que les très nombreux agents tels que les substances chimiques, les rayonnements, les virus ou les bactéries présents dans l'environnement sont causalement impliqués dans la genèse des cancers.

Comment prouver le rôle de la pollution ?

Puisque l'épidémiologie se trouve dans l'impasse, autrement dit dans l'incapacité de prouver le rôle de l'environnement dans la genèse des cancers, il est indispensable de faire appel à d'autres méthodes d'investigation. C'est ce que nous avons fait et continuons de faire en combinant les trois disciplines que sont l'épidémiologie, la toxicologie et la biologie ; et par conséquent en réalisant de façon syncrétique ce qu'il est convenu d'appeler des « études écologiques ». L'immense avantage est en effet de combiner les données démographiques et sanitaires en tenant compte de la géographie des lieux et des pays, de la chronologie des événements qui s'y déroulent, du mode de vie et du niveau socio-économique des populations, le tout confronté aux données expérimentales émanant de la biologie et de la toxicologie[42].

Toutefois, pour être performantes, ces études doivent être ciblées sur un espace géographique circonscrit, concerner un type de population déterminé, et disposer de données démographiques et sanitaires fiables[43]. C'est ce que nous avons réalisé pour l'étude des cancers de la prostate en prenant pour modèle les Antilles françaises et plus particulièrement la Martinique. Ainsi, faisant suite à la sortie en 2007 d'un premier rapport[44], et contrairement à ce que le discours officiel affirmait alors, avons nous pu prouver que s'il permet de comprendre pourquoi le nombre de cancers de la prostate est globalement plus élevé aux Antilles françaises qu'en France métropolitaine, le facteur génétique ethnique n'en explique pas *l'augmentation progressive* du nombre de nouveaux cas dans cette île au cours des trente dernières années[45]. Ce qui conduit à considérer l'origine environnementale de ce type de cancer et à incriminer les très grandes quantités de pesticides organochlorés utilisés depuis 1955 en Martinique et dont on a par ailleurs démontré le rôle CMR, c'est-à-dire cancérigène, mutagène et/ou toxique pour la reproduction[46] *(voir le tableau 2 et la figure 2)*. Et finalement, contrairement à l'idée ayant encore cours dans certains milieux non avertis, que la genèse des cancers de la prostate n'est pas liée au régime alimentaire, mais en réalité à des facteurs environnementaux agissant chez des sujets génétiquement susceptibles. Ainsi ce type d'étude pourrait-il s'appliquer à d'autres catégories de cancers, et être généralisé à d'autres pays ou lieux géographiques.

Tableau 2. Pesticides CMR ou présumés CMR utilisés en Martinique[47]

	Sur le marché	Utilisation maximale	Retrait du marché	Poursuite de l'utilisation	Classification de l'OMS
DDT*	1939	1960-1990	1972	-	2B
HCH*	1940*	1950-1960	1988	1998	2B
Lindane	1940*	1950-1960	1992	-	2B
Aldrine/dieldrine	1950*	1960	1972	1992	3
Chlordecone	1972	1980	1990	1993	2B
Chlordanes	1960*	-	-	-	2B
Simazine	1991*	-	2001	-	3

* Les données officielles ne sont pas disponibles.
DDT : dichlorodiphényltrichloroéthane ; HCH : hexachlorocyclohexane

Figure 2 : Évolution de l'incidence des cancers de la prostate en Martinique[48]

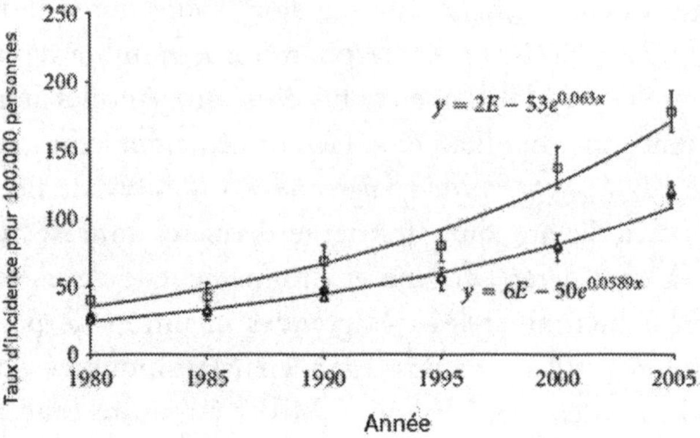

La courbe du haut (□) correspond à la Martinique, celle du bas (•) à la France métropolitaine.

Théorie mutationnelle : les deux lois du Sine Qua non

Dans un travail précédent j'ai détaillé la méthode indirecte, déduite de considérations biologiques et toxicologiques, que nous avons mise au point en complément des données épidémiologiques disponibles pour estimer la *fraction des cancers attribuable à l'environnement*[49]. Elle est basée sur la prise en compte des phénomènes de cancérisation et de la fameuse *théorie mutationnelle des cancers* – qui en est la justification scientifique.

Figure 3 : Modèle cumulatif chronologique séquentiel de la cancérogenèse basé sur la théorie mutationnelle des cancers

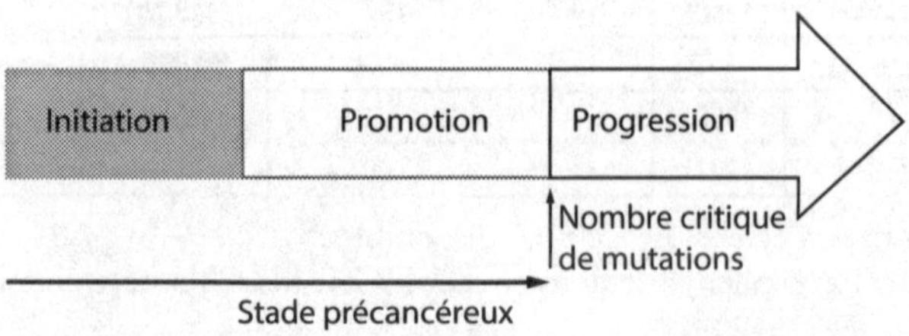

Comme l'indique la figure 3, la cancérisation, appelée aussi *cancérogenèse*, comprend successivement trois étapes principales : l'initiation, la promotion et la progression[50]. Rappelons succinctement ce qu'elles sont.

L'*initiation* consiste en la survenue d'un premier événement potentiellement cancérigène, de nature *génétique,* telle une mutation[51], ou *épigénétique,* telle une épimutation[52] – j'y reviendrai –, dans une ou plusieurs cellules d'un tissu ; la *promotion* correspond à la multiplication anormale des cellules de ce tissu, et à l'émergence progressive, par sélection au sein de la population cellulaire ainsi constituée, d'une descendance issue d'une seule et même cellule, autrement dit d'un *clone.* Celui-ci est caractérisé par sa possible réversibilité et par l'accumulation progressive au sein des cellules de nouvelles mutations[53] ; enfin, dernière étape, lorsqu'un nombre critique de mutations cancérigènes a été atteint dans au moins une cellule de ce clone, survient la *progression*[54]. Celle-ci consiste en la prolifération en principe illimitée et irréversible de cette cellule selon des mécanismes indépendants de l'organisme.

Cette troisième étape correspond en effet à la division de cellules qui, s'étant totalement affranchies de l'organisme au plan informationnel, et donc n'étant plus régulées par lui, sont devenues pleinement cancéreuses. Ainsi, alors que les étapes d'initiation et de promotion correspondent à un *stade précancéreux* sous la forme de lésions tissulaires ayant la potentialité de se cancériser, la progression correspond, quant à elle, véritablement au stade cancéreux. Je me suis déjà longuement expliqué sur la définition de ces trois étapes fondamentales de la cancérogenèse[55], et sur la théorie mutationnelle des cancers qui en est l'incontournable fondement[56].

Ce rappel est indispensable pour estimer la fraction des cancers attribuables à l'environnement selon la méthode que nous utilisons. Comme je l'ai indiqué, pour qu'il y ait cancérisation, il faut *initialement* l'existence d'un nombre critique de mutations cancérigènes dans une première cellule de l'organisme : en principe

2 pour les leucémies, et 3 à 6 pour les cancers communs de l'adulte[57]. C'est là la première loi. Mais point essentiel : pour que de telles mutations puissent apparaître, il faut que la cellule dans laquelle elles surviennent ait elle-même la capacité de se diviser. C'est la seconde loi. Il est en effet une donnée fondamentale de la biologie : sauf si elle préexiste dans les cellules sexuelles de l'un ou l'autre des parents (et donc risque de se trouver *de facto* dans toutes les cellules de l'organisme qui en sont issues), toute mutation ne peut être que la conséquence d'une division cellulaire. Ce qui revient à dire que dans le cadre habituel d'une double loi du *sine qua non*, il ne peut y avoir de mutations sans divisions cellulaires, ni de cancer sans mutations.

Combien de cancers réellement liés à la dégradation de notre environnement ?

C'est là qu'il est capital de considérer la théorie mutationnelle des cancers. En effet, parmi les facteurs de risques individuels relevant du mode de vie, seul le tabagisme est susceptible d'expliquer biologiquement la survenue des cancers qui lui sont liés. La raison en est simple. Comme je l'ai souligné, c'est parce que fumer a pour conséquence la mise au contact de l'organisme avec les très nombreuses substances mutagènes cancérigènes contenues dans la fumée et les goudrons résultant de la combustion du tabac qu'il en résulte presque toujours un cancer[58].

Nos travaux ont donc d'abord consisté à s'assurer qu'il ne peut y avoir de cancers sans mutations, autrement dit que la théorie mutationnelle des cancers est fondée ; puis à vérifier qu'hormis le tabagisme, aucun des facteurs de risques individuels tels que le propose la thèse classique, c'est-à-dire l'alcoolisme, les déséquilibres alimentaires, le surpoids, l'obésité, la sédentarité, le stress sont eux-mêmes capables de provoquer des mutations cancérigènes[59] ; enfin à déterminer la fraction des cancers attribuable au tabagisme. Celle-ci est de l'ordre de 20 %[60]. Il apparaît donc clairement que si la survenue d'un cas de cancer sur cinq peut-être expliquée du point de vue toxicologique et biologique par les effets du tabagisme, les quatre cas qui n'y sont pas liés ne peuvent pas l'être par la thèse classique. Ces derniers ont donc une tout autre origine. Ou plus précisément, si on retire des 80 % de cancers non liés au tabagisme, les cancers d'origine *purement* héréditaire (5 %) et ceux liés au hasard et donc de survenue apparemment spontanée (5 %), c'est *hors tabagisme,* au moins 70 % de l'ensemble des cancers qui relèveraient *stricto sensu* de causes environnementales. Soit, comme je l'ai indiqué précédemment *(voir le tableau 1),* si selon la définition que donnent les généticiens de l'environnement, on y inclut le tabagisme, c'est environ 90 % de l'ensemble des cancers qui sont d'origine environnementale. C'est pourquoi on doit admettre que c'est au moins deux tiers des cancers qui seraient directement causés par des agents cancérigènes présents dans l'environnement. Ainsi les facteurs de risques liés au mode de vie, autres que le tabagisme, n'interviendraient en réalité dans la genèse des cancers qu'en tant que « facteurs adjuvants »[61]. Or, point capital, notre estimation vient d'être pleinement confirmée dans la prestigieuse revue *Nature,* puisque selon la nouvelle analyse proposée, c'est bien 70 à 90 % des cancers qui seraient liés à l'environnement.[62]

Il est évident qu'un tel concept modifie considérablement la vision de la maladie et la façon de l'appréhender au plan de la santé publique, puisque, à des facteurs de risques individuels autres que le tabagisme, elle leur substitue des causes collectives de nature sociétale, liées à la dégradation de notre environnement.

De multiples agents cancérigènes dans l'environnement

Le raisonnement précédent est *déductif.* Il ne saurait être suffisant pour valider de façon objective la théorie environnementale des cancers telle que je la formule. À l'argument déductif doit être systématiquement adjoint un argument *inductif*. Ainsi la question posée est-elle de savoir si réellement existent dans l'environnement des agents cancérigènes susceptibles de valider cette théorie, et si ceux-ci reflètent bien la dégradation de notre environnement, autrement dit la pollution. La réponse est à l'évidence affirmative. Les principaux micro-organismes cancérigènes, les rayonnements et les produits chimiques dont les effets cancérigènes selon la catégorisation de l'OMS sont certains, probables ou possibles chez l'homme sont indiqués à l'annexe I. En raison de la gravité immédiate et à long terme de leurs effets délétères, c'est sur les polluants chimiques et plus particulièrement sur les perturbateurs endocriniens que je voudrais insister.

Le drame des perturbateurs endocriniens

En 1962 paraît le très médiatique livre de Rachel Carson, *Le printemps silencieux*[63] : une véritable révolution à la fois biologique et écologique ! Neuf ans plus tard, lors de la réunion de consensus scientifique ayant abouti à la *déclaration de Wingspread*[64], le terme de « perturbateurs endocriniens » est proposé par la zoologiste américaine Theo Colborn[65]. Ceux-ci ont été définis en 2002 par l'OMS : il s'agit de substances étrangères produisant dans l'organisme des effets délétères, en raison d'une modification du système hormonal[66]. Les altérations concernent non seulement la santé humaine[67], mais aussi celle des animaux*. Ces substances ont la propriété de mimer ou de contrecarrer les effets des hormones sexuelles naturelles, ou bien d'en modifier le métabolisme[68]. Elles sont en fait caractérisées par des propriétés CMR – selon la formule consacrée[69].

* En particulier les oiseaux et les poissons.

On en cerne donc les conséquences pathologiques principales : cancers, malformations congénitales et hypofécondité, et concernant plus particulièrement la survenue des cancers, ceux du sein chez la femme, et de la prostate ou du testicule chez l'homme. Or, plus grave encore, ces affections non seulement surviennent chez les individus contaminés, mais peuvent en outre s'extérioriser au cours des générations. L'exemple du Distilbestrol ou Distilbène® aurait dû être un avertissement*. On n'en tint pas compte. De très nombreux perturbateurs endocriniens dont la plupart des pesticides, les *polychlorobiphényles* (ou PCB), des plastifiants comme le *bisphénol A* ou les *phtalates*, des retardateurs de flammes bromés comme les *polybromodiphénylethers* (ou PBDE), certaines substances présentes dans les cosmétiques telles les *parabènes* sont encore sur le marché et donc toujours largement utilisés. Or l'extrême gravité ici est qu'aujourd'hui on retrouve l'ensemble de ces perturbateurs en grande quantité chez les enfants[70], qu'ils soient nés déjà contaminés ou qu'ils l'aient été ultérieurement.

De très nombreuses réunions internationales consacrées à ce sujet ont été organisées par l'OMS, les Nations unies ou la Commission européenne en vue de retirer ces substances du marché. On aurait pu espérer que l'entrée en vigueur du règlement REACH[71] réduirait la mise sur le marché des substances chimiques en général et retirerait celles jugées toxiques, au moins en ce qui concerne l'Europe. Malheureusement, ce n'est toujours pas le cas[72]. Au-dela des déclarations d'intention, une réglementation internationale encore plus contraignante et réellement opérante s'avère indispensable. En raison des intérêts économiques en jeu, celle-ci tarde à venir. Or il y a urgence étant donné l'extrême toxicité de ces substances non seulement pour les enfants d'aujourd'hui, mais pour ceux de demain. Car les

* *Voir les chapitres XI et XIV.*

dégâts causés sont irréversibles et les affections à venir, comme on le verra, malheureusement déjà biologiquement programmées.

L'inestimable éclairage des pionniers

L'idée selon laquelle les cancers sont d'origine environnementale n'est pas neuve. Les Canadiens J.H. Higginson et C.S. Muir, publient en 1977 un article intitulé *Détermination de l'importance des facteurs environnementaux dans le cancer humain : rôle de l'épidémiologie*. Pour ces deux chercheurs, 80 à 90 % des cancers sont liés à l'environnement[73]. À l'époque je me trouve à Villejuif, occupé à soigner des enfants leucémiques. Je me rappelle avoir lu l'article, sans y avoir prêté une attention particulière tant le concept me paraissait évident. En 1978, à Houston aux États-Unis, un colloque est organisé par le doyen de l'école de santé publique de l'université, les ligues des femmes électrices du Texas et le directeur des affaires environnementales et réglementaires de la compagnie Tenneco Chemicals. Des scientifiques affirment alors que de très nombreux cancers sont d'origine environnementale, puisque le terme même de « cancers environnementaux » est utilisé et qu'en particulier des produits chimiques tels que le *chlorure de vinyle* et le *benzène* y sont déjà reconnus comme agents cancérigènes.

Aujourd'hui encore, je reste confondu par la pertinence et l'acuité des communications de l'époque ; la question étant : pourquoi ce message, de très forte valeur scientifique n'est-il pas parvenu jusqu'à nous et pourquoi est-il aujourd'hui contesté ?

Comme je le montrerai dans la troisième partie de l'ouvrage, il y a malheureusement de multiples raisons de penser qu'il a été et est toujours volontairement occulté pour des motifs qui n'ont rien de scientifique.

En juillet 2000, dans un article remarquable le Danois Paul Lichtenstein et son équipe publient les résultats de leur étude basée sur le suivi de 90 000 vrais jumeaux dont 10 000 atteints de cancer[74]. Un travail titanesque et d'une rare qualité ! Ils concluent que la part de l'environnement dans la genèse des cancers est beaucoup plus importante qu'on ne le pense, puisque évaluée à plus de 65 % des cas pour l'ensemble des six principaux types étudiés[75]. Par exemple, pour le cancer du sein, la fraction attribuable à l'environnement est évaluée à 73 %, alors que celle dévolue à la génétique[76] est de 27 %. Un résultat comparable est obtenu pour celui de la prostate. Or il est clairement établi que parmi les sujets présentant une susceptibilité génétique au cancer, la plupart sont en réalité atteints de cancers environnementaux. Car le rôle des gènes de susceptibilité n'est autre que celui d'activer les agents procancérigènes ou même cancérigènes présents dans l'environnement[77].

Ainsi, pour résumer : si globalement les 25 à 35 % de sujets génétiquement susceptibles selon Lichtenstein développent un cancer, celui-ci, pour les raisons invoquées, est en réalité d'origine environnementale. Et il en est de même pour les 60 à 70 % des sujets restants, lesquels, bien que ne présentant pas une telle susceptibilité, développent eux aussi un cancer causé par l'environnement, étant donné, comme on l'a vu, la définition des généticiens. Ainsi, selon les travaux de Lichtenstein, c'est bien 90 % des cancers, voire plus, qu'on doit admettre être d'origine environnementale, l'environnement étant considéré au sens large des généticiens, autrement dit incluant les facteurs de risques liés au mode de vie et donc en particulier le tabagisme. Ce qui correspond à l'estimation que nous avons faite, bien qu'utilisant une méthode d'investigation différente.

À la même époque aux États-Unis, Robert N. Hoover, du National Cancer Institute (NCI) sonne donc la charge dans un éditorial fameux[78], rappelant l'estimation de J. Higginson et de C.S. Muir et commentant les travaux de Lichtenstein. Selon lui, les résultats obtenus sont compatibles avec ce qu'on sait de la cancérogenèse et de l'étude des migrations des populations. Mais là encore, le message tombe à plat ou, plus précisément, n'est pas repris à sa juste valeur ; puisque de 2000 à 2004, sous l'influence de deux épidémiologistes anglophones Richard Doll et Richard Peto[79], la communauté scientifique reconsidérera l'idée selon laquelle le mode de vie intervient de façon quasi exclusive dans l'apparition des cancers – négligeant ainsi la recherche des véritables causes et ne réservant qu'une part négligeable à l'environnement. Alors qu'en réalité il n'est apporté aucune détermination scientifique objective de la fraction attribuable à l'environnement par ces deux épidémiologistes, et que les arguments en faveur d'un lien avec le mode de vie, à l'exception du tabagisme, se révèlent extrêmement fragiles. Jusqu'à ce que sous l'égide de Lorenzo Tomatis, alors directeur du CIRC, renaisse bientôt le concept[80], et surtout depuis ces toutes dernières années, qu'un mouvement scientifique international de grande ampleur se dessine aux États Unis, un mouvement qui, négligeant les affirmations le plus souvent erronées de ses opposants, tente de réhabiliter et de fortifier la théorie environnementale des cancers.

Quand l'OMS rejoint l'ARTAC sur la non-maîtrise du fléau

Ne nous y trompons pas : l'ampleur du fléau est considérable avec des conséquences non seulement humaines, mais aussi sociales et financières. L'envolée des coûts est préjudiciable aux économies les plus riches et excède largement les possibilités des pays pauvres, grevant de façon souvent impossible à satisfaire, les systèmes de soins et de sécurité sociale de ces pays. Selon l'OMS, en 2010 le coût économique annuel imputable au cancer se serait élevé à 1,16 milliard de dollars ! Et cela sans tenir compte du manque à gagner économique généré par la perte d'emplois, liée aux décès, aux mises en invalidité et aux arrêts maladie. Alors que faire ? « La bataille mondiale contre le cancer ne pourra se gagner avec les seuls traitements », déclare l'OMS, ou encore : « Il faut mettre en œuvre d'urgence des mesures de prévention efficaces pour éviter une crise du cancer* ! »

Restent donc les controverses initiées par ceux qui, dans notre pays ou ailleurs, croient ou font croire que grâce à différents « plans cancer », basés principalement sur l'amélioration des soins et insuffisamment sur la prévention, nous arriverons à juguler le fléau ; et qui continuent à nier le rôle de la pollution de l'environnement dans la genèse des cancers et, donc, la responsabilité de la société à cet égard[81]. Alors que ces opposants ne fournissent en général aucune explication crédible concernant l'incidence croissante des cancers, ni d'ailleurs celle des autres affections et maladies. Parce que reconnaître un tel lien de cause à effet reviendrait à remettre en question le fonctionnement même de notre société et l'existence d'intérêts financiers ou économiques. Des intérêts en réalité contraires à la préservation de la santé et à la morale hippocratique. Or, ce qu'affirme aujourd'hui l'OMS est exactement ce que j'avais déclaré dès 2003. Mais si le CIRC[82] et son actuel directeur, le Dr Christopher Wild, affirment qu'il faut impérativement mettre en œuvre des mesures de prévention, celles-ci restent malheureusement en grande partie figées dans l'ancien paradigme. Elles se limitent à la lutte contre le tabagisme et à l'alcoolisme par des campagnes actives, à celle contre l'obésité par l'exercice physique, et enfin à un meilleur dépistage. Tout en reconnaissant cependant qu'il faudrait y ajouter la mise en œuvre de campagnes de vaccination contre le virus de l'hépatite B et du *papillomavirus*[83] ; et limiter par une législation appropriée « l'exposition aux risques cancérigènes professionnels et environnementaux, y compris la pollution de l'air ». En fait, rien ou

* Il s'agit du « World Cancer Report 2014 », déjà cité.

presque n'est envisagé concernant le rôle néfaste des pesticides et des perturbateurs endocriniens quels qu'ils soient, de la pollution de l'air par les particules fines émises par le diesel, ou encore de l'effet possiblement cancérigène des champs électromagnétiques. L'avertissement de l'OMS aura-t-il les effets attendus ? On peut en douter. Il demeure bien faible face à l'interprétation qu'avec d'autres scientifiques nous donnons de l'origine des cancers, et à l'impérative nécessité de promouvoir des mesures réelles de *prévention environnementale*. Lors de la conférence de presse du 3 février 2014 à Londres, les journalistes ne se sont d'ailleurs pas trompés sur l'inadéquation du message du CIRC face à l'actuel fléau. En fait, au plan scientifique, ce nouveau rapport de l'OMS est finalement en contradiction flagrante avec ce qu'affirmait il y a déjà plus de dix ans Lorenzo Tomatis[84], lorsque lui-même dirigeait le CIRC[85] et avec le *Rapport du panel des experts à l'attention du président Barack Obama*, ceux-ci pour un grand nombre d'entre eux faisant partie du NCI et s'excusant en quelque sorte de n'avoir pas attiré plus tôt l'attention des pouvoirs publics sur le fait que le cancer est en réalité une affection d'origine environnementale[86].

Combien on aimerait que nos responsables institutionnels soient eux aussi à l'unisson pour annoncer officiellement ce qui ne peut plus être contesté ! Et qu'au lieu des avertissements qu'ils délivrent en direction du grand public[87] en les limitant à la lutte contre le tabagisme, l'alcoolisme ou la sédentarité, ils adoptent un discours clair et courageux vis-à-vis de nos décideurs politiques, orientant de façon décisive les recherches dans le domaine de l'environnement et proposant de réelles mesures de prévention environnementale. Poursuivre le combat à l'encontre du tabac et de l'alcool s'avère certes essentiel en matière de lutte contre le cancer, mais les résultats obtenus aujourd'hui ne doivent plus faire illusion : il est devenu impensable que les mesures prises à destination des seuls comportements individuels parviennent à juguler le fléau.

Chapitre III
La pesanteur et la disgrâce

> Toute cure de l'obésité doit s'imprégner de ces trois préceptes de théorie absolue : discrétion dans le manger, modération dans le sommeil, exercice à pied ou à cheval… Or, 1) il faut beaucoup de caractère pour sortir de table avec appétit ; … 2) proposer à des obèses de se lever le matin, c'est leur percer le cœur : ils vous diront que leur santé s'y oppose ; … 3) monter à cheval est un remède cher…
>
> Brillat-Savarin (1755-1826), *Physiologie du goût*

Survenue simultanément à l'épidémie de cancer, celle concernant l'obésité est tout autant explosive. Il suffit de regarder autour de soi et, pour ceux de ma génération, de comparer ce qui se voit aujourd'hui avec ce qu'on observait il y a vingt ou trente ans. Il y a deux types de personnes qu'on peut qualifier de fortes : celles en surpoids, qui sont les plus nombreuses mais qui existaient déjà autrefois, quoique plus rarement ; et celles qu'on définit comme obèses, qui n'existaient presque pas et qu'on aperçoit maintenant si souvent qu'on en vient à banaliser l'affection dont elles sont atteintes[1]. L'obésité, et plus particulièrement l'obésité massive telle qu'on l'observe aujourd'hui constitue, à n'en pas douter, plus qu'une affection : une véritable maladie[2]. Celle-ci concerne l'un et l'autre sexes, tous les âges, toutes les catégories sociales, les sujets noirs comme les sujets blancs. Il s'agit d'un fléau sans frontières.

Le tiers de l'humanité concerné !

Plus que d'une épidémie c'est bien d'une menaçante et très sérieuse pandémie qu'il s'agit.

D'après les données de l'OMS, il y avait en 2008 dans le monde 1,6 milliard d'adultes en surpoids – soit le quart de l'humanité – et 200 millions d'obèses dont 20 millions d'enfants[3]. Hélas, nous n'en sommes plus là ! Selon une étude récente réalisée par le McKinsey Global Institute (MGI), le surpoids et l'obésité frappent aujourd'hui plus de 2 milliards d'individus, soit environ 30 % de la population mondiale, et pourraient atteindre une personne sur deux dans les prochaines années[4]. C'est aussi ce que prévoit l'OMS, puisque selon elle, à l'horizon 2020, il pourrait y avoir 2,3 milliards d'adultes en surpoids et 700 millions d'obèses.

Aujourd'hui les États-Unis, avec près de 100 millions d'obèses, détiennent le record du monde, alors que les Allemands, avec environ une personne sur quatre obèse, détiennent celui d'Europe. On aurait pu croire que cette pathologie aurait épargné notre pays réputé pour sa cuisine raffinée et son savoir-vivre, et cela d'autant que l'épidémie a émergé il y a plusieurs décennies là où les boissons à base de cola et le hamburger sont nés. Il n'en est rien. Comme l'ont montré les enquêtes ObÉpi[5] menées en 2012 en France, 32 % de nos concitoyens sont en surpoids et 15 % sont obèses, soit globalement presque la moitié de la population française. Surpoids et obésité constituent donc à l'évidence un problème de santé publique d'ampleur inégalée, et dont on n'a pas encore mesuré toute la sévérité au plan des conséquences médicales et sociales. Car globalement c'est l'obésité qui progresse, non le surpoids[6]. Et cela surtout chez les adultes jeunes* et en général davantage chez les femmes que chez les hommes. Et sans épargner les enfants**.

Les insuffisances de la thèse classique

À quoi sont dûs le surpoids et l'obésité? La thèse classique incrimine les excès alimentaires, autrement dit les régimes hypercaloriques, riches en sucres et en graisses, mais aussi la sédentarité et le manque d'exercice. À cela s'ajoutent d'autres facteurs de risques conjoncturels: certaines maladies neuroendocriniennes, le stress psychologique – nous vivons dans un monde de « boulimie alimentaire » – la consommation abusive de psychotropes[7], la prise de pilule contraceptive ou encore le sevrage tabagique. Sont aussi à considérer la possibilité de facteurs héréditaires, dont témoignent les rares formes familiales d'obésité causées par la mutation de certains gènes. Cependant, de façon plus fréquente, comme pour le cancer ou les autres affections ou maladies, on peut mettre en évidence l'existence d'une susceptibilité constitutionnelle liée au *polymorphisme génétique*[8]. Ces deux types d'anomalies génétiques sont ce que nous enseigne l'étude des modèles expérimentaux[9] et les découvertes récentes effectuées chez l'homme[10]. À eux seuls les facteurs précédents sont-ils suffisants pour expliquer les données épidémiologiques actuelles? Rien n'est moins sûr.

L'expérience du tonneau des Danaïdes

En seulement vingt-cinq ou trente ans, soit en une génération, les facteurs génétiques n'ont pu se modifier au point de rendre compte de l'actuelle pandémie. Quant aux régimes

* Le taux de progression annuelle est de près de 20 % chez les 25-34 ans!

** Dans notre pays, environ 10 % des enfants sont obèses.

hypercaloriques ou déséquilibrés, à la sédentarité et au manque d'exercice, autrement dit au mode de vie qu'on qualifie de « type occidental » et aux autres facteurs que nous avons précédemment envisagés, s'ils peuvent favoriser de façon conjoncturelle le surpoids, voire certaines formes d'obésité, nous ne pensons pas qu'ils expliquent à eux seuls l'ampleur de la pandémie et la véritable maladie que constitue aujourd'hui, comme on le verra, l'obésité abdominale profonde.

L'observation ayant démontré de façon indubitable que le régime alimentaire n'est pas seul en cause dans la survenue du surpoids et même de l'obésité est celle de mon collaborateur à l'ARTAC, Philippe Irigaray[11]. Son expérience est des plus simples. Lorsqu'il injecte du *Benzo[a]pyrène*, un polluant chimique ubiquitaire appartenant au groupe des hydrocarbures aromatiques polycliniques (HAP)[12] à des souris, celles-ci augmentent leur poids d'environ 30 % par rapport à des souris témoins n'ayant pas reçu de Benzo[a]pyrène. Alors que point fondamental, comme l'indique la figure 1 dans les deux cas les souris ont ingéré le même régime alimentaire et consommé le même nombre de calories ![13]

Figure 1 : Augmentation de la prise de poids chez des souris ayant reçu du Benzol[a] pyrène, alors qu'elles n'ont pas modifié leur alimentation[13].

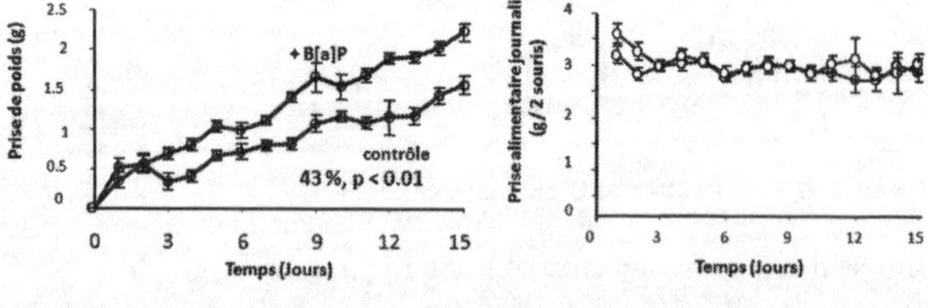

À gauche on note l'augmentation significative de poids chez les souris ayant reçu le Benzo[a]pyrène (B[a]P) par rapport à celles n'en ayant pas reçu, tandis qu'à droite on note l'absence de différence entre les deux groupes concernant leur ingestion calorique.

Les résultats de cette expérience ont été récemment confirmés en pathologie humaine par la découverte d'une quantité augmentée de HAP dans l'urine d'enfants et d'adolescents obèses[14], et plus particulièrement chez ceux nés d'une mère ayant été contaminée en période de grossesse par les HAP présents dans l'air ambiant[15]. À cela s'ajoute le fait maintes fois démontré que de très nombreuses substances chimiques sont capables d'induire un surpoids ou même d'être obésogènes. Tel est le cas de certains métaux, des organoétains, des phosphates organiques, de certains solvants et de façon générale de très nombreux perturbateurs endocriniens[16] : des pesticides comme le *lindane* ou la *chlordécone*[17], les PCB, les dioxines, les phtalates et une fois de plus le Distilbène®[18]. Mais bien que les produits chimiques soient très probablement la cause principale, certains virus pourraient aussi intervenir[19] ! De même que des protéines infectieuses, les fameux *prions*[20]. Les facteurs génétiques à l'origine du surpoids ou de l'obésité seraient donc beaucoup moins importants qu'on ne le croyait, et cela d'autant qu'à l'hérédité génétique, innée, telle qu'on la concevait jusqu'à ce jour, s'ajoute désormais, comme nous le verrons, une hérédité acquise de type épigénétique n'impliquant pas directement les gènes, et dont on a pu montrer qu'elle était en grande partie liée à la pollution environnementale*.

Ce n'est que très récemment qu'ont été élucidés les mécanismes en cause à l'origine du surpoids et de l'obésité. La clef ici est que de façon comparable à ce qui est observé dans le processus de cancérogenèse, les polluants, qu'ils soient chimiques ou microbiens, stimulent la vascularisation du tissu graisseux en activant certains récepteurs présents dans les cellules qui le constituent : les *adipocytes*[21]. Ainsi en raison de l'afflux d'une plus grande quantité d'oxygène et de nutriments, il en résulte non seulement

* *Voir le chapitre XIV traitant de l'épigénétique.*

le développement et la croissance de ce tissu, mais aussi, comme nous le verrons, l'apport et le stockage dans ce dernier de très nombreux polluants chimiques[22].

En outre, nous avons pu montrer qu'en s'insérant dans la membrane des adipocytes, ces polluants bloquent la lipolyse, autrement dit la mobilisation naturelle des graisses hors de ces cellules et leur dégradation métabolique[23]. D'où la prise de poids. Il est donc clair que tout surpoids, toute obésité ne sont pas nécessairement causés par un régime alimentaire hypercalorique, mais qu'ils peuvent l'être aussi, si ce n'est de façon prédominante, par la pollution.

Pour bien comprendre l'importance de l'expérience réalisée par Philippe Irigaray, prenons deux tonneaux des Danaïdes qu'on emplit d'eau en faisant couler le robinet à flux identique constant. Si on bouche le trou d'évacuation d'un des tonneaux et si ce tonneau est constitué d'une paroi flexible, celui-ci grossira par rapport à l'autre tonneau, bien que le flux d'entrée de l'eau ait été rigoureusement le même dans les deux cas. C'est là le principe même et l'interprétation de l'étonnante expérience réalisée. Ce n'est pas la prise d'aliments en excès, mais le stockage d'une quantité de graisses plus importante dans les adipocytes qui expliquerait en partie le surpoids et en réalité aussi l'obésité.

Devenir obèse, c'est avant tout mal fonctionner

S'il s'avère que le trop-manger n'est pas seul en cause, le problème n'est pas pour autant réglé aux plans de la répartition des graisses dans l'organisme et de leur métabolisme. En effet, l'obésité est une affection à plusieurs visages[24]. Du point de vue clinico-biologique, on doit distinguer *l'obésité abdominale profonde* qui est celle qu'a reconnue l'OMS en tant que maladie, des autres formes d'obésité que constituent les cellulites[25], l'obésité de type « Buffalo neck »[26] et l'obésité abdominale superficielle.[27]

L'obésité abdominale profonde est sans aucun doute la plus fréquente et la plus sévère. Réalisant un dépôt de graisses « froides » autour des viscères[28], c'est elle qui, associée au classique *syndrome métabolique*[29], est principalement concernée par la pandémie actuelle. Au plan évolutif, son pronostic est plus que réservé en raison de son risque diabétogène, cancérigène et athérogène.

Du point de vue biologique, sous l'effet des polluants, il n'y a pas que l'augmentation du stockage des graisses dans les adipocytes – ce qu'on désigne sous le terme d'*hypertrophie* du tissu graisseux. Il y a aussi l'*hyperplasie* de ce tissu, c'est-à-dire l'accroissement du nombre des adipocytes lié, comme on l'a vu, à l'augmentation de la vascularisation sanguine. En fait, l'hypertrophie du tissu graisseux est ce qui caractériserait principalement le surpoids, alors que pour l'obésité, à l'hypertrophie de ce tissu, s'ajouterait son hyperplasie[30]. Voilà pourquoi, à partir d'un simple surpoids, potentiellement réductible par le régime, l'organisme évolue progressivement vers un état d'obésité devenu quant à lui irréversible. Or cette hypothèse est d'autant plus crédible que de très nombreux polluants ont la propriété non seulement d'induire un surpoids, mais aussi d'être obésogènes.

Un autre point critique de nos recherches est d'avoir montré qu'un certain nombre des polluants obésogènes, en agissant ou non en tant que perturbateurs endocriniens, sont tout autant cancérigènes. C'est là aussi le mérite de l'expérience réalisée par Philippe Irigaray, puisque le *benzo[a]pyrène* est non seulement capable d'induire l'hypertrophie du tissu adipeux, mais est lui-même un cancérigène bien connu. Et il n'est pas le seul à posséder cette double propriété[31]. Or le fait primordial ici est qu'étant à la fois cancérigènes et obésogènes, de tels polluants sont capables d'induire des cancers non seulement par des processus qui leur sont propres, mais aussi par leur effet de favoriser le stockage d'autres substances cancérigènes dans le tissu graisseux, en raison de leur propriété obésogène. Ainsi, grâce à cette double action, ces polluants sont-ils capables d'amplifier de façon considérable le risque de cancer, en mettant à contribution d'autres types de cancérigènes. D'où, comme je l'ai mentionné au chapitre précédent, les liens non seulement épidémiologiques, mais aussi toxicologiques et biologiques extrêmement solides entre surpoids, obésité et cancer[32]. On comprend donc pourquoi de très nombreux polluants en raison de leurs propriétés obésigènes et cancérigènes pourraient être en réalité simultanément la cause de l'une et l'autre pandémies.

Conditionné à grossir et à devenir obèse

On sait que c'est pendant la grossesse que se joue en grande partie le destin sanitaire de nos enfants, un destin qui s'exprimera tout au long de leur vie et qui se transmettra éventuellement à leur descendance. Comme pour l'obésité et un grand nombre de cancers, comme pour beaucoup d'autres affections ou maladies, c'est dès le *stade fœtal* que se déclenche le processus initial à l'origine de leur survenue ultérieure. De telles pathologies peuvent en effet se révéler à la naissance, mais aussi et plus souvent bien plus tard, c'est-à-dire à l'âge adulte ou même à un âge avancé. Comme je l'ai souligné, il a été montré que nombre de pesticides organochlorés* ou encore certaines hormones de synthèse telles que le Distilbène®[33], en augmentant la vascularisation du tissu graisseux et donc l'apport en nutriments et oxygène, stimulent la division des adipocytes qui le constituent. Or, ce phénomène concerne non seulement l'adulte, mais aussi de façon beaucoup plus dommageable le fœtus. En provoquant l'hyperplasie du tissu graisseux en voie de formation chez ce dernier, ces polluants conditionnent donc

* Tels que l'*hexachlorobenzène* (HCB) ou le *dichlorodiphényl-dichloroethylène* (DDE).

le futur bébé et l'adulte qu'il deviendra à devenir obèse[34]. C'est en effet pendant la grossesse que se détermine *le nombre* des adipocytes qu'un sujet aura dans son tissu graisseux tout au long de sa vie. Lorsque la future mère a accumulé de tels polluants chimiques dans son propre tissu graisseux, ceux-ci passent la barrière placentaire, contaminent le fœtus, et causent chez lui l'accroissement du nombre des cellules graisseuses immatures qu'il possède, *les préadipocytes*[35]. Ce qui revient à dire que tout individu qui possède à la naissance un stock anormalement élevé de ces cellules, et qui par conséquent comportera ultérieurement dans son tissu graisseux un nombre élevé d'adipocytes, est condamné à grossir et à devenir obèse au cours de sa vie. Ce qui n'oblitère en rien la possibilité qu'après la naissance les enfants soient encore soumis aux effets obésogènes, diabétogènes et éventuellement cancérigènes des polluants chimiques, et donc qu'à la susceptibilité transmise par la mère puisse s'ajouter celle acquise au cours du temps[36].

De l'inefficacité relative des régimes amaigrissants

On comprend donc pourquoi le surpoids et l'obésité puissent apparaître dès la petite enfance et pourquoi les régimes amaigrissants, dont on nous vante les mérites à l'aide de publicités le plus souvent non validées scientifiquement, s'avèrent fréquemment inefficaces[37]. Le régime n'est pas tout : son efficacité dépend certes de la volonté de celui qui l'entreprend et donc de la quantité et de la qualité des sucres et des graisses ingérés, mais aussi et surtout du nombre des adipocytes présents dans son tissu graisseux, et de la capacité ou non de ce tissu à mobiliser les graisses qu'il a accumulées. En d'autres termes le succès ne peut provenir principalement que de la situation biologique héritée à la naissance et, ultérieurement, de la possibilité que le tonneau des Danaïdes n'ait pas été fermé par les polluants.

L'obésité n'étant pas habituellement un état réversible, on ne peut en venir à bout par le seul régime, ni même par des médicaments. Il faut faire appel à des techniques chirurgicales dont aucune n'est cependant satisfaisante[38]. Alors que le surpoids peut être encore accessible au régime, mais à condition que les adipocytes ne soient pas trop nombreux et soient encore fonctionnels ! Ceci explique que pour éradiquer le surpoids ou encore le diabète qui lui est souvent associé, on soit amené à utiliser des médicaments.

Toutefois, prudence oblige ! L'affaire du Mediator®, un médicament illégalement prescrit en tant que coupe-faim, n'est-elle pas là pour nous rappeler la possibilité de complications sévères*, liées aux dérives médicales et pharmaceutiques dans ce domaine[39] ? C'est donc sous stricte surveillance médicale et dans le cadre de stratégies solidement éprouvées au plan scientifique qu'il faut envisager de tels traitements. Compte tenu de ce qui précède, c'est toute la diététique qu'il conviendrait de réformer !

Les terribles menaces

Les causes de l'obésité relèveraient donc non pas de la seule prise d'aliments caloriques en trop grande quantité, comme on le pense habituellement, mais bien, comme pour le cancer, de facteurs environnementaux principalement liés à la pollution chimique. En outre, on doit réaliser que le tissu graisseux intervient dans la genèse des cancers, non pas seulement par le biais des hormones naturelles qu'il sécrète, mais, comme nous l'avons montré par sa fonction de réservoir pour de nombreux polluants chimiques[40] *(voir figure 3)*.

* *Voir le chapitre XI.*

Figure 3 : Stockage des produits chimiques lipophiles/liposolubles dans le tissu adipeux et hypothèse concernant leur déstockage lors du processus de cancérogenèse[40]

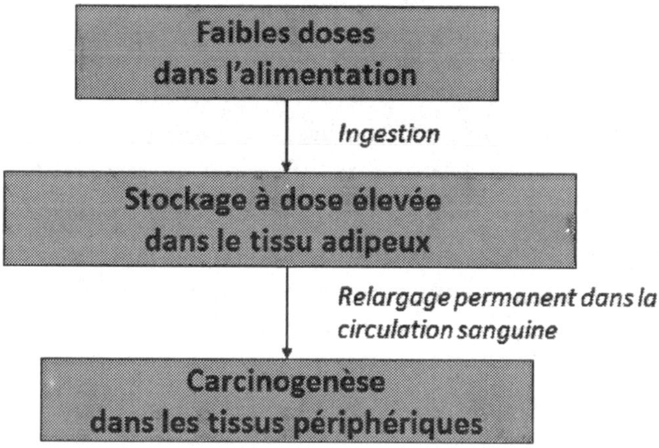

Car si l'organisme peut détoxifier la plupart des substances toxiques naturelles, il est incapable de le faire pour les produits artificiels, à cause de l'absence de systèmes enzymatiques de détoxification spécifiquement adaptés à eux[41]. Le rôle de réservoir du tissu adipeux constitue donc sans nul doute l'une des clefs expliquant les liens statistiques établis entre obésité et cancers, et peut-être même aussi entre obésité, diabète de type 2 et athérome – nous le verrons dans les chapitres suivants.

Nos recherches se poursuivent donc dans ce domaine. Elles conduisent à distinguer clairement le surpoids – symptôme, de l'obésité – maladie, et à individualiser l'*obésité massive* qui, malheureusement, frappe aujourd'hui plus de 1 % de nos concitoyens, et est par elle-même d'évolution extrêmement sévère. En réalité, le mauvais pronostic de l'obésité viscérale profonde tient au fait qu'elle est, du point de vue métabolique, une maladie associée à plusieurs pathologies comprenant outre le cancer, le diabète de type 2, l'hypertension artérielle et certaines affections cardiovasculaires. Et cela sans compter sa contribution à certaines formes d'insuffisance respiratoire et à des manifestations ostéoarticulaires de type arthrosique, secondaires à la surcharge pondérale. Et sans oublier la disgrâce et le retentissement psychologique qui en découlent, tributaires d'une profonde modification de l'image corporelle. Ainsi comme le cancer, l'obésité fait malheureusement partie des fléaux de santé publique non jugulés. Ceux de nos concitoyens qui affirment que tout va bien dans le meilleur des mondes, et que grâce aux progrès médicaux l'espérance de vie ne pourra que continuer à augmenter, se trompent d'époque et de combat : celle-ci stagne, voire recule désormais en France, comme ce fut, semble-t-il, le cas aux États-Unis[42], et l'obésité y a sans doute une part de responsabilité[43]. Quoi qu'il en soit, et c'est la preuve que les fléaux progressent, l'espérance de vie en bonne santé a nettement reculé depuis ces dix dernières années dans notre pays[44]

Chapitre IV

Un éclairage pathologique inédit

> « La connaissance des maladies et des causes qui les déterminent, c'est-à-dire la pathologie, nous conduira d'un côté à prévenir le développement de ces conditions morbides, et de l'autre à en combattre les effets par des agents médicamenteux, c'est-à-dire à guérir les maladies. »
>
> Claude Bernard(1813-1878)

Au cancer et à l'obésité sans doute convient-il d'associer le diabète, parce que ces trois affections constituent, au sein du premier continent qu'explore notre voyage, une triade paradigmatique.

Le diabète est, semble-t-il, une affection ancienne. Le terme nous vient de la Grèce antique. À la fin du Ier siècle de notre ère, le médecin Arétée de Cappadoce dépeint une maladie au cours de laquelle « l'eau traverse le corps sans s'y arrêter ». Un siècle plus tard, Galien reprend l'idée : « Les reins et la vessie ne cessent d'émettre des urines. [Le malade] ne cesse de boire et d'uriner. »[1] Puis au milieu du XIXe siècle Claude Bernard, après avoir montré que la glycémie – le taux de sucre dans le sang – reste constante quelle que soit l'alimentation, émettra l'hypothèse que le diabète est « un trouble général de la nutrition ». Ce n'est qu'après la Première Guerre mondiale que les mécanismes de survenue seront précisés. On sait maintenant qu'il en existe plusieurs variétés, celles-ci prenant le nom de « diabète rénal », de « diabète insipide » ou encore de « diabète sucré » selon le mécanisme en cause. De très loin le plus fréquent, le diabète sucré[2], plus précisément le diabète de type 2, est l'élément de la triade investiguée et l'objet des principales préoccupations actuelles.

Qu'est-ce que le diabète ?

Jusqu'à la découverte de l'insuline en 1921 par le médecin et chercheur canadien Frederick Banting[3] et la réalisation de sa synthèse chimique en 1965, on ignorait les mécanismes à l'origine du diabète. On le sait maintenant : l'insuline joue un rôle clef. Très schématiquement, celle-ci est une hormone sécrétée par certaines cellules du pancréas[4] et qui a pour propriété fondamentale de favoriser l'entrée des sucres (principalement le glucose) dans les cellules de notre organisme[5]. Ainsi, en permettant au glucose de pénétrer dans les cellules, l'insuline est-elle *hypoglycémiante* – en d'autres termes elle diminue le taux de glucose dans le sang – alors que le diabète sucré est à l'inverse caractérisé par une *hyperglycémie*, autrement dit par une augmentation du glucose dans le sang. Cela essentiellement en raison d'un défaut d'entrée du glucose dans les cellules – on nomme cela « résistance à l'insuline » – et, dans certains cas, en raison d'une insuffisance de sécrétion de cette hormone par le pancréas. D'où les bases du traitement, consistant à supprimer la « résistance à l'insuline » par des médicaments, et lorsque existe une baisse de sécrétion d'insuline par le pancréas, à la compenser par l'administration sous-cutanée de l'hormone produite artificiellement[6].

Mais les causes et les mécanismes s'avèrent bien plus complexes car il existe deux types de diabète sucré : le *diabète de type 1*, qui représente environ 10 % des cas ; et le *diabète de type 2*, qui est par conséquent de loin le plus fréquent. Le diabète de type 1 est généralement familial, héréditaire. On sait qu'il est causé par un déficit partiel ou total de sécrétion de l'insuline par le pancréas et donc qu'au plan thérapeutique, il est insulinodépendant. Survenant chez des sujets jeunes, il constitue un handicap sévère. Or on a pu montrer qu'il était une maladie auto-immune[7]. Ce qui n'exclut pas, comme on le verra, le rôle possible de certains facteurs environnementaux, bien qu'ici la composante génétique héréditaire apparaisse prédominante*.

C'est essentiellement le diabète de type 2 qui fait l'objet de ce chapitre. En raison de la « résistance à l'insuline » qui lui est associée, il relève principalement d'un déficit d'utilisation cellulaire périphérique du glucose et non, tout au moins au début, d'un manque d'insuline. Il est donc le plus souvent non insulinodépendant, bien que dans environ un cas sur deux, en cours d'évolution, il puisse lui aussi être associé à une baisse de sécrétion d'insuline et donc devenir, comme dans le diabète de type 1, insulinodépendant. Toutefois, à la différence de celui-ci, le diabète de type 2 survient en général de façon sporadique, c'est-à-dire sans qu'on puisse déceler un contexte familial inné. Autrement dit, même si des gènes de susceptibilité génétique peuvent être mis en évidence, c'est dans ce type de diabète que le rôle de l'environnement apparaît le plus clairement. En outre, associé à la genèse de différentes pathologies, il est un fléau grandissant.

* *Voir le chapitre XIV.*

L'inexorable progression

Du temps d'Arétée de Cappadoce, il s'agissait seulement de quelques cas isolés de diabète dont le type n'a pu être précisé. Ce qui est nouveau, c'est l'actuelle pandémie de diabète de type 2. Ainsi en France, c'était en 2009 plus de deux millions de malades pris en charge par l'assurance-maladie au titre d'une ALD[8], et aujourd'hui le chiffre dépasse certainement trois millions[9], soit un taux de prévalence estimé à 4,4 %. Selon l'OMS, c'était en 2004 dans le monde environ 350 millions de malades qui en souffraient, contre 150 millions en 1980[10]. Comme pour le cancer et l'obésité, cette pandémie silencieuse ne cesse donc de progresser, et elle est de pronostic particulièrement sévère : en 2004, l'OMS recensait 3,4 millions de morts par an ; or il est prévu un nombre de décès atteignant plus du double en 2025, ce qui ferait alors du diabète la septième cause de mortalité dans le monde. Et il n'y a aucune raison pour que cette augmentation s'arrête un jour, pour les raisons que j'indiquerai plus loin. On est donc ici bien au-delà des prévisions les plus pessimistes, sans que l'explication en soit officiellement apportée.

Quand l'habit ne fait pas le moine

Notre médecine contemporaine a habillé la maladie de la même parure que le cancer ou l'obésité. Une alimentation riche en sucres et en graisses, le surpoids, l'obésité et le manque d'exercice physique sont les facteurs de risques allégués, sans faire état des véritables causes de la maladie. De même l'âge est-il aussi considéré comme un facteur de risques, puisque dans notre pays 20 % des plus de 75 ans seraient diabétiques. Ces facteurs expliquent-ils à eux-seuls l'actuelle pandémie ? On peut en douter. Ainsi selon l'OMS, dans le monde 80 % des diabètes de type 2 surviennent dans les pays à revenu faible ou intermédiaire, là où manifestement, en règle générale, le régime alimentaire n'est pas de type occidental, c'est-à-dire hypercalorique et riche en sucres et en graisses animales. C'est d'ailleurs ce que confirme en partie une étude récente[11]. En effet si on excepte les États-Unis et l'Océanie, la forte augmentation du nombre de cas concernerait principalement l'Asie du Sud, l'Amérique latine, les Caraïbes et l'Afrique du Nord. En outre on sait qu'expérimentalement chez l'animal il est très difficile, voire impossible, d'induire un diabète de type 2 par une alimentation riche en sucres et en graisses, à moins d'en administrer de très fortes doses, d'y associer un produit chimique diabétogène, ou encore d'utiliser l'artifice d'une lignée animale rendue génétiquement susceptible. Comme le cancer et l'obésité, le diabète est en effet une affection plurifactorielle : le régime alimentaire, et de façon plus générale le mode de vie occidental, ne seraient en réalité là aussi que des facteurs favorisants. Dans certains pays pauvres ou à revenu intermédiaire, l'une des explications souvent invoquées est l'existence d'une susceptibilité génétique d'origine ethnique. Mais celle-ci est insuffisante pour rendre compte de l'augmentation d'incidence dans d'autres régions du monde, y compris dans notre pays. S'il existe bien une susceptibilité au diabète relevant du polymorphisme génétique, celle-ci, comme on l'a vu, ne ferait que renforcer le rôle de l'environnement. Le tabagisme et donc les nombreuses substances chimiques qu'on décèle dans la fumée et les goudrons résultant de la combustion du tabac apparaissent comme une cause possible. Les fumeurs ont en effet un risque augmenté de développer un diabète de type 2, et ce risque semble proportionnel à la durée et à l'intensité de la consommation de tabac[12]. Comme pour le cancer, cette observation nous met donc là aussi indubitablement sur la voie de l'environnement.

Le rôle de la pollution

Tous les cas de diabète de type 2 ne sont évidemment pas liés au tabagisme. Les même types de polluants chimiques que ceux impliqués dans la genèse des cancers ou de l'obésité, comme les pesticides organochlorés, les dioxines, les PCB, les retardateurs de flammes, les phtalates, le Bisphénol A[13], et même semble-t-il les particules fines émises par le diesel sont tout autant diabétogènes[14]. C'est ce qui ressort des expériences réalisées chez l'animal et surtout des études épidémiologiques. Il ne s'agit pas là de quelques articles scientifiques isolés, mais de très nombreuses publications. Il est donc clair que comme pour le cancer et l'obésité, le diabète de type 2, qu'il soit ou non favorisé par les facteurs de risques liés au mode de vie, est en réalité causé par la pollution chimique, en particulier alimentaire et atmosphérique, et par conséquent qu'il est d'origine environnementale.

C'est ce type de recherche que nous poursuivons actuellement, en particulier aux Antilles françaises. En effet, ce qui se passe dans les régions d'Outre-mer nous éclaire non seulement sur les véritables causes des cancers, mais aussi sur de très nombreuses affections dont en particulier le diabète de type 2, puisque, en ce qui le concerne, les taux de prévalence y sont deux fois plus élevés qu'en métropole et, comme pour les cancers de la prostate, très élevés. En 2007, c'étaient 9 à 10 % des Martiniquais, 7 à 8 % des Guadeloupéens et 8 à 9 % des Réunionnais[15] qui étaient atteints de diabète de type 2. Et depuis, ces pourcentages n'ont sans doute fait que progresser ! Là encore, le rôle de l'environnement et plus particulièrement des pesticides chez des sujets génétiquement prédisposés est hautement probable : une raison de plus pour incriminer les méfaits sanitaires extrêmement sérieux de la pollution par les pesticides dans ces îles.

Le triplet paradigmatique

Les liens unissant le cancer, l'obésité et le diabète de type 2 ont d'abord été mis en évidence par des études épidémiologiques. En effet, l'obésité est un facteur de risques associé à certains cancers[16] et au diabète de type 2[17]. En outre, les sujets atteints de diabète de type 2 font significativement plus souvent certains types de cancers que les sujets non diabétiques[18]. Pour expliquer cette triple association, la thèse classique incrimine l'existence de mécanismes biologiques *endogènes*, autrement dit purement intra-organiques. Ainsi est-il proposé que l'obésité favorise la survenue d'un diabète de type 2 – dans le cadre du classique *syndrome métabolique* – et inversement que certains diabètes de type 2 appelés « diabètes gras » s'accompagnent d'une prise de poids, voire d'obésité. En outre, il est actuellement supposé qu'en raison de tels processus endogènes, un diabète de type 2 puisse contribuer à la survenue de certains cancers, et vice versa qu'en fin d'évolution un cancer puisse induire une « résistance à l'insuline », autrement dit un début de diabète de type 2[19]. De même, des mécanismes moléculaires endogènes pourraient expliquer le rôle favorisant de l'obésité dans la survenue de certains cancers. La figure 1 résume les associations et interrelations mises en évidence aux plans biologique et épidémiologique.

Figure 1 : Associations et interrelations entre obésité, diabète de type 2 et cancer.

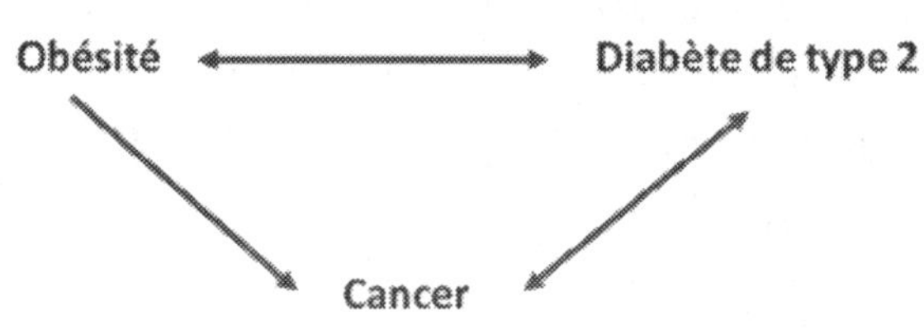

Seule l'interrelation entre obésité et cancer se fait à sens unique ; en règle générale le phénomène cancéreux, lorsqu'il existe, n'induit pas de prise de poids ni *a fortiori* d'obésité, mais à l'inverse un amaigrissement voire, en période terminale, un état cachectique.

Cependant, face à la quasi-simultanéité des pandémies de cancer, d'obésité et de diabète dans le monde et à leur importance en nombre de personnes touchées, la thèse classique se trouve désarmée. La croyance en des mécanismes biologiques purement *endogènes* pour expliquer l'émergence de façon synchrone de cette triple pandémie et l'incrimination de l'âge et du mode de vie de type occidental, même si on admet leur rôle favorisant, ne tiennent pas la route pour les raisons que j'ai précédemment développées. Le point commun à l'un et à l'autre de ces trois fléaux est en effet qu'à leur origine sont causalement impliquées de multiples produits chimiques, dont il a été démontré clairement qu'ils pouvaient être à la fois cancérigènes, obésogènes et/ou diabétogènes[20].

Ainsi, comme l'indique la figure 2, face à la thèse classique invoquant la seule existence de liens biologiques endogènes, par nécessité et cohérence scientifique, sommes-nous obligés de lui opposer ou plutôt de lui adjoindre l'existence de liens *exogènes* prédominants, impliquant la dégradation, en particulier chimique, de l'environnement. En fait, en raison des résultats précédents, nous sommes conduits à faire de la pollution de l'environnement la véritable cause de l'émergence et de l'extension de ce premier continent médical que constituent aujourd'hui le cancer, l'obésité et le diabète de type 2, les facteurs de risques et mécanismes endogènes tels que le présuppose la thèse classique n'intervenant que de façon secondaire, en tant que simples éléments associés.

Figure 2 : Rôle de l'environnement dans l'émergence du triplet paradigmatique, en association aux mécanismes endogènes.

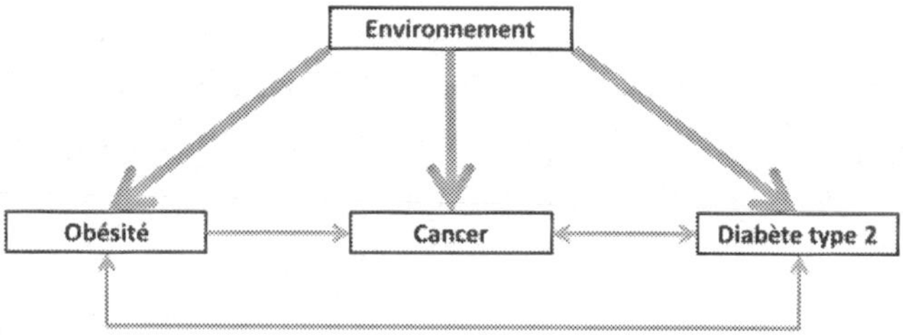

Trio ou quatuor ?

Si on admet que les pandémies actuelles jouent la même partition, la question posée est de savoir si les affections ou maladies qui en sont le support sont au nombre de trois ou de quatre ? Autrement dit, si la mélodie qui les rassemble se joue en trio ou en quatuor ? En d'autres termes et paradoxalement si, au triplet précédent, il faut ajouter l'autre continent que constituent aujourd'hui les maladies cardiovasculaires, plus précisément l'hypertension artérielle et l'athérome, cette dernière affection étant caractérisée par la formation de dépôt de graisses et de cholestérol dans la paroi interne des artères* ?

La réponse privilégie sans doute une partition à quatre, mais à condition de considérer qu'au sein du triplet que nous avons identifié, le tandem métabolique diabète-obésité est le plus signifiant. Et qu'il y a en fait deux types d'associations statistiques à considérer : le regroupement « diabète-obésité-cancer », tel que nous l'avons analysé ; et compte tenu du rôle athérogène possible du couple diabète-obésité, le regroupement « diabète-obésité-athérome ». De telles associations ne sont certainement pas fortuites. Elles traduisent l'existence de phénomènes biologiques et

* *Voir le chapitre V.*

environnementaux sous-jacents qui peuvent mettre sur la voie de l'origine commune de ces pathologies.

Comme je l'ai auparavant souligné, il y a ici deux grandes interprétations possibles : soit l'association résulte de mécanismes biologiques endogènes impliquant la transition causale d'une pathologie dans une autre, et donc l'association de deux ou trois d'entre elles chez un même malade : c'est la thèse classiquement défendue par la médecine contemporaine ; soit il y a une ou plusieurs causes exogènes communes, donc environnementales, qui pourraient en être l'explication. Bien que l'une et l'autre de ces possibilités puissent intervenir pour rendre compte des deux types d'associations mises en évidence, c'est la seconde interprétation qu'il convient de privilégier en tant que *primum movens* à la survenue de ces différentes affections ou maladies. En effet, à la base de cette réorientation conceptuelle, on doit admettre le rôle prédominant de l'environnement puisqu'il est prouvé que le tabagisme n'est plus le seul facteur expliquant la survenue de chacune de ces pathologies – y compris les affections et maladies cardiovasculaires – et qu'au plan toxicologique et biologique, des polluants environnementaux de même type apparaissent pouvoir être une cause commune à leur survenue.

La partie émergée de l'iceberg

Du tandem métabolique précédent, le diabète de type 2 ou plutôt la « résistance à l'insuline » qui le caractérise est certainement l'entité biologique à laquelle est associée la plus grande capacité paradigmatique, en raison de son implication dans de très nombreuses affections autres que le cancer et l'obésité.

Comme on le sait, la prise en charge d'un diabétique ne se limite pas au diabète. À celui-ci sont associés non seulement des risques infectieux et un retard de cicatrisation des plaies par baisse des défenses immunitaires, mais aussi la possibilité de troubles neurologiques (notamment la survenue de polynévrites), et surtout de très nombreuses complications micro ou macrovasculaires* pouvant favoriser le développement de l'athérome. En effet, sont à redouter l'atteinte de la rétine pour des raisons vasculaires (à l'origine de 2 % des cécités), le risque d'amputation d'un membre inférieur pour cause d'artérite, l'insuffisance rénale par atteinte vasculaire progressive des deux reins et enfin, et surtout, la survenue d'un accident cardiaque par infarctus du myocarde ; l'une et l'autre de ces deux dernières complications étant à elles seules responsables des deux tiers de morts par diabète.

Mais au-delà, sans doute doit-on concevoir que le diabète de type 2 est en réalité la partie émergée d'un iceberg[21].

Figure 3 : La résistance à l'insuline en tant que mécanisme commun à la constitution progressive de la plupart des grandes pathologies et pandémies de notre époque

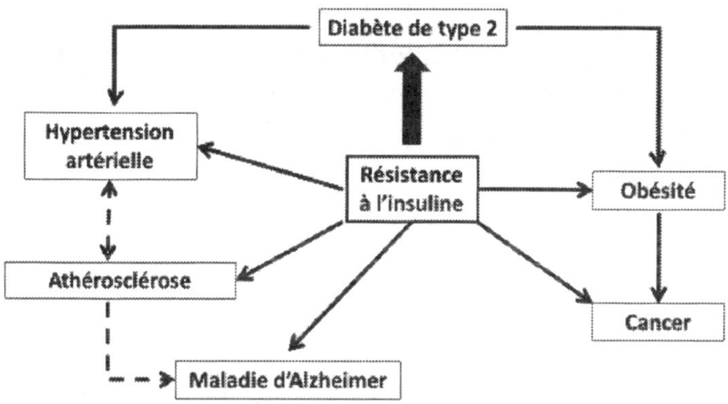

Comme l'indique la figure 3, une « résistance à l'insuline » est décelée non seulement en cas de cancer et d'obésité, mais aussi, et c'est une observation des plus surprenantes, en cas d'affections cardiovasculaires ; autrement dit d'hypertension artérielle et d'athérome – il s'agit du deuxième continent[22] ; et même, et c'est

* *Voir le chapitre suivant.*

encore plus étonnant, en cas de maladie d'Alzheimer, autrement dit au sein du troisième continent dédié, comme nous le verrons, aux affections et maladies dites dégénératives du système nerveux ! À tel point que pour la maladie d'Alzheimer on évoque la possibilité d'un diabète de type 3[23] ! Quelle interprétation donner à cette découverte stupéfiante mettant en lumière une anomalie commune à des affections ou maladies aussi disparates que sont le cancer, l'obésité, l'hypertension artérielle, l'athérome et la maladie d'Alzheimer ; et donc qui, de prime abord pourrait s'avérer être une clef de voûte pour la compréhension de leur origine ?

Tenter de savoir continent après continent, comment naissent les affections et maladies de notre époque, en poursuivant notre voyage : c'est ce à quoi nous nous attacherons dans les chapitres suivants, afin d'y découvrir des vérités scientifiques encore insoupçonnées et d'y faire surgir quelques lueurs d'espoir aux plans préventif et thérapeutique.

Chapitre V

Le cœur et ses raisons

« Les grandes pensées viennent du cœur. »

Vauvenargues (1715-1747)

« C'est du cœur que viennent les conditions de manifestation des sentiments, quoique le cerveau en soit le siège exclusif. »

Claude Bernard (1813-1878)

« Ivre d'analyses et de nouveautés, la médecine aspire à une minute de synthèse. »

René Leriche (1879-1955)

Face à la froide et sèche raison, le cœur a toujours figuré au centre de nos sentiments et de nos passions. Mais en médecine, la métaphore s'arrête là. Sans le caractère spontané des battements du cœur et des va-et-vient incessants de notre appareil respiratoire, sans le flux sanguin qui irrigue l'ensemble de notre corps et en particulier notre cerveau, nous ne pourrions pas vivre. C'est au fonctionnement de notre cœur et à l'existence des vaisseaux que nous devons la chaleur de la vie.

Au-delà du triplet paradigmatique qui a guidé nos premiers pas, abordons à présent le deuxième continent : celui des affections et maladies qui se rapportent au cœur et aux vaisseaux. Ici c'est un tout autre paysage que nous allons découvrir puisqu'il s'agit d'un système à deux composantes intimement liées l'une à l'autre : le cœur et ses vaisseaux proprement dits en sont le contenant ; le sang qui y circule, le contenu.

Comme nombre de médecins, j'ai longtemps considéré que les affections et maladies cardiovasculaires, parce qu'elles apparaissaient relever de mécanismes endogènes bien établis, faisaient exception au paradigme environnementaliste ; et donc que leurs causes devaient être recherchées dans l'organisme et non dans l'environnement. Celles-ci impliquent en effet la formation dans le corps de *plaques athéromateuses*[1] et/ou d'éventuels caillots sanguins, ou encore se manifestent par la survenue quasi mécanique d'une hypertension artérielle, d'une hémorragie ou d'une insuffisance cardiaque. Mais à la réflexion, ces altérations immédiates sont-elles réellement le *primum movens* ? Autrement dit, la véritable interrogation n'est-elle pas de savoir s'il n'y a pas des causes en amont de ces mécanismes ? Ainsi, après avoir rappelé ce que sont en réalité le cœur et les vaisseaux et les difficultés qu'il y a eu historiquement à comprendre la circulation sanguine, ce chapitre est-il dévolu à l'origine de l'hypertension artérielle et aux maladies cardiovasculaires, que ces dernières en soient ou non la conséquence.

L'énigme de la petite circulation

Comme on le sait, le sang propulsé par le cœur circule dans les vaisseaux, les artères le conduisant aux tissus et organes périphériques, y compris au cerveau ; les veines le ramenant au cœur directement ou par l'intermédiaire du foie grâce au système Porte. Mais tout cela n'a pas été simple à découvrir : annexée à cette « grande circulation » existe une « petite circulation », axée sur les poumons et constituée de l'artère et des veines pulmonaires. Ainsi dans la grande circulation, le sang artériel est d'une part oxygéné grâce à la respiration pulmonaire, et est d'autre part empli des nutriments en provenance de l'intestin grêle grâce au système Porte ; le sang veineux, quant à lui, est chargé du gaz carbonique et des déchets en provenance du métabolisme tissulaire. Or dans la petite circulation c'est l'inverse qui se produit, puisque celle-ci a pour fonction essentielle d'oxygéner le sang grâce à la respiration. Ainsi, contrairement à la grande circulation, c'est l'artère pulmonaire qui contient le gaz carbonique et les déchets, et les veines pulmonaires qui contiennent le sang oxygéné !

Si cela peut nous apparaître aujourd'hui évident, autrefois il en était tout autrement. L'acquisition des connaissances n'a été réalisée qu'au prix d'un laborieux cheminement scientifique à l'encontre d'apparences au plus haut point trompeuses.

Si 2 600 ans avant Jésus-Christ, dans le canon de la médecine chinoise, il est affirmé que « tout le sang de l'organisme est commandé par le cœur, parcourt un cercle et ne s'arrête jamais », la circulation sanguine a en fait été un domaine où pendant très longtemps la médecine s'est empêtrée dans des concepts erronés. Car jusqu'à la Renaissance on ne pouvait remettre en cause les dogmes transmis par les Anciens. Pourtant, lorsqu'il décrit le cœur comme un muscle constitué de deux oreillettes et de deux ventricules animés de contractions, Claude Galien, deux siècles avant notre ère, est dans le vrai. Son erreur viendra d'un manque d'observation, puisque, admettant le passage du sang d'un ventricule à l'autre, il ne comprendra pas l'existence et donc le rôle de la petite circulation. Or cette erreur se révèlera funeste, car elle se perpétuera jusqu'au XVIe siècle ! Et cela malgré les observations du médecin et anatomiste de Damas Ibn al-Nafis qui, au XIIIe siècle, comprend l'existence de la petite circulation. Mais restée sans lendemain, sa description se perdra dans la nuit des temps. Jusqu'à ce qu'au XVIe siècle, le moine et médecin espagnol Michel Servet – de son vrai nom Miguel Serveto –, disciple d'Érasme, redécouvre la circulation pulmonaire et la décrive avec précision. Mais ses idées, hérétiques pour l'époque – nous sommes en pleine Réforme – lui attireront les foudres à la fois de l'Inquisition et de Calvin. Condamné à mort, il sera brûlé vif – emportant avec lui et sa propre théologie et sa découverte.

Pourtant des anatomistes de renom tels Vésale, Colombo, son élève Césalpin, et Fabrice d'Acquapendente qui se succèdent à l'université de Padoue – à l'époque l'une des écoles les plus prestigieuses d'Europe – redécouvrent bientôt les observations de Michel Servet. Mais c'est en fait au médecin anglais William Harvey qui, ayant séjourné à Padoue, a bénéficié de l'enseignement de plusieurs de ces anatomistes, que revient le mérite d'avoir synthétisé de façon remarquable les découvertes de ses prédécesseurs ; et à partir d'expérimentations précises, réalisées sur le cadavre ou chez l'animal, d'avoir décrit pour la première fois dans son intégralité la circulation sanguine et d'en avoir compris les mécanismes physiologiques[2]. Cependant, comme pour toute nouvelle théorie qui contrecarre les préjugés d'une époque, Harvey est férocement critiqué, non pas tant dans son propre pays que surtout en France, où un certain Guy Patin, alors doyen de la Faculté de Paris, affirmait alors que « la circulation est paradoxale, inutile à la médecine, fausse, impossible, inintelligible, absurde, nuisible à la vie de l'homme » ou encore « si le sang circulait, la saignée serait mauvaise : la saignée est le meilleur remède qui soit »[3]. Inutile de s'appesantir sur le ridicule de ces propos ! Nous sommes au XVIIe siècle et fort heureusement, Louis XIV est un monarque éclairé. Il nommera en 1672 Pierre Dionis, chirurgien au Jardin du roi « pour enseigner l'anatomie selon la circulation du sang et les nouvelles découvertes». Bel exemple d'une décision politique en accord avec les innovations scientifiques de son temps[4] !

Mais redécouvrir par l'histoire l'anatomie et les propriétés fonctionnelles du cœur et des vaisseaux n'est pas suffisant pour comprendre l'origine des affections et maladies dont ils sont la cible. Si nous voulons lever les incertitudes caractérisant ce deuxième continent, c'est à la situation sanitaire présente qu'il nous faut revenir et dresser l'état des lieux du fléau et des connaissances scientifiques actuelles.

Toujours une très forte mortalité dans le monde !

À l'origine de plus de 17 millions de morts par an en 2008, et donc responsables d'environ 30 % de la mortalité globale, les affections et maladies cardiovasculaires demeurent, selon l'OMS, la première cause de décès dans le monde[5]. Et selon les projections réalisées, le feu allumé ne serait pas près de s'éteindre puisqu'en 2030, ce serait plus de 23 millions de personnes qui devraient en mourir[6]. Si aujourd'hui les décès par infarctus du myocarde et par accidents vasculaires cérébraux – les classiques AVC – sont globalement les plus nombreux, l'hypertension artérielle, avec plus de 9 millions de morts par an, dont 45 % par infarctus du myocarde et 50 % par AVC, en représenterait, toujours d'après l'OMS, la cause principale[7].

En outre, selon la même source, plus de 80 % des décès par maladies cardiovasculaires surviendraient dans les pays pauvres ou à revenu intermédiaire. Cependant on doit se rendre compte que les chiffres de mortalité dépendent certes de l'incidence des affections et maladies, mais aussi et surtout de la qualité de la prise en charge, autrement dit de l'efficacité des systèmes de soins. Or malheureusement, les données d'incidence et de prévalence manquent à l'échelon de la planète, y compris dans le remarquable rapport de l'American Heart Association (l'Association américaine du cœur[8]). Ainsi est-on conduit à utiliser, bien qu'elles ne soient représentatives de la réalité que de façon approximative, les données de mortalité pour se forger une opinion. Les affections et maladies cardiovasculaires seraient globalement plus fréquentes chez les hommes que chez les femmes et, bien que nous n'en ayons pas l'explication, leur incidence serait en France, toutes proportions gardées, la plus faible du monde pour les femmes, et parmi les moins élevées pour les hommes. Mais malgré ce résultat étonnant que certains attribuent au fameux *French Paradox*[9], on ne peut nier que même dans notre pays, l'hypertension artérielle et les maladies cardiovasculaires constituent toujours un fardeau extrêmement lourd, bien qu'il y ait eu depuis ces dernières décennies en cardiologie et chirurgie cardiaque des progrès thérapeutiques considérables.

L'indomptable banalisation de l'hypertension

Souvent associée à l'obésité et au diabète de type 2, l'hypertension artérielle[10] présente des liens encore inexpliqués avec l'athérome, mais dont les conséquences en termes d'affections ou de maladies cardiovasculaires sont bien réelles. Comme je l'ai indiqué précédemment, les pathologies concernées comprennent principalement l'infarctus du myocarde et les AVC, auxquels s'ajoutent l'artérite des membres inférieurs, l'insuffisance cardiaque et l'insuffisance rénale. Là aussi, comme pour l'obésité et le diabète de type 2, la progression épidémiologique est importante. Ainsi, selon les données de l'assurance-maladie, alors qu'en 2000 il y avait dans notre pays 8,6 millions de personnes traitées pour hypertension artérielle, en 2006 on en comptait 10,5 millions. Et aujourd'hui, ce sont plus de 14 millions de nos concitoyens, soit plus du quart de la population. Encore selon certains cardiologues ces chiffres seraient-ils sous-estimés en raison d'un dépistage insuffisant, à tel point que la prévalence de cette affection atteindrait un Français sur trois ! Ce qui explique en partie la mortalité persistante des affections et maladies dont elle est l'un des facteurs favorisants, puisque de nombreux malades demeureraient sans qu'un diagnostic soit établi suffisamment tôt et donc sans traitement. Là aussi, les coûts financiers liés à la prise en charge thérapeutique de l'hypertension artérielle sont importants[11].

C'est malheureusement là que réside toute l'ambiguïté et aussi l'absurdité de notre politique de santé, axée quasi exclusivement sur la dispensation des soins et non sur la prévention. Car si on évalue le rapport coût/efficacité, malgré les thérapeutiques administrées et donc les importantes dépenses générées, on ne réussirait à réduire et à contrôler l'hypertension artérielle que chez un malade sur deux ! D'où la nécessité d'en rechercher les véritables causes afin de développer des méthodes de prévention réellement efficaces[12].

À la recherche des véritables causes de l'hypertension

C'est l'hypertension artérielle commune que j'analyse ici. Dans un certain nombre de cas celle-ci est familiale, héréditaire, mais hormis cette possibilité, on en sait peu de choses. L'affection surviendrait plus souvent chez les hommes que chez les femmes, d'autant plus s'ils sont âgés[13]. Faut-il considérer l'hypertension artérielle comme liée au vieillissement ? Mais toutes les hypertensions n'entrent pas dans le cadre du vieillissement naturel des artères – l'*artériosclérose*[14] ! Faut-il la considérer comme simplement liée au tabagisme, alors que cette addiction est, comme on l'a vu, en nette régression chez les hommes dans notre pays ? Doit-on la relier à l'insuffisance d'activité physique et à la sédentarité, mais alors sur quelle base scientifique ? Puisque, à l'inverse, l'effort physique contribue à augmenter la pression artérielle[15] ? Faut-il la relier au stress et en particulier au manque de sommeil[16] ? Mais alors par quel mécanisme ? Et de toute façon, s'il en était ainsi, ce serait l'environnement, ici principalement psychologique, qui serait impliqué ! Enfin, faut-il incriminer l'ingestion excessive de graisses animales, de sucres ou de sel comme l'affirme la thèse classique ? Mais alors par quels processus biologiques ces excès agissent-ils[17] ? Et si tel est le cas, sont-ils seuls en cause ? Nous sommes bien sûr ici une fois de plus confrontés à la question lancinante du rôle allégué du régime alimentaire dans la survenue des affections et maladies, et en particulier de l'hypertension artérielle comme de l'obésité, du diabète ou du cancer.

En fait le problème est probablement beaucoup plus complexe, ne serait-ce que parce que, comme pour le surpoids et l'obésité, il convient de distinguer l'hypertension artérielle – maladie de l'hypertension artérielle – symptôme, autrement dit la possibilité que l'augmentation de pression artérielle soit le reflet d'une autre maladie quelle qu'elle soit. En outre la plupart des affections et maladies relèvent en réalité de causes multiples et une fois de plus, il convient de distinguer les facteurs favorisants des causes réelles qui en sont à l'origine. Là encore, plusieurs études nous mettent sur la voie de l'environnement. Le cas du Bisphénol A, dont j'ai souligné le rôle cancérigène, obésogène et même diabétogène, est ici caricatural. Indépendamment des facteurs de risques précédemment évoqués, celui-ci est en effet lui-même un polluant prouvé être inducteur d'hypertension artérielle[18]. Ce qui laisse supposer que toute contamination de l'organisme par cette substance, notamment en cas de consommation de boissons ou d'aliments contenus dans des emballages métalliques revêtus sur leur face interne de ce produit toxique, serait l'une des causes de l'affection[19]. Et il pourrait en être de même des autres perturbateurs endocriniens, ou tout au moins de certains d'entre eux[20]. Sans compter comme nous le verrons, le rôle hypertensiogène possible de la pollution atmosphérique. Un même type de questionnement concerne la présence des plaques athéromateuses dont nous avons annoncé qu'elles étaient associées à la plupart des affections et maladies cardiovasculaires de notre temps.

Qu'est-ce que l'athérome ?

Les plaques athéromateuses sont constituées de dépôts de graisses amorphes et de cholestérol qui s'accumulent en certains points de la paroi interne des artères. Lorsque s'y ajoute, en particulier chez le sujet âgé, un élément de sclérose, on parle alors d'*athérosclérose**. Les liens avec l'hypertension artérielle sont inconnus. En fait dans ce cas l'augmentation de pression artérielle apparaît être davantage un symptôme, conséquence de la rigidité des parois artérielles liée à l'athérome ou plus précisément à l'athérosclérose, qu'une affection à part entière. Quoi qu'il en soit, athérome et athérosclérose sont les deux aspects de la même pathologie, à l'origine des différentes affections et maladies que connaissent bien les cardiologues, neurologues, angiologues et néphrologues : angine de poitrine, infarctus du myocarde, AVC, artérite des membres inférieurs, insuffisance cardiaque, insuffisance rénale chronique sont en effet des accidents ou des complications à redouter en cas de plaques athéromateuses disséminées dans les artères de la grande circulation : les coronaires, les carotides, les artères vertébrales, l'aorte, les artères rénales ou celles des membres inférieurs.

Comment naît l'athérome ? La réponse habituelle est d'attribuer son origine au tabagisme, ce qui est à l'évidence le cas puisqu'il est, comme pour le cancer, un facteur de risques prouvé. Mais en réalité la question à se poser n'est-elle pas de savoir comment le tabagisme intervient, autrement dit quelles substances chimiques présentes dans les fumées et goudrons sont à

* À ne pas confondre avec l'*artériosclérose (voir précédemment).*

l'origine de l'athérome, et par quel mécanisme elles peuvent agir? Et s'il est seul à considérer? Autrement dit si comme pour le cancer, il n'y a pas d'autres causes possibles? La thèse classique affirme que lorsqu'il n'est pas associé au tabagisme, l'athérome, en raison de son lien avec le *syndrome métabolique*[21], serait causé par l'ingestion d'un excès de graisses animales et de sucres. De même lorsqu'il survient chez les sujets âgés, celui-ci serait une affection dégénérative liée à la vieillesse. Ces affirmations sont-elles scientifiquement justifiées? Très longtemps, je me suis rangé à ces explications car je n'avais pas d'alternatives à proposer. Aujourd'hui je ne crois plus aux réponses classiquement admises. En effet il semble bien que comme pour le cancer, l'obésité et le diabète de type 2, l'incidence de ces affections ou maladies ne régresse pas et même progresse, et que le régime alimentaire n'est pas seul en cause.

Des plaques d'athérome dès le plus jeune âge

Bien que l'athérome soit très longtemps sans traduction clinique, on sait maintenant que les premières plaques apparaissent très tôt, dès l'adolescence, voire dès l'enfance, et qu'elles augmenteraient en nombre au fil du temps, surtout au niveau de l'aorte et des artères coronaires. Ainsi, dès l'âge de quinze ans, chez 10 % des sujets jeunes apparemment en bonne santé, et qui de plus ne fument pas, existeraient déjà de véritables plaques d'athérome, alors qu'à trente ans, 30 % des hommes en auraient au niveau des artères coronaires[22]. Si comme je l'ai souligné, il est admis que le tabagisme est un facteur favorisant la survenue d'une telle pathologie, son implication ne concerne qu'environ un tiers des cas. De façon comparable au cancer, il n'explique donc pas la genèse de cette affection chez les deux tiers des sujets qui ne fument pas ou qui, dès l'enfance, présentent déjà des plaques athéromateuses au niveau de leurs artères. Ainsi suis-je amené, comme pour les autres affections et maladies, à poser l'hypothèse selon laquelle l'athérome, lorsqu'il n'est pas lié au tabagisme, serait en réalité causé par des facteurs environnementaux. Ce qui expliquerait que malgré la régression du tabagisme depuis 1975 dans notre pays, tout au moins chez les hommes, l'incidence de ces affections ou maladies n'ait pas diminué et même se soit accrue. Car une fois de plus, ce ne sont pas les progrès thérapeutiques, fussent-ils aussi efficaces qu'ils le sont devenus en cardiologie et en chirurgie cardiaque, qui feront décroître l'incidence de cette pathologie et donc permettront de juguler le fléau. De toute façon, la thèse classique fait fausse route lorsqu'elle affirme que l'athérome est une affection de la vieillesse. Elle confond, comme je l'ai souligné, l'*athérosclérose* qui est une propriété acquise et tardive de l'athérome, avec l'*artériosclérose*, qui est un processus physiologique lié au vieillissement naturel et spontané de nos artères et qui, à l'état pur, ne contient pas de plaques d'athérome.

Du rôle hautement probable de la pollution

Considérer l'athérome et l'hypertension artérielle comme pouvant entrer dans le cadre du paradigme environnementaliste constitue un défi scientifique que dans une première approche, la méthode des regroupements que j'ai appliquée à l'étude des cancers et du diabète permet de relever. Il y a pour l'athérome deux types de regroupements statistiques : celui que j'ai déjà signalé, centré sur le syndrome métabolique, associant diabète de type 2, obésité et athérome ; et celui centré sur le tabagisme, associant cancer pulmonaire, bronchite chronique et athérome. Si l'hypothèse de causes environnementales à l'origine de l'athérome était validée, le premier regroupement impliquerait *de facto* une contamination exogène par voie essentiellement alimentaire[23], alors que pour le second, celle-ci se ferait principalement par voie respiratoire.

C'est à ces deux types d'analyse qu'il convient de se livrer pour tenter de dénouer les nœuds du problème. Nous avons vu que le diabète de type 2 est la partie émergée d'un iceberg et qu'en réalité la « résistance à l'insuline », telle que je l'ai définie dans le chapitre précédent, est associée non seulement à l'obésité et au cancer, mais aussi à l'athérome et à l'hypertension artérielle. Et qu'en raison de sa survenue précoce, elle précéderait l'apparition de ces deux derniers types de pathologies[24]. Plutôt que le syndrome métabolique tel qu'on l'admet classiquement, c'est donc probablement le processus de « résistance à l'insuline » qui se trouve en réalité au centre du premier regroupement et son fil conducteur. Or comme je l'ai montré précédemment, il a pu être mis en évidence dans l'environnement de nombreux polluants obésogènes et surtout diabétogènes, et cela de façon extrêmement solide. Voilà qui signifie en clair que si, comme l'admet la thèse classique, la résistance à l'insuline est bien impliquée dans la constitution du syndrome métabolique et que ce syndrome est associé à l'athérome et à l'hypertension artérielle, l'origine environnementale de ce syndrome ainsi que des pathologies qui lui sont associées est plus que probable.

De l'inflammation artérielle en tant que phénomène initial

De même, c'est le regroupement cancer pulmonaire-bronchite chronique-athérome, en raison de leur facteur de risques commun – le tabagisme – qui met sur la voie de l'origine environnementale des affections et maladies cardiovasculaires ; et plus particulièrement sur la nature des mécanismes physiopathologiques en cause. En effet, comme pour le cancer, le raisonnement consiste à considérer le tabagisme comme un indicateur puissant de leur origine et à analyser les mécanismes qui lui sont associés. Pour les cancers liés au tabagisme, on l'a vu, c'est parce que les fumées et goudrons contiennent des substances chimiques cancérigènes qu'on explique leur genèse. Or – et c'est là une observation capitale –, associés ou non aux propriétés cancérigènes de ces substances, existent aussi pour certaines d'entre elles des effets pro-inflammatoires, en d'autres termes des effets caractérisés par l'aptitude à induire l'inflammation des épithéliums de recouvrement interne de l'appareil respiratoire, autrement dit de la tunique cellulaire tapissant l'intérieur de cet appareil ; et cela en particulier au niveau des bronches[25]. C'est ce que prouve indubitablement l'existence des bronchites chroniques d'origine tabagique. Ainsi par le biais de l'inflammation qu'elles sont susceptibles de provoquer, ces substances, initialement présentes dans l'air inhalé, après être passées dans le sang, pourraient tout autant induire l'inflammation de la paroi interne des artères, c'est-à-dire leur *endothélium*, et donc contribuer à la genèse de l'athérome[26]. La démonstration est ici flagrante. Dans ce cas, ce n'est pas la petite circulation ou plus précisément l'artère pulmonaire, mais la grande circulation qui est concernée par l'athérome, c'est-à-dire les artères situées en aval du cœur. Et il en serait de même pour les substances chimiques toxiques présentes dans le bol alimentaire. En effet, après être passées par le système Porte et malgré la possibilité d'être détoxifiées par le foie, ces substances se retrouvent dans le sang artériel de la grande circulation. En outre c'est à partir non pas de la paroi externe, mais interne des artères, c'est-à-dire au niveau de leur endothélium, donc au contact direct avec le sang pollué, que l'athérome prend naissance et se développe. Avec pour corollaire, en raison de l'inflammation induite à ce niveau, l'altération des *cellules endothéliales* et la genèse progressive des plaques. Or ces observations essentielles sont à l'évidence applicables non seulement au tabagisme, mais aussi à toutes les formes de pollution atmosphérique, qu'elles surviennent sur le lieu de travail ou à domicile, dans un endroit clos ou à l'extérieur. Et il en serait de même pour la pollution alimentaire. Cette interprétation n'est pas nouvelle[27] ! Elle fait suite à l'étude des artérites, qu'elles soient d'origine tabagique ou non. Le *primum movens* des plaques est bien l'inflammation de la paroi artérielle directement au contact avec le flux sanguin[28], et non pas, comme on l'affirme à tort encore trop souvent, les dépôts de cholestérol et de graisses générés à ce niveau[29].

L'implication de polluants extrêmement variés

Si l'inflammation, qu'elle soit ou non d'origine tabagique, est bien l'étape initiale du processus athéromateux, et si, pour les raisons précédemment invoquées, le rôle pro-inflammatoire de l'environnement est hautement probable, quels pourraient être les polluants à l'origine de l'athérome et de l'hypertension artérielle ? Il est sans doute trop tôt pour répondre de façon définitive à cette question, mais d'ores et déjà plusieurs pistes se font jour.

Un premier point semble acquis : le rôle pro-inflammatoire de la *pollution atmosphérique*. En effet si, comme l'a montré expérimentalement Laurent Schwartz[30], le *dioxyde de carbone* – le gaz carbonique – présent dans les fumées inhalées est l'un des constituants causalement impliqués dans l'inflammation tabagique au niveau des bronches, l'hypothèse selon laquelle il pourrait en être de même sous l'effet de la pollution atmosphérique ne peut être exclue. Ainsi la présence de ce gaz dans le sang artériel, même à des concentrations infimes, expliquerait que l'exposition prolongée à un air pollué provoque l'inflammation de l'endothélium des artères et donc la formation des plaques[31]. En outre, l'anoxie sanguine, c'est-à-dire la baisse d'oxygène dans le sang, qui en serait la conséquence, expliquerait l'accélération du pouls et l'augmentation de la pression artérielle[32]. L'OMS, avec raison, insiste sur les effets néfastes de la pollution atmosphérique sur la santé, celle-ci étant à l'origine de 7 millions de morts par an dans le monde[33]. Or c'est surtout les cardiopathies liées à l'atteinte des coronaires[34] et les AVC qui seraient ici impliqués, puisque représentant 80 % des décès liés à la pollution extérieure et 60 % de ceux liés à la pollution intérieure. Dans l'air pollué existent en effet de très nombreuses substances chimiques dont certaines, en raison de leurs propriétés pro-inflammatoires, outre celles d'être éventuellement cancérigènes, pourraient aussi s'avérer être athérogènes et/ou hypertensiogènes. À cela s'ajoutent les *poussières atmosphériques*, par exemple celles émises par le trafic routier et plus particulièrement par les véhicules circulant au diesel, dont plusieurs études ont pu démontrer qu'en raison de leur effet pro-inflammatoire, elles étaient impliquées dans la genèse de ces affections et maladies[35]. On a d'ailleurs récemment prouvé que les particules atmosphériques intervenaient d'autant plus dans la survenue de l'athérome qu'elles étaient de petite taille[36].

Deuxième piste à ne pas négliger : le rôle possible des *produits chimiques mis sur le marché*, tels certains perturbateurs endocriniens dont le Bisphénol A, et aussi les polluants chimiques diabétogènes. Ces derniers pourraient agir non seulement, comme on l'a vu, par le biais d'une « résistance à l'insuline », mais aussi en raison de leurs propriétés pro-inflammatoires. Si le tabagisme joue donc un rôle certain dans la genèse de l'athérome et de l'hypertension artérielle, il n'est donc plus seul en cause : comme dans le modèle cancer, la pollution environnementale en particulier atmosphérique doit être prise en compte. Non seulement à l'âge adulte, mais aussi et surtout chez les enfants, et cela dès le stade fœtal[37]. D'où la constitution progressive des plaques athéromateuses dès le plus jeune âge !

Troisième piste et non des moindres : le rôle possible des *champs électromagnétiques artificiels*. Lors de chaque contraction, le cœur se décharge avant de se recharger électriquement[38]. Il en résulte que sous l'influence de tels champs électromagnétiques, celui-ci peut être sujet à des perturbations électriques et donc à des troubles du rythme pouvant mettre l'organisme en danger :

les battements s'accélèrent ou au contraire ralentissent, ou encore deviennent irréguliers. À cela peut s'ajouter la possibilité d'une instabilité tensionnelle. C'est ce que nous découvrirons lors de l'exploration du dernier continent consacré à l'émergence des nouvelles pathologies*. À la pollution par les produits chimiques peut donc s'ajouter celle, physique, par les poussières et les rayonnements ; et même à ces deux dernières, dans certains cas, celle d'une origine microbienne[39].

Dites à votre médecin que le cholestérol est innocent

Ainsi est-on conduit à l'hypothèse selon laquelle, comme pour le cancer, les très nombreuses affections ou maladies de ce deuxième continent, lorsqu'elles ne sont pas liées au tabagisme, seraient en réalité causées par la pollution de notre environnement, qu'elle soit physique, chimique ou même infectieuse. Et que les allégations médicales impliquant le rôle du cholestérol et de l'alimentation dans leur genèse ne sont en réalité que des épiphénomènes, puisque les dépôts de cholestérol et de graisses, puis la calcification des plaques d'athérome sont la conséquence d'effets endogènes tardifs et non leur cause initiale. En outre, il faut souligner que ces effets ne sont même pas prouvés être liés au seul régime alimentaire. Ainsi, bien qu'à titre préventif un régime alimentaire pauvre en graisses animales et en sucres puisse être recommandé par simple souci d'hygiène, en l'état actuel de nos connaissances celui-ci apparait insuffisant et même inefficace pour prévenir l'athérome et en limiter l'extension[40]. C'est en tout cas ce qui ressort de la très importante étude prospective américaine « look AHEAD » où, si le régime sans sucre permet un meilleur contrôle du diabète de type 2, il ne protège aucunement les malades du risque cardiovasculaire[41].

* *Voir le chapitre XII.*

Une leçon de plus à méditer au plan diététique ! Et il en est de même pour le cholestérol : « Dites à votre médecin que le cholestérol est innocent, il vous soignera sans médicament [anti-cholestérolémiant] », affirme Michel de Lorgeril, cardiologue et chercheur au CNRS, et il a probablement raison[42]. Les « vérités » impliquant la vieillesse, l'alimentation ou encore les autres facteurs liés au mode de vie se doivent d'être scrupuleusement réinvestigués au plan scientifique, sous peine de voir s'éterniser les fléaux de santé publique actuels dont font partie les affections et maladies cardiovasculaires.

Chapitre VI
Redécouvrir la maladie d'Alzheimer

« De l'homme à l'homme vrai, le chemin passe par l'homme fou. »

Michel Foucault (1926-1984)

« Toute aventure humaine quelque singulière qu'elle paraisse, engage l'humanité entière. »

Jean-Paul Sartre (1905-1980)

On aurait pu croire que les fléaux de santé publique se limitent aux affections et maladies des deux premiers continents, c'est-à-dire à celles pour lesquelles la médecine contemporaine invoque les facteurs de risques que j'ai analysés. Ce n'est pas le cas. Avec les affections et maladies du système nerveux qui constituent le troisième continent de notre voyage, se posent en fait des problèmes de santé semblables à ceux évoqués dans les chapitres précédents, mais sans que là aussi, les facteurs de risques classiquement allégués soient *nécessairement* en cause ou même interviennent. Ces pathologies sont en effet elles aussi caractérisées par leur nouveauté, leur incidence très fortement croissante, leur pesante morbidité, leur évolution chronique et leur fréquente résistance à toutes les formes de traitement.

Une pathologie mystérieuse

Avec la maladie de Parkinson et la sclérose latérale amyotrophique, la SLA, encore appelée « maladie de Charcot », la maladie d'Alzheimer fait partie des affections dites « dégénératives » du système nerveux, dont elle est devenue aujourd'hui le fer de lance en raison de son origine apparemment mystérieuse et de son incidence galopante. Bien que le tabagisme, l'obésité et le diabète de type 2 soient des facteurs de risques affirmés, l'opinion qui prévaut aujourd'hui est que la vieillesse en serait la cause principale ; en d'autres termes, que la survenue de cette maladie découlerait de phénomènes naturels liés à l'augmentation de l'espérance de vie ; et donc que le simple fait de vieillir entraînerait *de facto* la dégénérescence progressive, puis la mort de certains neurones, les cellules nobles de notre cerveau. Longtemps, j'ai cru à la plausibilité de cette hypothèse. Aujourd'hui, je la rejette. C'est, comme je le préciserai plus loin, en partie grâce à nos propres travaux* effectués sur des malades atteints d'intolérance aux champs électromagnétiques et/ou aux produits chimiques, et à notre découverte chez eux d'un tableau clinico-biologique s'apparentant à un état que j'ai qualifié de « pré-Alzheimer »[1], que je me suis rangé à l'hypothèse selon laquelle comme le cancer, l'obésité, le diabète de type 2 et l'athérome, la maladie d'Alzheimer et les autres affections neurologiques qui lui sont proches sont également causées par des facteurs environnementaux. À cela est venu s'ajouter plus récemment un certain nombre de publications scientifiques étayant cette nouvelle conception.

* *Voir le chapitre XII.*

La grande peur

Une affection qui cristallise toutes les peurs liées au fait de mal vieillir, autrement dit de devenir psychologiquement incohérent et physiquement dépendant : telle est la maladie d'Alzheimer. Celle-ci survient progressivement et insidieusement. Elle n'épargne personne. Charles Bronson, Ronald Reagan, Margaret Thatcher, Annie Girardot en sont d'illustres représentants. La maladie touche aussi bien les hommes que les femmes et sa fréquence augmente avec l'âge, particulièrement après 65 ans. En 2009, dans l'un de ses bulletins d'information, le Conseil de l'Ordre des médecins de notre pays ne titrait-il pas avec emphase : « Maladie d'Alzheimer : chronique d'une catastrophe annoncée »[2] ? L'incidence de la maladie explose dans la plupart des pays à fort niveau de vie[3] ! Celle-ci est apparemment nouvelle, car elle était totalement inconnue avant que le neuro-anatomo-pathologiste allemand Alois Alzheimer la décrive en 1906 sous le terme d'une « démence présénile », à partir d»un seul cas[4] ! À l'époque, il n'aurait jamais pu imaginer qu'un siècle plus tard, son nom soit sur toutes les lèvres. La maladie fait partie des psychoses[5]. Peu à peu, le malade perd conscience de son environnement. Il s'en détache et ne se contrôle plus, bien qu'il puisse à certains moments être lucide sur son état. C'est là le tragique de la situation. Ce sont d'abord les noms propres dont il ne se souvient plus, puis les noms communs. Quoi de plus banal à partir d'un certain âge ? Mais avant que ne survienne cette perte de mémoire rétrograde[6], ou simultanément à elle, apparaît une perte de mémoire immédiate. Le malade ne fixe plus ce qu'on lui dit, a des oublis, ce qui le conduit à poser des questions auxquelles on vient de lui répondre. Puis apparait une perte de logique et de cohérence dans les propos. La maladie est en effet une démence caractérisée par la survenue progressive et irréversible d'une déficience des fonctions mentales avec troubles de l'attention, de la concentration et de la mémoire. Ensuite, alors que les capacités mnésiques et intellectuelles se détériorent peu à peu, surviennent des déficits cognitifs touchant la reconnaissance visuelle, une confusion mentale avec désorientation temporo-spatiale, des troubles du langage, des anomalies de la coordination des mouvements ; le tout se traduisant par l'aberration des comportements et la perte définitive d'autonomie.

En France, on estimait en 2010 qu'au minimum 860 000 personnes en étaient atteintes[7]. Aujourd'hui, c'est probablement un million ou plus. Ce ne sont pas les formes familiales de la maladie, au demeurant rares, mais celles de survenue sporadique qui sont concernées par l'explosion actuelle d'incidence. Selon diverses projections dont celles effectuées dans notre pays par l'InVS (l'Institut national de veille sanitaire), le nombre de malades pourrait quasiment doubler d'ici à 2030[8]. Le feu qui a été allumé n'est donc pas près de s'éteindre et cela d'autant plus que la maladie frappe des sujets de plus en plus jeunes[9]. Nous ne sommes donc qu'au début de la pandémie. Ainsi, lors de la 17e journée mondiale consacrée à cette maladie, l'ONG britannique Alzheimer's Disease International, l'ADI[10] – une fédération internationale regroupant de très nombreuses associations de lutte contre la maladie d'Alzheimer – a indiqué qu'il y avait aujourd'hui dans le monde 35 millions de personnes souffrant de cette pathologie, et que ce chiffre risquait d'atteindre les 66 millions en 2030 et 115 millions en 2050 ! Or ces données ont été confirmées en 2012 par l'OMS[11] puisque, selon elle, le nombre actuel de cas pourrait tripler d'ici à 2050[12] !

Que sait-on de la maladie ?

Lorsqu'on analyse au microscope le cerveau *post mortem* des malades, on y découvre la présence de dépôts d'une substance amyloïde – les fameuses *plaques amyloïdes* ou plaques séniles[13]

– situés dans le « tissu de soutien » du cerveau, la *névroglie*[14] , et une « dégénérescence neurofibrillaire » des neurones, celle-ci précédant généralement leur mort. Mais hormis la destruction des neurones dans certaines régions du cerveau, ces lésions ne sont en elles-mêmes en rien spécifiques de la maladie, puisqu'on les retrouve dans d'autres affections du système nerveux et – point capital – bien qu'en plus petit nombre, chez des sujets apparemment normaux !

Or, en étudiant le cerveau des malades par une nouvelle technique d'imagerie médicale que nous avons mise au point – l'*écho-doppler cérébral pulsé*[15] – nous avons découvert que là où débutait la maladie, c'est-à-dire au niveau du système limbique[16], existaient des anomalies de perfusion cérébrale irréversibles[17], possiblement dues au fait que les dépôts de « substance amyloïde » se font dans la paroi des artères et artérioles du cerveau[18]. De telle sorte qu'en rigidifiant cette paroi, ils en augmentent localement la résistance à l'écoulement du sang, et par conséquent en réduisent le flux. Or, réduire le flux sanguin, équivaut à diminuer l'oxygénation des neurones, dont on connaît la très grande vulnérabilité au manque d'oxygène et, donc, favoriser leur mort[19]. Ceci explique probablement pourquoi la destruction neuronale affecte en premier lieu les régions cérébrales les plus profondes, car les moins bien vascularisées – d'abord le système limbique et plus particulièrement l'un de ses éléments, *l'hippocampe* – avant d'atteindre la surface du cerveau, c'est-à-dire le cortex cérébral qui, de ce fait, s'atrophie progressivement de façon irréversible, mais seulement dans un second temps[20].

Vieillesse naturelle ou exposition à l'environnement ?

Comme pour le cancer et l'athérosclérose, on affirme que cette démence, en raison de sa survenue chez des sujets âgés, est causée par la vieillesse, sans là encore se préoccuper de savoir si c'est le vieillissement biologique naturel des tissus qui est en cause, ou bien la longue période d'exposition à des polluants environnementaux.

En réalité, si on accepte l'observation selon laquelle les plaques amyloïdes et la dégénérescence fibrillaire des neurones, bien que non spécifiques, sont des lésions caractéristiques de la maladie, le fait que celles-ci surviennent très précocement chez des sujets apparemment normaux ne signifie-t-il pas que de façon comparable à ce qu'on sait de la survenue des *lésions précancéreuses* et des *plaques athéromateuses,* la maladie débute beaucoup plus tôt qu'on ne le pense habituellement ? Et donc que contrairement à la thèse classique, l'environnement et plus particulièrement la pollution physico-chimique ne pourrait-elle pas y jouer un rôle essentiel depuis le plus jeune âge[21] ? À cela s'ajoute le fait que c'est essentiellement dans les pays fortement industrialisés, donc a priori les plus pollués que la maladie survient, et plus souvent dans les villes que dans les campagnes. En outre, bien que le Japon fasse partie des pays très industrialisés et que les Japonais aient l'espérance de vie la plus élevée du monde[22], ce sont eux qui ont le taux le plus bas de maladie d'Alzheimer ! J'en donnerai plus loin l'explication. Et lorsqu'ils émigrent aux États-Unis, comme pour le cancer ou le diabète, le taux d'incidence augmente très fortement. Ce qui indique que la maladie n'est pas liée au seul facteur génétique, en l'occurrence ethnographique ici, mais qu'elle est bien causée de façon prédominante par l'environnement au sens large du terme*.

À LA RECHERCHE DES VÉRITABLES CAUSES

S'il existe incontestablement des formes familiales héréditaires de la maladie, celles-ci sont en fait minoritaires[23]. Par contre, une susceptibilité génétique est mise en évidence chez environ

* *Voir le chapitre II* pour la définition de l'environnement selon les généticiens.

50 % des malades. Les gènes qui en relèvent expriment en effet un type particulier de protéines: les a*polipoprotéines E* (APOE) dont il a été démontré que le sous-type 4 (APOE4) est associé à un risque élevé de survenue de la maladie[24]. En outre, comme je l'ai souligné précédemment, la maladie d'Alzheimer est considérée comme un diabète de type 3, en raison de la « résistance à l'insuline » qui lui est très souvent associée[25]. Ce qui nous met là encore indubitablement sur la voie de l'environnement, puisque le diabète de type 2 et la résistance à l'insuline qui en est le mécanisme biologique central sont principalement, si ce n'est exclusivement, induits par la pollution[26]. C'est pourquoi délaissant la thèse classique, est-on convié là aussi à rechercher des causes environnementales à la survenue de la maladie.

L'hypothèse microbienne est encore défendue par certains chercheurs, bien que les données soient encore fragmentaires et, pour certaines d'entre elles, non solidement établies[27]. Étant donné l'existence d'une inflammation gingivo-dentaire liée à un mauvais état de la cavité buccale chez certains malades, plusieurs équipes ont tenté de vérifier si des bactéries ou même certains virus n'étaient pas impliqués dans la genèse de la maladie[28]. Même si ces études n'apportent pas de réponse définitive, l'hypothèse que certaines formes de la maladie soient d'origine infectieuse ne saurait être écartée[29]. En revanche, les preuves abondent, qu'elles proviennent d'études épidémiologiques, toxicologiques ou biologiques, montrant que la survenue de la maladie est causalement liée à certains polluants physicochimiques, et que les lésions observées dans le cerveau des sujets qui en sont décédés sont compatibles avec celles causées expérimentalement par ces polluants.

La présence d'aluminium dans l'eau de boisson

Il est désormais prouvé que la pollution par l'aluminium constitue une cause importante de la maladie[30]. On sait maintenant avec quasi-certitude que l'aluminium dans l'eau de boisson favorise la survenue de la maladie et que le cerveau en est la cible privilégiée[31]. C'est ce qu'avait compris en 2004 Henri Pézerat, un ancien directeur de recherche au CNRS. Mais son message s'était heurté au silence coupable des pouvoirs publics[32]. Nous en sommes malheureusement toujours là. Et il n'y a pas que l'aluminium : l'arsenic à faibles doses[33] et surtout le mercure[34] sont aussi des causes plus que probables de la maladie.

Quand il est question d'amalgames dentaires

C'est au député luxembourgeois et ancien membre du Conseil de l'Europe Jean Huss[35], à Marie Grosman, une agrégée en sciences de la vie, et à André Picot, un chimiste toxicologue, ancien directeur de recherche au CNRS, que je dois la prise de conscience de l'extrême danger des amalgames dentaires métalliques, les fameux « plombages ». Contrairement à ce qu'on pourrait penser, ces derniers ne contiennent pas de plomb, mais de très grandes quantités de mercure. Or ce métal se révèle extrêmement toxique pour le système nerveux[36].

De quoi s'agit-il ? De nombreux arguments plaident en faveur du rôle du mercure et en particulier de ces amalgames dans la genèse de la maladie[37]. Ainsi, les accidents industriels de Minamata et de Niigata, ayant révélé l'extrême toxicité du mercure liée à l'ingestion de poissons contaminés, et les autorités japonaises ayant donc décidé de ne plus l'utiliser dans les amalgames dentaires, le Japon est devenu le pays industrialisé où la prévalence de la maladie y est la plus faible au monde ! Autres arguments : plusieurs études épidémiologiques ont montré que les patients atteints de la maladie ont plus souvent des amalgames dentaires métalliques que le reste de la population[38]. En outre, grâce à des expériences réalisées chez l'animal ou utilisant des cultures cellulaires, il a pu être prouvé que l'exposition à de faibles doses de mercure reproduit les lésions cellulaires caractéristiques de la maladie, en particulier les fameuses plaques amyloïdes et la dégénérescence neurofibrillaire[39]. De même, il a été clairement établi que les malades ont dans leur cerveau des concentrations en mercure significativement plus élevées que celles existant chez des sujets normaux[40]. Enfin, et cela semble être un argument rédhibitoire, on sait maintenant que les sujets porteurs du gène exprimant l'APOE4 sont plus susceptibles de contracter la maladie que ceux qui ne le possèdent pas, car leur organisme est dans l'impossibilité d'éliminer le mercure qu'ils ont accumulé au fil du temps. Ainsi est-on conduit à faire de l'intoxication par le mercure l'une des causes principales de la maladie chez les sujets porteurs du gène APOE4[41].

Ces arguments n'ont malheureusement pas convaincu la Commission européenne, et plus particulièrement les organismes qui en dépendent : le Scientific Committee on Health and Environment Risks (le SCHER), le Comité scientifique sur les risques sanitaires et environnementaux, et le Scientific Committee on Emerging and Newly Identified Health Risks (le SCENIHR), le Comité scientifique sur les risques sanitaires émergents nouvellement identifiés, puisque ce dernier a affirmé en 2008 qu'il n'y avait aucun risque[42] et que le SCHER vient récemment de confirmer cette opinion[43]. En fait, le dernier rapport de ce comité élude complètement la question des risques sanitaires chez les sujets porteurs d'amalgames, se contentant d'indiquer que les risques de pollution de l'environnement par le mercure en provenance des amalgames est très faible. Contre cet avis, sans doute doit-on souligner la prise de position très documentée et scientifiquement sans équivoque du chercheur allemand Joachim Mutter à l'encontre de la Commission européenne et des deux comités d'expertise qui en dépendent[44]. Étant composés de non-médecins et privilégiant des intérêts économiques au détriment des problèmes de santé, ces deux comités n'ont en réalité aucune crédibilité médico-scientifique.

Car notre cerveau est bien la principale cible des vapeurs mercuriques[45] formées à partir des amalgames dentaires métalliques sous l'influence de la mastication et/ou de l'exposition aux champs électromagnétiques. La connaissance des risques engendrés par ces vapeurs n'est pas nouvelle puisque, en 1991, l'OMS affirmait déjà que « les vapeurs de mercure sont la principale source d'exposition mercurielle pour la population occidentale »[46].

Champs électromagnétiques et pesticides : de l'hypothèse à la quasi-certitude

S'il est un domaine en pleine évolution et qui s'intègre du point de vue conceptuel dans le fait que les amalgames dentaires mercuriels contribuent à la survenue de la maladie d'Alzheimer, c'est bien celui du rôle des champs électromagnétiques. Ceux-ci sont en effet capables de créer des courants électriques en bouche qui, en raison de l'érosion du métal qu'ils provoquent, génèrent les fameuses vapeurs de mercure. Or, on sait que ces dernières passent naturellement la barrière hémato-encéphalique destinée à protéger les neurones des agents toxiques présents dans le sang[47]. Et il est aujourd'hui amplement démontré, grâce à une vingtaine d'études épidémiologiques[48] et à leur méta-analyse[49], que contrairement à ce qui est encore affirmé sans raison scientifique valable, l'exposition prolongée à des champs électromagnétiques de basses ou extrêmement basses fréquences est, comme pour le cancer, un facteur de risques potentiellement impliqué dans la genèse de la maladie[50].

De même, l'exposition à des pesticides est-elle tout autant une cause de la maladie, comme l'ont montré plusieurs études épidémiologiques ou toxicologiques récentes[51], et surtout l'analyse des mécanismes d'action de ces polluants.[52] Ainsi apparaît-il de plus en plus évident que la maladie d'Alzheimer n'est pas à proprement parler une maladie de la vieillesse comme on l'affirme encore trop souvent, mais en réalité elle aussi, une maladie de l'environnement où interviendraient, comme dans le modèle cancer, des agents physiques, chimiques et peut-être même microbiens. Et cela d'autant plus que sa reproduction chez le singe tend à démontrer qu'elle débuterait dès le stade fœtal, comme pour la plupart des autres affections ou maladies[53].

Au-delà de la maladie d'Alzheimer

Il n'est pas possible ici d'envisager autrement que brièvement ce que sont en réalité les autres affections et maladies dites « dégénératives » du système nerveux, en particulier la maladie de Parkinson et la SLA et celle qui s'en distingue par ses mécanismes biologiques : la sclérose en plaques (SEP). Pourtant les problèmes sont du même ordre, et quoique ces affections ou maladies puissent différer par leur signature anatomopathologique et leur profil clinico-biologique, très probablement là aussi des causes environnementales communes les relient.

Maladie de Parkinson

C'est en 1817 que le médecin londonien Sir James Parkinson décrit pour la première fois la maladie qui porte son nom. On en connaît le tableau clinique singulier fait d'un démarrage à la marche difficile, d'une démarche à petits pas et de tremblements. Le pape Jean-Paul II en fut l'une des victimes parmi les plus illustres. Comme dans la maladie d'Alzheimer, la maladie de Parkinson est liée à la destruction de neurones centraux, mais ici dans certaines zones situées à l'étage inférieur du cerveau, avant d'atteindre au bout d'un certain temps le cortex cérébral[54] ;

et alors se manifester par l'apparition de troubles de l'idéation et d'un éventuel syndrome dépressif. Car les malades sont toujours conscients de leur état avant que ne survienne, dans environ 30 % des cas, une véritable démence[55].

Jusqu'à ce jour on connaissait la maladie telle que nous l'avait rapportée Sir James Parkinson chez les sujets âgés. Ce n'est plus toujours le cas. Nombre des formes actuelles surviennent, chez des sujets de plus en plus jeunes, avant soixante-cinq ans, et n'entrent plus *stricto sensu* dans le cadre d'une affection vasculaire[56], comme on a pu le montrer pour la maladie de Parkinson typique. Il est cependant probable que dans l'un et l'autre cas, ces différentes formes soient, comme pour la maladie d'Alzheimer, d'origine environnementale. Chez les indigènes de l'île de Guam, les Chamorros, maladie de Parkinson, démence de type Alzheimer et SLA peuvent être associées chez un même individu. Des causes métalliques ou infectieuses seraient en jeu[57]. Ainsi les Chamorros meurent-ils très fréquemment de l'une et/ou l'autre de ces affections, ou encore des trois réunies. Même type d'observations dans le Pacifique ouest, en Nouvelle-Guinée ou dans la péninsule Kü au Japon, où les trois affections sont associées[58], ainsi qu'à un diabète de type 2, dont l'origine, là aussi, ne peut être qu'environnementale. Or, dans nos pays riches fortement industrialisés, comme pour le diabète de type 2, l'exposition prolongée à des pesticides est également impliquée dans la survenue de la maladie de Parkinson[59], et compte tenu de la possible association à une maladie d'Alzheimer ou même à une SLA, il est fortement possible que le mécanisme d'action commun à ces différentes pathologies en soit la résistance à l'insuline.

Sclérose latérale amyotrophique

C'est à Jean Martin Charcot, qui exerça dans la seconde moitié du XIXe siècle à l'hôpital de la Salpêtrière à Paris qu'on doit la première description de la SLA. Et plus précisément en 1883, soit deux ans avant qu'il accueille dans son service Sigmund Freud lors de son séjour parisien, que l'Académie des sciences proposa de dénommer cette affection « Maladie de Charcot », en hommage à l'illustre neurologue français. Comme la maladie d'Alzheimer et celle de Parkinson, la SLA touche les neurones moteurs du système nerveux. Mais ici, de façon caractéristique, ceux-ci sont situés non dans le cerveau mais dans la moelle épinière[60]. Il en résulte une irrémédiable paralysie ascendante, conduisant d'abord à l'atrophie des muscles des membres inférieurs et/ou supérieurs, avant de toucher, au stade terminal, les muscles respiratoires et de la déglutition, par atteinte du tronc cérébral[61]. Le tout aboutissant à la mort du malade dans d'effroyables souffrances[62]. La SLA est la plus fréquente des maladies neuromusculaires acquises de l'adulte*. Les formes familiales pour lesquelles on a pu identifier certains gènes héréditaires sont minoritaires[63]. Frappant plus souvent l'homme que la femme et survenant surtout entre 65 et 75 ans, la maladie, bien qu'elle ait été considérée il y a encore quelques années appartenir à ce qu'on appelle les « maladies rares** »[64], est devenue aujourd'hui si fréquente qu'elle n'en fait plus partie. Les recherches actuelles se focalisent sur les mécanismes en jeu[65] sans toutefois envisager la possibilité de causes environnementales. En témoignent pourtant, là encore, les observations réalisées en île de Guam et dans la péninsule de Kü[66]. En fait, bien qu'une origine infectieuse ne puisse être écartée[67], comme pour les autres affections dégénératives envisagées, de très nombreux polluants tels que les pesticides[68], certains métaux[69], dont le plomb dans l'eau de boisson, mais aussi possiblement le mercure, le cuivre, le manganèse ou le nickel, certains métalloïdes dont le sélénium, et même les champs électromagnétiques sont possibles[70].

* Son incidence est de 3 cas pour 100 000 habitants.

** *Voir le chapitre IX.*

À cela s'ajoutent les risques liés à la vaccination. Le combat héroïque de Lucienne Foucras dont le mari, quelques mois après avoir été vacciné contre l'hépatite B est décédé d'une affection neurologique foudroyante, au-delà de l'anecdote, doit être rappelé. L'observation clinique évoquait pour une part une SLA, et pour une autre part une atteinte démyélinisante des nerfs, dans le cadre d'une maladie auto-immune, qui, de ce fait, appelait au diagnostic possible de *sclérose en plaques*. Or comme l'indique Lucienne Foucras dans son livre[71], les neurologues qui ont pris en charge son mari ont tenté d'« innocenter » la vaccination parce que la maladie auto-immune s'accompagnait d'une dégénérescence des nerfs moteurs – la SLA – et par conséquent que celle-ci ne pouvait pas avoir été causée par la vaccination. C'est là l'erreur, en raison de la fréquence croissante des formes mixtes et d'un rôle hautement probable des vaccinations dans la forte augmentation d'incidence de la SEP et de la SLA observée dans notre pays[72]. J'y reviendrai.*

Sclérose en plaques

Comme je l'ai indiqué précédemment, la maladie d'Alzheimer, celle de Parkinson et la SLA sont toutes les trois caractérisées par la « dégénérescence » de certains neurones moteurs aboutissant à leur mort. Tel n'est pas le cas de la SEP, puisque la maladie touche la substance blanche, son attribut spécifique étant la perte de myéline en des points localisés des fibres nerveuses[73], là où se constituent des « plaques », que ce soit au niveau des nerfs périphériques, de la moelle épinière ou du cerveau. Cela explique que la maladie soit habituellement classée à part, non dans le cadre des maladies « dégénératives » du système nerveux, mais dans celui des maladies inflammatoires[74]. Or on sait maintenant

* *Voir le chapitre XI.*

que la maladie d'Alzheimer, comme celle de Parkinson et la SLA sont toutes les trois également des maladies inflammatoires, autrement dit l'objet d'une neuro-inflammation dans le cerveau, la moelle épinière ou les nerfs[75]. D'où le concept selon lequel la SEP, bien que son mécanisme de survenue soit différent, puisse en réalité faire tout autant partie des affections dites « dégénératives » du système nerveux[76]. Toutefois, un point la distingue des autres affections : son caractère auto-immun, autrement dit la production par le système immunitaire d'anticorps dirigés à l'encontre en particulier des protéines de la myéline. Des formes familiales existent, mais sont là aussi minoritaires. En revanche de très nombreuses observations géographiques et climatiques plaident en faveur d'une origine infectieuse, en particulier virale[77], mais jusqu'à ce jour celle-ci n'a guère abouti. D'autre part, on sait que les maladies auto-immunes peuvent être tout autant causées par des produits chimiques et même par les rayonnements électromagnétiques[78]. Une possible contamination par certains métaux, dont l'aluminium et surtout le mercure, est là aussi envisagée, faisant des amalgames dentaires métalliques et/ou de la vaccination, notamment celle contre l'hépatite B, des causes possibles de la maladie[79].

De même, on ne pourrait clore la recherche des causes de cette maladie sans évoquer l'hypothèse d'un médecin généraliste courageux, Jean-Pierre Maschi[80], qui, grâce à sa pratique de terrain, acquit dans les années soixante la conviction que la SEP était une affection d'origine environnementale, que les champs électromagnétiques pouvaient en être la cause, et par conséquent que s'en protéger était susceptible d'améliorer cliniquement les malades. Or son observation pourrait se révéler prémonitoire d'une vérité scientifique qu'il convient d'élucider[81]. En tout cas, il s'agit ici d'une hypothèse qu'on ne peut plus écarter*. J'y reviendrai.

* *Voir le chapitre XII.*

Changer le regard, mais quel regard porter ?

Les résultats d'une enquête d'opinion effectuée par l'Institut de prévention et d'éducation à la santé, l'INPES, sont parus en mars 2009[82]. Pour 64 % des personnes interrogées, la maladie est une fatalité qui frappe au hasard et dont on ne peut guérir. Il se dégage donc un sentiment bien réel d'impuissance médicale, la survenue de la maladie, en raison de la perte de personnalité qu'elle provoque, signifiant la mort sociale du malade. L'angoisse est donc au rendez-vous et les effets sur la famille sont redoutables, très souvent insoutenables. Un tiers des personnes interrogées se sentent mal à l'aise en présence d'un sujet porteur de maladie d'Alzheimer, et 40 % pensent qu'elles sont mal informées, alors que 91 % souhaiteraient pourtant, si elles étaient atteintes, qu'on leur dise la vérité. La plupart considèrent qu'il s'agit d'une maladie de la mémoire liée au vieillissement, et tous espèrent en la recherche.

Espérer en la recherche ? Comme on l'a vu, celle-ci fait preuve au plan international d'une étonnante vitalité, à tel point qu'elle est dorénavant parvenue à une certaine maturité. Mais là où le bât blesse, c'est que les résultats obtenus ne coïncident pas avec les attentes de la société, autrement dit avec le discours des pouvoirs publics et même, dans une certaine mesure, avec les préjugés du corps médical, puisque celui-ci, en grande partie, se réclame toujours de l'ancien paradigme. Selon de nombreux médecins et chercheurs, les causes de la maladie d'Alzheimer, comme des autres affections du système nerveux, se trouveraient en effet dans l'organisme, et non dans l'environnement ; autrement dit dans le cerveau, la moelle épinière ou les nerfs. Et c'est en agissant à ce niveau qu'on pourrait mettre au point le remède « miracle ».

C'est à l'évidence une pure utopie. Quand les neurones sont détruits, que peut-on faire ? Pourtant, nonobstant cette considération sans appel et niant la réalité des découvertes récentes, on insiste officiellement sur la nécessité de « changer le regard porté sur la maladie ». Mais ce n'est pas simple parce que cette dernière s'avère être une charge très lourde pour les familles et la société[83]. Dans le « plan Alzheimer » 2008-2012, il avait été envisagé que tous s'engagent pour faire en sorte que la maladie soit socialement mieux supportée, et que des recherches visant à comprendre ce qu'elle est au plan biologique soient initiées[84]. Malheureusement, une fois encore on n'a pas prévu d'en découvrir les véritables causes, puisque celles-ci sont rapportées, en fait sans preuves scientifiques, au seul vieillissement. Malgré les 44 mesures proposées, le « plan Alzheimer » préconisant « l'engagement de tous », comme c'est le cas pour les « plans cancer » ou autres, s'est malheureusement révélé être un échec cuisant, puisque là aussi, en terme d'incidence et de santé publique, Sisyphe continue de rouler son rocher.

Telles sont aujourd'hui la stupidité de notre cadre de pensée et l'absurdité de notre politique de santé. Comment changer réellement de regard face à ces affections ou maladies invalidantes et souvent mortelles ? Celui que je propose est d'en considérer l'origine environnementale, et donc d'en prévenir efficacement la survenue, par une lutte sans merci contre toutes les formes de pollution.

Chapitre VII

Au-delà du drame et des erreurs médicales

> « Le cerveau des enfants est comme une bougie allumée dans un lieu exposé au vent : sa lumière vacille toujours. »
>
> Fénelon (1651-1715)

> « Je crois que la plupart des enfants sont des inspirés, des moyens pris par Dieu pour s'exprimer. »
>
> Henry de Montherlant (1895-1972)

En raison de l'allongement de l'espérance de vie, on aurait pu espérer que les fléaux de santé publique d'aujourd'hui se limitent aux sujets âgés et donc, épargnent les enfants. Il n'en est rien. Si globalement dans notre pays, selon les données de l'assurance-maladie, il y a un peu plus de dix ans, la grande majorité des 11 millions de moins de quinze ans étaient en bonne santé, en réalité 180 000, soit 1,7 % de l'ensemble, bénéficiaient d'une ALD au titre d'une pathologie neurologique ou psychiatrique reconnue par le régime général[1]. Aujourd'hui, c'est très certainement un nombre beaucoup plus élevé d'enfants et d'adolescents atteints d'affections sévères qu'il faut considérer[2].

Poursuivant l'exploration de ce troisième continent, c'est l'autisme que j'analyse dans ce chapitre. En effet, cette affection, qui est d'incidence très fortement croissante depuis ces vingt à trente dernières années, est devenue partout dans le monde, mais plus particulièrement en Occident, l'un des fléaux de santé publique les plus graves par son ampleur et les drames humains qu'il suscite. En outre, au plan des recherches il est aussi un exemple plaidant très fortement en faveur du paradigme environnementaliste[3].

L'insulte à la vie, l'inacceptable fléau

Alors qu'il y a encore vingt ans il faisait partie, comme la SLA, des maladies rares*, l'autisme frapperait aujourd'hui un enfant sur 68 aux États-Unis. Et il en serait de même en Europe et plus particulièrement en Grande-Bretagne, alors que dans ces pays, il y a trois décennies il touchait seulement un enfant sur 5 000 à 10 000. Une telle augmentation d'incidence concerne aussi notre pays où 5 000 à 8 000 nouveau-nés en seraient chaque année les victimes. Et où la prévalence, estimée à moins de 1 %, concernerait 350 000 à 600 000 personnes. Pour expliquer une telle progression, on a invoqué la possibilité d'une redéfinition des critères cliniques de l'autisme et l'élargissement de son cadre nosologique. Cette hypothèse n'est actuellement pas validée. Car même si on inclut l'autisme proprement dit dans le cadre du « spectre autistique » et de façon plus large encore, dans celui des « troubles envahissant du développement » *(voir plus loin)* comme l'indique la figure 1, cette façon de faire n'explique pas l'explosion quasi exponentielle de l'affection en seulement un peu plus d'une génération[4].

* *Voir le chapitre IX.*

Figure 1 : Évolution de l'incidence de l'autisme aux États-Unis depuis 1975 selon Barbara Demeneix[5]

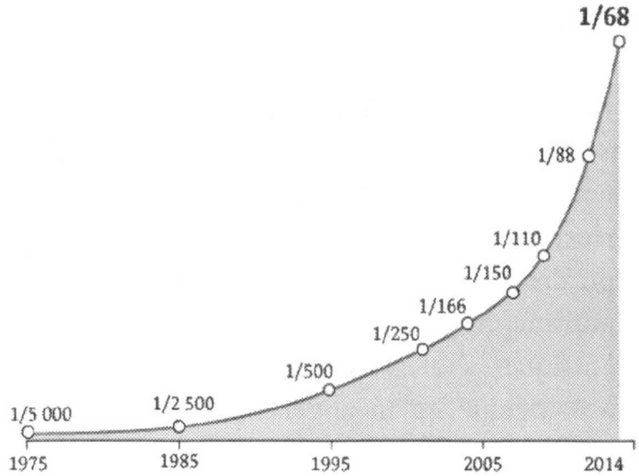

Source : Centers for Disease Control and prevention (CDC), 2011.

Pourtant, même si de très nombreux pédiatres affirment, preuves épidémiologiques à l'appui, que l'autisme est l'affection qui s'est accrue le plus rapidement dans le monde au cours de ces dernières années, que plusieurs études aient montré qu'on a véritablement affaire à une pandémie silencieuse, et qu'aux États-Unis, à Atlanta, les Centers for Disease Control and prevention (CDC), les fameux centres de surveillance et de prévention des maladies, l'aient confirmée, les préjugés sont encore si tenaces, en particulier dans notre pays, que certains doutent encore de l'existence même de ce nouveau fléau[6].

C'est rarement avant dix-huit mois qu'on est amené à porter le diagnostic d'autisme. Cependant, le plus tôt est le mieux, c'est-à-dire avant trois ans, car meilleur en est le pronostic. L'affection touche quatre fois plus les garçons que les filles. Chez un malade sur deux, le déficit de la communication verbale est profond, expliquant que seulement 15 à 20 % des enfants puissent vivre de façon presque autonome à l'âge adulte, grâce à une prise en charge précoce et adaptée. L'affection était totalement inconnue avant que le psychiatre suisse Eugen Bleuler, un élève de Freud, la décrive en 1911[7]. C'est en fait au psychiatre allemand Leo Kanner qu'on doit en 1943 l'inclusion de l'autisme dans le cadre des psychoses infantiles, et sa description clinique précise, associant des troubles de la communication, une diminution des interactions sociales et une restriction des centres d'intérêt ; ces différents symptômes étant associés à des comportements répétitifs et stéréotypés[8]. En fait, étant donné que l'affection apparaît cliniquement diverse et variée, pour la plupart des spécialistes ce n'est pas l'autisme qu'il faut considérer en tant que tel, mais un « spectre autistique » s'intégrant de façon plus générale dans un ensemble nosologique qu'on appelle les « troubles envahissants du développement ».

Des discussions en trompe-l'œil et à n'en plus finir

Mais à chacun sa définition. Ainsi, pour la psychiatre anglaise Lorna Wing[9], l'affection pourrait être définie par une triade plus générale, mais en réalité assez proche de celle proposée par Leo Kanner : l'existence d'une altération dans la communication verbale et non verbale ; l'altération sévère et durable des relations sociales réciproques ; la restriction des centres d'intérêts et l'existence de conduites répétitives. Ainsi, sous l'étiquette générale d'autisme ou plus précisément de spectre autistique regroupe-t-on de façon quelque peu artificielle l'*autisme typique de Kanner*, les *autismes de haut niveau* caractérisés par l'acquisition de compétences et donc de bon pronostic, et le *syndrome d'Asperger*, du nom d'un psychiatre contemporain de Leo Kanner, mettant l'accent sur l'existence de capacités préservées, comme dans l'autisme de haut niveau.

Cantonnées principalement à la psychiatrie, ces discussions n'eurent et n'ont toujours que peu d'intérêt en raison de l'absence de critères biologiques objectifs permettant de comprendre et de diagnostiquer l'affection sur des bases scientifiques solides. D'autre part, en se fondant sur des concepts psychosomatiques[10] ou même psychanalytiques, autrement dit en considérant les mères comme éventuellement la cause de l'affection, et par conséquent en les culpabilisant injustement, elles et leur famille, notamment dans le cadre de ce qui fut alors appelé par Bruno Bettelheim la « forteresse vide »[11], tout ceci a conduit et conduit encore malheureusement à de graves erreurs médicales, tant au plan des souffrances engendrées qu'à celui de l'impasse ainsi générée. Contrairement à ce qu'on a longtemps supposé, l'origine organique de la maladie est en effet maintenant prouvée, puisque associées à la maladie, il a pu être mis en évidence, comme on le verra, des lésions anatomiques siégeant dans le cerveau, et cela dès le stade fœtal.

Ainsi demeure-t-on affligé par l'opinion persistante selon laquelle, supposée être d'origine psychogénique, cette affection pourrait guérir par la simple volonté des malades ou de leur famille, ou encore par une prise en charge psychanalytique, en vertu du sacro-saint fantasme que l'esprit peut guérir le corps[12]. On aurait pu croire qu'en matière de santé publique, notre pays ait au moins pris à temps les bonnes décisions pour calmer les souffrances des malades et de leur famille. Bien que depuis ces dernières années, on ait constaté, semble-t-il, un début de prise de conscience, ce n'est pas le cas. Sans doute faut-il rappeler qu'en 2004, la France fut condamnée par le Conseil de l'Europe pour non-respect de ses obligations en matière d'accès à l'éducation des enfants autistes.

De même, on aurait pu croire que la flambée récente de cette affection dans le monde, en particulier dans les pays à forts revenus, ait conduit à réorienter les recherches sur celle des véritables causes. Malheureusement, que ce soit en France ou par exemple au Canada, la médecine reste une fois de plus figée dans l'ancien cadre de pensée : celui d'une affection psychotique proche de la schizophrénie, dont le traitement ne peut relever au mieux que d'une prise en charge psychiatrique ou psychanalytique. Sans nier pour autant les éventuels services rendus par ce type d'approche, c'est une fois de plus tomber dans l'un des pièges de la médecine contemporaine : considérer les effets apparents d'une affection ou d'une maladie sans en percevoir les véritables causes !

Pour expliquer le fléau actuel, l'idée qui prévaut toujours est que l'affection pourrait être héréditaire, que l'augmentation de prévalence serait liée à un meilleur dépistage et que finalement c'est dans l'organisme, c'est-à-dire ici le cerveau qu'il conviendrait d'en rechercher les causes[13]. Là encore, on confond les mécanismes et les causes, alors que ces dernières sont en réalité à découvrir dans l'environnement. En janvier 2010, l'avis de la Haute Autorité de santé de notre pays à l'égard de cette affection était des plus circonspects, puisqu'il était centré sur « l'état des connaissances hors mécanismes physiopathologiques, psychopathologiques et recherche fondamentale ». Une telle affirmation ne prenait donc en compte que les seuls aspects épidémiologiques et de prise en charge des malades[14], sans que les causes et même les mécanismes de survenue de l'affection soient envisagés. On peut certes en comprendre les raisons : se soumettre aux autorités de tutelle et, ainsi, ne pas nuire au pouvoir politique en place. Mais au plan médical, ce manquement constitue en fait une omission inacceptable. Ce qui malheureusement là encore, en termes de recherche et de santé publique, n'a pu et ne pourra conduire, si on persistait dans cette direction, qu'à l'échec des « plans autisme »[15].

Les prémices de nouvelles recherches

C'est presque par hasard que j'en suis venu à m'intéresser à l'autisme et à tenter d'en démêler l'origine. En 2006, à la fin d'une de mes conférences une femme vint me trouver :

– Docteur, vous avez oublié de parler du mercure.

À l'époque, je l'avoue, je n'étais pas conscient de l'ubiquité, de la fréquence et de la gravité des intoxications mercurielles, ni de leurs liens potentiels avec de très nombreuses affections et maladies du système nerveux.

– Madame, vous avez peut-être raison, mais la pollution chimique est tellement diffuse, multiple et multiforme qu'on ne peut tout évoquer.

C'est alors que je l'entendis me répondre d'une voix éteinte, presque mécanique, entremêlée de larmes :

– Docteur, j'ai trois enfants autistes, et la cause en est une intoxication par le mercure. On en a trouvé dans mon sang à des taux très élevés. J'avais de très nombreux amalgames dentaires que je me suis fait enlever, mais c'était trop tard.

Je demeurai interloqué. Dès mon retour à Paris, je demandai à Philippe Irigaray de vérifier s'il existait bien dans la littérature scientifique des liens prouvés entre intoxication par le mercure et maladies du système nerveux – nous étions en 2006. Sa réponse ne se fit pas attendre.

– Oui, de tels liens existent et le rôle non seulement du mercure, mais aussi d'autres métaux tels que le plomb, le nickel et le cuivre est largement possible, en particulier dans l'autisme[16] !

C'est à partir de cette époque que je décidai d'étendre les recherches de l'ARTAC et bientôt celles de l'ECERI aux intoxications par les métaux lourds, et à l'autisme en particulier. Toutes les causes de l'autisme ne sont cependant pas encore connues, bien que nos recherches actuelles et surtout des travaux récents incriminent fortement, comme pour la maladie d'Alzheimer, non seulement l'intoxication par le mercure et d'autres métaux, mais aussi l'effet de certains perturbateurs endocriniens, en particulier celui des pesticides organochlorés, et peut-être même aussi, celui des champs électromagnétiques.

De l'organicité de l'autisme et des troubles envahissants du développement

Bien que la plupart des symptômes soient effectivement de type psychiatrique, l'affection est indubitablement organique, lorsqu'on analyse les données scientifiques actuellement disponibles. À l'examen clinique des malades il est rare, si ce n'est exceptionnel, qu'on ne mette pas en évidence, associées aux symptômes de nature purement psychiatrique, des manifestations neurologiques objectives, ne serait-ce qu'au plan des performances et des comportements physiques. En outre, comme nous avons pu le confirmer en étudiant l'affection par *échodoppler cérébral pulsé**, il existe dans certaines régions du cerveau, plus particulièrement dans celle concernant le *système limbique*, comme dans la maladie d'Alzheimer, une diminution de la pulsatilité cérébrale et, par conséquent, un déficit du flux sanguin. En fait, étudié par Pet scan ou plus précisément par SPECT[17], ce déficit apparaît en général plus étendu puisqu'il touche non seulement, comme nous l'avons observé, le système limbique[18], mais aussi les cortex préfrontaux et frontaux et les lobes temporaux et pariétaux[19]. L'hypothèse est donc qu'en traversant la barrière hémato-encéphalique**, le mercure ou d'autres polluants environnementaux altéreraient directement la paroi interne des vaisseaux sanguins cérébraux, où ils y induiraient le dysfonctionnement et la destruction des cellules endothéliales qui la tapissent***. Or comme on l'a vu, l'intégrité fonctionnelle de la paroi des vaisseaux sanguins et la préservation de la barrière hématoencéphalique sont critiques pour le maintien d'un flux sanguin normal[20]. En réalité, en association au déficit de perfusion cérébrale, existent aussi des altérations cellulaires de nature inflammatoire à l'origine des

* *Voir les chapitres VI et XII.*

** *Voir les chapitres VI et XII.*

*** Il s'agit des cellules endothéliales. *Voir le chapitre V.*

phénomènes de souffrance neuronale. Chez les enfants autistes, de nombreuses observations plaident en faveur de la présence d'une neuro-inflammation étendue au niveau du cerveau et du cervelet, le système limbique et le cervelet étant les deux sites principalement affectés[21].

Point capital : il en résulte au plan anatomique la destruction de certains neurones et surtout, pour ceux qui persistent, un déficit de leur câblage, avec pour conséquence une perte de connexion. Les anomalies mises en évidence ne sont donc pas purement fonctionnelles comme on le pensait, mais indubitablement structurelles : les neurones ne se connectent plus entre eux, soit parce qu'ils sont détruits, soit, comme le montre la figure 2, parce qu'ils présentent anatomiquement un corps cellulaire réduit et donc fonctionnellement anormal, ou encore parce que le nombre de leurs expansions étant diminué, celles-ci ne leur permettent plus de s'associer les uns avec les autres[22]. À cela s'ajoute le fait, comme on vient de le découvrir, qu'il existerait à l'inverse dans d'autres régions du cerveau une augmentation du nombre des neurones[23], peut-être pour des raisons de compensation cellulaire.

Figure 2 : Représentation schématique des neurones dans le cerveau de malades atteints d'autisme par rapport à des sujets normaux (adapté selon[24])

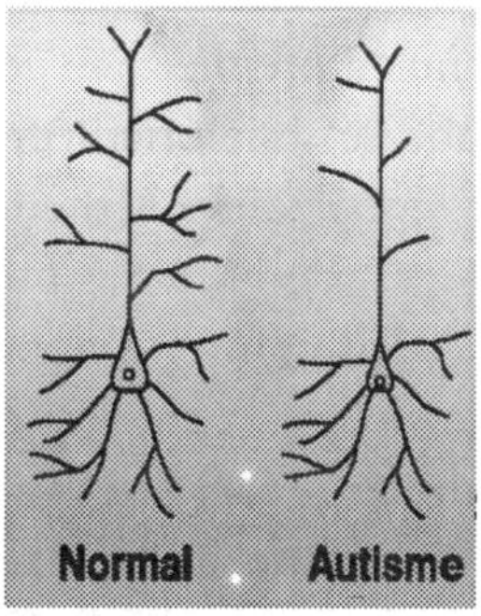

Dans l'autisme, le corps cellulaire des neurones est réduit et il y a moins d'expansions permettant une connexion de neurone à neurone[24].

Dans l'autisme comme dans la maladie d'Alzheimer, neuro-inflammation, ouverture de la barrière hémato-encéphalique et déficit de perfusion vasculaire sont trois anomalies décelées dans le cerveau des malades après la naissance; mais celles-ci, liées d'une part à la dégénérescence et à la destruction de certains neurones, et d'autre part, à l'inverse, à la prolifération de certains autres, sont probablement survenues dès le stade fœto-embryonnaire – le tout ayant abouti à une désorganisation du tissu nerveux aux plans anatomique et fonctionnel. D'où les troubles cognitifs, moteurs et comportementaux engendrés. Il s'agit de destructions cellulaires, et donc d'anomalies organiques irréversibles, rendant illusoire au plan thérapeutique tout retour *ad integrum*, utilisant des approches psychologique, psychanalytique ou même psychiatrique, bien que celles-ci puissent permettre, dans une certaine mesure, des améliorations par la mise en jeu de processus compensatoires au sein du cerveau, étant donné sa grande plasticité. Mais au dela de ces approches, l'impératif catégorique en matière de santé publique est de promouvoir la prévention, afin de maîtriser le fléau actuel et, pour cela, d'en rechercher les véritables causes.

Des infections, cause ou conséquence ?

À l'origine de toute inflammation, il y a d'abord et avant tout les infections. C'est donc en premier lieu vers une origine microbienne de l'affection que se sont orientées certaines recherches. Mais ici, comme pour la maladie d'Alzheimer, le lien de cause à effet, qu'il s'agisse de virus, de bactéries ou d'autres micro-organismes, reste à établir[25]. Par contre, il apparaît possible que des infections opportunistes soient la conséquence de l'affection, en raison du déficit immunitaire généralisé qui lui est associé. Ce qui expliquerait pourquoi les enfants autistes se montrent particulièrement vulnérables à toutes sortes d'infections, et pourquoi une amélioration sensible du tableau clinique pourrait être obtenue grâce à la mise systématique sous antibiotiques et antiviraux.

C'est en tout cas ce qu'apparaissent indiquer les travaux récents de Luc Montagnier, et qui semblent avoir été confirmés par d'autres chercheurs[26]. En fait de telles infections pourraient non seulement impliquer le cerveau, mais concerner tout autant la barrière intestinale et donc les microbes présents dans le tube digestif, le *microbiote**. En effet aux troubles neuropsychiatriques proprement dits, est très souvent associée une inflammation de la muqueuse intestinale dont témoigne une trés fréquente intolérance au gluten et au lactose[27].

Le caractère multi-organique de l'affection invite donc à rechercher une cause initiale unique qui pourrait être environnementale. Mais qu'on s'entende bien sur la notion d'environnement : si celui-ci, par définition, peut effectivement concerner les relations psychiques entre individus, aucune étude scientifique crédible ne permet aujourd'hui d'affirmer que la perturbation de telles relations soit la cause de l'affection, ni même qu'elle pourrait être impliquée dans la genèse de certaines formes d'autisme[28]. Faisant partie du tableau clinique, les relations psychiques perturbées caractérisant les sujets autistes doivent en effet être interprétées non comme la cause des dégâts organiques mis en évidence dans le cerveau, mais comme leur conséquence.

La piste des produits chimiques

C'est d'abord l'étude australienne de Matthew Garrecht et de David Austin[29], puis surtout celle plus récente réalisée sous la conduite de Mark Geier aux États-Unis[30], qui m'ont définitivement convaincu du rôle toxique primordial du mercure dans la genèse de l'autisme[31]. Dans cette dernière étude, tout est rigoureusement exposé et scientifiquement établi : la neurotoxicité maintes fois prouvée du mercure ; son passage au travers de la barrière hémato-encéphalique ; sa persistance inaltérable dans le

* *Voir le chapitre XIII.*

cerveau et le cervelet ; la similitude des anomalies induites expérimentalement avec celles observées dans l'autisme, c'est-à-dire l'atteinte des neurones, la neuro-inflammation, les troubles de perfusion vasculaire cérébrale et les anomalies du système immunitaire ; le fait que l'intoxication par le mercure potentialise les effets d'autres métaux dits lourds, tels que le plomb, le zinc, l'arsenic, le cadmium et le manganèse ; mais aussi différents polluants organiques persistants comme les PCB, les retardateurs de flamme ou encore certains pesticides ; le fait que différentes endotoxines bactériennes, outre leur propre effet toxique, pourraient aggraver la toxicité du mercure.

Depuis 2001, les preuves de l'empoisonnement par le mercure sont devenues tellement nombreuses et accablantes[32] qu'il est maintenant devenu une insulte à la science et à la médecine de ne pas en tenir compte en matière de politique de santé publique et de pratique médicale. C'est la raison pour laquelle, concernant les alliages dentaires mercuriques, comme on l'a vu, on doit considérer comme scientifiquement inacceptable les rapports du SCHER et du SCENIHR effectués sous l'égide de la Commission européenne*.

Nonobstant ces rapports, il a en effet été possible de mettre au point des tests permettant d'établir de façon probante l'existence d'une intoxication par les métaux lourds chez les malades atteints d'autisme[33], et de montrer que l'utilisation sous strict contrôle médical de « chélateurs », c'est-à-dire de médicaments capables de détoxifier l'organisme de ces métaux, permettait d'obtenir une certaine amélioration symptomatique[34]. Mais les résultats obtenus n'ont toujours pas été validés au plan scientifique. À cela s'ajoute le fait qu'en pratique, l'utilisation de tels chélateurs n'est pas dénuée d'effets secondaires et qu'elle n'est pas autorisée dans notre pays pour le traitement des sujets autistes – ce qui incite

* *Voir le chapitre VI.*

certaines familles à se rendre à l'étranger pour faire soigner leur enfant en centre spécialisé[35].

Compte tenu de ce qui précède, il apparaît inacceptable de vacciner par simple mesure de précaution les jeunes enfants par des préparations contenant du *Thimerosal*, un antiseptique mercuriel*. Car en la matière, bien que plusieurs études épidémiologiques visant à démontrer le rôle des vaccins contenant du Thimerosal, dans la genèse de l'autisme se soient révélées être négatives[36], de nombreux arguments scientifiques pointent son effet délétère sur le système nerveux[37]. C'est ce qui a conduit en 1999 la Food and Drug Administration – la fameuse FDA américaine – à proscrire l'adjonction de Thimerosal dans les vaccins, et dans le même temps, l'United States Public Health Service (l'USPHS), le service de santé publique américain, et l'American Academy of Pediatrics, – l'Académie américaine de pédiatrie – à édicter des recommandations allant dans le même sens[38].

Or il est clair qu'en reconnaissant l'existence d'un lien de cause à effet entre vaccination et autisme dans le cas de Hannah Poling, une fillette de 9 ans ayant développé un syndrome autistique trois mois après avoir été vaccinée, l'Administration fédérale américaine a créé une jurisprudence inédite. Faut-il en effet rappeler qu'à ce jour aux États-Unis, plusieurs milliers de familles d'enfants autistes sont en attente de jugement près la Cour de justice fédérale et que l'argument allégué selon lequel le *Thimerosal* n'en serait pas la cause, en raison du fait que son retrait des vaccins en 2000 n'a pas été suivi d'une baisse de prévalence de l'autisme, est bien sûr non fondée, étant donné l'ubiquité de l'intoxication mercurielle et la possibilité d'autres facteurs étiologiques.

En effet, il s'avère que le mercure n'est pas seul en cause. De très nombreux autres polluants le sont aussi : les perturbateurs endocriniens, en particulier les PCB, les phtalates et certains

* *Voir le chapitre XI.*

pesticides[39] ; la pollution de l'air par des particules fines[40] ou par d'autres types de polluants, à l'origine de neuroinflammation et de troubles cognitifs tel que, semble-t-il là encore, les champs électromagnétiques[41]. Or c'est surtout au *stade fœtal*, lors du troisième trimestre de la grossesse, que ces polluants interviendraient, induisant la première étape de l'affection.[42]

Champs électromagnétiques : un rôle possible

Comme c'est le cas dans la maladie d'Alzheimer, la question d'un rôle possible des champs électromagnétiques dans la genèse de certaines formes d'autisme se pose[43]. Et cela d'autant plus qu'en raison de l'induction de courants électriques en bouche par de tels champs, ces courants sont susceptibles, comme on l'a vu, d'éroder les alliages dentaires métalliques, et ainsi, de libérer des vapeurs de mercure. À cela s'ajoute le fait que comme je le montrerai plus loin, par un effet direct sur le cerveau, les champs électromagnétiques pourraient ouvrir la barrière hémato-encéphalique du futur bébé (ou tout au moins retarder sa fermeture), et donc contribuer à la genèse de l'affection dès le stade embryo-fœtal, en favorisant le passage des substances toxiques présentes dans le sang de la mère au travers de cette barrière, et donc leur mise au contact des neurones en voie de formation.

Ce qui conduit, toutes proportions gardées, à penser que les causes à l'origine de l'autisme étant apparemment communes avec celles de la maladie d'Alzheimer, cette dernière, constituée principalement après la naissance, serait en quelque sorte « l'autisme » des adultes, alors que déclenché pendant la grossesse, l'autisme serait d'une certaine façon « l'Alzheimer » des enfants. Cette métaphore est bien sûr caricaturale. Comme on l'a vu, bien que présentant des causes apparemment communes, et que même dans le cas de la maladie d'Alzheimer, la première étape de sa genèse pourrait survenir, comme dans l'autisme, dès le stade fœtal, les deux affections, en réalité, diffèrent cliniquement et biologiquement.

L'intelligence des prochaines générations en péril

Sans doute me serais-je arrêté à la maladie d'Alzheimer et à l'autisme, si je n'avais pris conscience depuis plusieurs années de la gravité de la situation présente concernant le devenir de nos enfants au plan cérébral et en particulier cognitif[44]. Car au-delà de l'autisme, c'est, comme le souligne le journaliste Stéphane Foucart[45], que nous devons craindre l'érosion des facultés cognitives des enfants sous l'effet de la pollution; qu'il s'agisse de contaminations par le mercure ou par des polluants organiques[46]; ou encore de la pollution de l'air ou surtout des effets extrêmement délétères des champs électromagnétiques*. En effet, il n'y a pas que l'autisme dont l'incidence est en très forte croissance depuis ces dernières années. Selon les données chiffrées des CDC à Atlanta, l'hyperactivité et les troubles de l'attention auraient touché en 2003 aux États-Unis près de 8 % des jeunes âgés de 4 à 17 ans, alors qu'en 2011, soit près de dix ans plus tard, ils concernaient environ 10 % d'entre eux. Avec globalement un enfant sur six atteint de troubles neuro-comportementaux, de retard mental ou de handicap moteur, une telle progression à deux chiffres est alarmante[47]. Or malheureusement, cette érosion n'est probablement pas près de s'éteindre. Elle risque de s'étendre aux générations futures. Non pas seulement en raison de la persistance, si ce n'est de l'amplification de la pollution, qu'en vertu des découvertes récentes relevant de l'*épigénétique***. Car les altérations cérébrales mises au jour chez les enfants et adolescents d'aujourd'hui ont la capacité de se transmettre biologiquement à leur descendance et de s'aggraver au fil du temps. Les faits rapportés constituent donc une alerte scientifique extrêmement sérieuse pour la santé publique.[48]

De quoi s'agit-il? Il est maintenant démontré que les enfants nés de mères contaminées par certains polluants présentent une

* *Voir le chapitre XII.*
** *Voir le chapitre XIV.*

baisse significative de leurs quotients intellectuels (QI). Ceci a été clairement identifié pour les phtalates, ces derniers étant à l'origine d'une baisse de QI de six à sept points chez les enfants ![49] « L'ampleur de ces différences de QI est troublante », s'interroge Robert Whyat qui a coordonné l'étude. « Une baisse de six à sept points pourrait avoir des conséquences substantielles sur la réussite scolaire et le potentiel professionnel de ces enfants[50] ».

Ainsi certains scientifiques s'inquiètent-ils de ces données et affirment-ils sans état d'âme que l'intelligence des prochaines générations est en péril. Et ils ont sans doute raison… Selon la biologiste Barbara Demeneix, et comme l'indique la figure 3, si on diminue le QI moyen de 5 points, c'est une augmentation de 57 % des sujets intellectuellement déficients associée à une diminution de 60 % des surdoués qui aurait lieu[51]… Sans compter les coûts énormes qu'engendrerait une telle perdition intellectuelle au plan socio-économique !

Figure 3 : Conséquences socio-économiques d'une perte hypothétique de 5 points du QI moyen dans la population américaine[49]

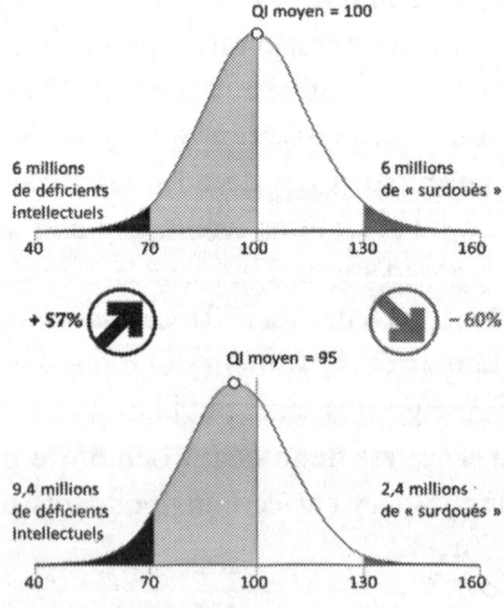

Sources : adapté de Weiss 2009.

Quand les mères ont droit à la parole

Autre élément de réflexion : parmi les très nombreux courriers que je reçois, en date du 11 octobre 2007, une mère, Marie-Christine Dépréaux m'écrit du Québec la lettre suivante :

« *Monsieur,*

Je me permets de prendre 5 minutes de votre précieux temps pour attirer votre attention sur une autre véritable épidémie qu'est l'autisme avec des causes environnementales et dont les aspects biologiques sont considérables sur les plans tant de l'évidence des symptômes physiques identifiables que des traitements en découlant… Je ne suis qu'une simple mère française d'un jeune adulte de 24 ans, mais les recherches principalement cliniques que j'ai recensées dans ce livre [le livre que cette mère a écrit et m'a adressé] *sont pratiquement inconnues ou bafouées en France et mériteraient vraiment que l'on se penche sérieusement sur cet aspect de l'autisme… Ayant la plus grande admiration pour votre position unique en matière de santé et d'environnement et malgré ma non-appartenance au monde médical, j'ose quand même vous envoyer cette modeste tentative d'information.*

Veuillez agréer, Monsieur, etc. »

Je lus très attentivement son livre[52], adressé en hommage à Bernard Rimland, fondateur de l'Autism Research Institute – l'Institut de recherche sur l'autisme – et du mouvement Defeat Autism Now (DAN) – vaincre l'autisme maintenant –, décédé en 2006. Je n'y ai trouvé que des éléments de bon sens exprimés en toute humilité par une femme ayant bien conscience qu'elle n'est pas médecin. Certes, au plan scientifique je ne confirme pas tout ce qu'elle a écrit ; mais comment ne pas se montrer sensible au combat d'une mère pour que son fils bénéficie de la meilleure approche médicale possible et que celle-ci soit bénéfique pour d'autres ? Qu'il s'agisse d'autisme ou encore d'autres affections graves de l'enfant, une telle expérience est primordiale. L'enfant malade ou handicapé dont ces mères ont la charge a profondément modifié leur vie. Elles ont droit à la parole.

Les médecins doivent en tenir compte et se demander s'il n'y a pas mieux à faire qu'à gérer les conséquences de la maladie. Et sur ce point, je rejoins Michel Georget lorsqu'il écrit dans la préface du livre de cette mère : « Certains scientifiques ont l'esprit tranquille (croient-ils) : ils savent et poursuivent leurs travaux et enseignements dans le confort du sommeil dogmatique. D'autres manient l'inquiétude. Ils s'intéressent aux limites du savoir. Si l'on se réfère à l'histoire des sciences, leur position n'est pas forcément illégitime. »

Pour ma part, il ne s'agit pas de manier l'inquiétude, mais plus simplement de manier le doute – le doute méthodique, cela s'entend – afin d'accéder à la vérité scientifique. Et au-delà, comme le fit jadis Hippocrate au crépuscule de sa vie, de divulguer publiquement cette vérité, à condition d'en respecter l'objectivité. Cela afin de conduire à éviter les souffrances d'autrui. Et sur ce point, je partage l'opinion de Jean-Claude Ameisen lorsqu'il écrit dans le document du Comité national d'éthique dont il a été le rapporteur : « La question n'est pas seulement celle de la validité scientifique des théories, mais aussi la nécessité d'une interrogation permanente sur les risques de causer la souffrance au lieu de la soulager[53]. »

En d'autres termes, s'interroger sur les causes réelles de la maladie et ne pas se satisfaire de la prise en charge de ses effets. Ainsi devrait-on s'attendre à ce que la longue histoire de souffrance que constitue encore aujourd'hui l'autisme pour ceux qui en sont atteints comme pour leur famille, trouve enfin une explication scientifique crédible et, donc, l'espoir d'une solution.

Chapitre VIII

Un monde abscons et qui dérange toujours

« Il serait difficile d'exprimer la fluctuation d'opinions, l'incertitude et l'embarras extrême que j'éprouvai lorsque je fus appelé à exercer la médecine dans les hospices. »

Philippe Pinel (1745-1826)

« Après deux siècles de psychiatrie, la psychose reste un mystère planté au cœur de l'espèce humaine. »

Henri Grivois (né en 1933)

On aurait pu croire que les fléaux de santé publique inhérents à ce troisième continent se limitent aux maux précédents. Il n'en est rien. Avec les affections et maladies mentales se posent en réalité, pour la santé, des problèmes comparables, bien que l'approche pour tenter de les résoudre nécessite ici un important changement conceptuel au plan médical. En effet, le caractère insolite de cette pathologie a conduit la psychiatrie à s'émanciper de la médecine en général, et les malades qui en sont l'objet, à être pris en charge à part au sein du système de soins. Ce qui a abouti à un monde étrange, en grande partie exclu de la société et de ses règles, où psychiatres, équipes soignantes et malades se côtoient dans le cadre de relations soignant-soigné singulières. Pourtant les affections et maladies dont il est question dans ce chapitre sont tout autant caractérisées par leur incidence très fortement croissante, leur prévalence élevée, leur très lourde morbidité, leur évolution chronique et très souvent leur résistance à toute forme de traitement ; tout cela bien sûr étant là encore à l'origine de coûts extrêmement élevés.

Une erreur regrettable

Pour rendre compte des considérations précédentes, je tente de montrer ici que les affections et maladies relevant de la psychiatrie, contrairement au discours ambiant, sont, comme la maladie d'Alzheimer et l'autisme, pour nombre d'entre elles de nature organique, et en outre très probablement d'origine environnementale ; l'environnement étant considéré ici dans son expression la plus large possible : éventuellement psychologique, mais aussi et surtout matériel et donc substantiel. Ainsi, devant bénéficier aussi des progrès réalisés dans le domaine des neurosciences, cette pathologie devrait être investiguée, prévenue et traitée comme tel ; c'est-à-dire en partie comme le sont aujourd'hui (ou devraient l'être) les affections et maladies relevant de la neurologie. Une véritable révolution en perspective !

En effet, comme le souligne avec justesse le rapport de l'Office parlementaire d'évaluation des politiques de santé (OPEPS), dédié à la prise en charge des maladies psychiatriques en France[1], la séparation de la psychiatrie d'avec la neurologie, les deux disciplines ayant été auparavant réunies en une seule spécialité médicale, la neuropsychiatrie, est extrêmement préjudiciable*. En effet, au plan

* Arrêté du 30 décembre 1968.

des symptômes et des mécanismes de leur survenue, les affections et maladies que recouvrent la neurologie et la psychiatrie sont bien plus proches les unes des autres, qu'on ne le pense habituellement, et par conséquent, devraient bénéficier des mêmes progrès scientifiques[2] : si, depuis les travaux pionniers de Philippe Pinel[3], on doit rendre grâce à nos collègues psychiatres d'avoir répertorié et décrit symptomatiquement les affections et maladies relevant de leur discipline, on ne peut que regretter qu'ils n'aient pas suffisamment axé leurs investigations sur les mécanismes physiopathologiques en cause. Cela éviterait des erreurs diagnostiques se traduisant par la prescription possiblement injustifiée de médicaments psychotropes, qu'il s'agisse en particulier d'antidépresseurs ou même de neuroleptiques[4] ; ou, plus grave, par l'hospitalisation en milieu psychiatrique de malades qui en réalité ne le nécessitent pas[5] ! Un très grand effort reste donc à accomplir dans le domaine de la psychiatrie, comparable à celui que Louis Pinel accomplit en 1796 lorsque, après avoir été nommé médecin à l'hôpital de Bicêtre grâce à l'appui de Pierre Jean Georges Cabanis, il prit la direction de l'hospice de la Salpêtrière[6].

De la nécessité de faire évoluer la pratique psychiatrique

À l'époque où il exerce la médecine – nous sommes en pleine Révolution française – Philippe Pinel bouleverse la prise en charge des aliénés en les libérant de leurs chaînes, et contrairement à ce qu'a pu écrire le philosophe Michel Foucault, humanise leur traitement[7]. En affirmant que les « fous » peuvent être compris et soignés, il fait faire à la médecine un pas de géant. Une prouesse qu'il convient aujourd'hui de renouveler mais, comme me l'a confirmé le psychiatre Lionel Alix, d'une tout autre manière. En effet, alors que bénéficiant des progrès des neurosciences, la neurologie établit le diagnostic des affections et maladies qui en relèvent en le basant sur une méthode clinique objective, des examens d'imagerie médicale et des tests biologiques, en psychiatrie, l'approche repose aujourd'hui principalement sur des critères de pur interrogatoire. Ce qui explique l'absence d'identification objective des pathologies concernées, sur les plans clinique, nosologique et étiologique; et par conséquent le risque que la prise en charge thérapeutique des malades manque d'objectivité. Ainsi de façon générale, contrairement à ce que recommandaient le psychiatre français Henri Ey et ses collègues, il y a presque un demi-siècle[8], la pratique psychiatrique consiste-t-elle aujourd'hui le plus souvent à négliger l'examen clinique des malades et à n'utiliser aucun test biologique; ce qui aboutit à poser un diagnostic qui, en l'état actuel des connaissances, ne peut qu'être hypothétique; et ainsi à traiter les malades par des médicaments mis sur le marché, sans avoir réellement le moyen de savoir si objectivement le cas clinique concerné correspond bien à l'indication proposée. Ce qui explique, étant donné le caractère éventuellement erroné des diagnostics portés, pourquoi nombre de malades sont en réalité traités sans que les indications officiellement fournies par l'industrie pharmaceutique soient respectées et pourquoi beaucoup d'entre eux ne prennent pas ou arrêtent le traitement prescrit. Si en l'absence de tests ou, s'ils existent, en l'absence de leur utilisation, les raisons des dérapages prescriptionnels apparaissent évidentes, on peut se demander comment on en est arrivé là. Car à la relecture des anciens livres et traités de psychiatrie, l'interrogatoire approfondi, l'examen clinique, y compris somatique, général et neurologique, et la pratique d'un minimum de tests biologiques étaient jugés indispensables pour l'établissement du diagnostic.

À cela probablement deux réponses: d'abord, comme je l'ai indiqué, la séparation de la psychiatrie d'avec la neurologie; et, point non négligeable, l'influence démesurée de la psychanalyse et son introduction grandissante en psychiatrie. Ce qui a conduit à interpréter les maladies mentales comme relevant de mécanismes psychogéniques ou psychodynamiques, et non somatogéniques comme on l'avait préconisé jusqu'alors[9]. Or nous ne sommes plus à l'époque de Pinel où, à partir de sa première classification des maladies mentales, on pouvait par anticipation en déduire des actions psychothérapeutiques. « Après un siècle de psychiatrie, un siècle de psychanalyse, cinquante ans de neurobiologie et trente ans de neurocognitivisme, la psychose reste un mystère planté au cœur de l'être humain », affirme le psychiatre Henri Grivois qui, en se considérant lui-même comme un médecin iconoclaste, relate son expérience extrêmement féconde au plan clinique de ce type d'affection[10]. Mais on ne saurait se satisfaire de ce constat. Reste à la démarche scientifique, en utilisant conjointement à l'approche clinique des méthodes d'investigation objectives, la possibilité d'élucider ce mystère ; et au-delà, de lever celui inhérent à toutes les autres affections et maladies relevant de la psychiatrie.

L'hypothèse que je propose envisage donc la pratique psychiatrique sur des bases nouvelles. L'orientation de la psychiatrie vers une conception essentiellement psychogénique des pathologies qu'elle est censée traiter et prendre en charge, que celles-ci relèvent de facteurs de risque individuels ou sociétaux, est en effet en elle-même réductrice et probablement très souvent erronée : en l'état actuel de nos connaissances, un nombre non négligeable des affections et maladies psychiatriques considérées aujourd'hui comme à part au sein de la médecine, relèverait en fait, comme pour les pathologies des autres continents, d'altérations non tant fonctionnelles que surtout organiques, causées par l'interaction de nos gènes avec l'environnement.

De la distinction entre psychose et névrose

Pour évaluer à la fois la pertinence de ce nouveau concept et ses limites, revenons sur la distinction entre psychoses et névroses afin de comprendre ce qu'elle signifie[11]. C'est Henri Laborit qui m'a mis sur la voie[12], lorsque que j'exerçais à l'hôpital Boucicaut. Par définition, les névroses sont des affections psychogéniques générées par le stress, en réaction à un environnement défini ici comme immatériel, puisque se manifestant par l'intermédiaire d'affects neurosensoriels, et s'exprimant sous la forme de réponses psychologiques, cognitives et/ou comportementales. Ainsi l'existence d'un comportement maternel dépourvu de relations affectives au cours de l'enfance et/ou plus tard au cours de la vie sociétale, et la survenue d'une alternance de frustrations et de gratifications en raison des conflits psychiques générés dans l'apprentissage de la vie en société seraient-elles susceptibles de provoquer chez certaines personnes, ainsi que dans leur descendance, des troubles de la personnalité ; ou plutôt de l'adaptation à cet environnement[13]. Ce qui se traduirait de façon pathologique par la survenue progressive d'une névrose. Les mécanismes physiopathologiques en jeu seraient par conséquent initialement de nature purement fonctionnelle, avant qu'apparaissent secondairement d'éventuelles lésions organiques reflétant la genèse d'un état psychotique. En outre, ce type d'anomalies fonctionnelles, impliquant des altérations dans l'expression des gènes et des différences dans la réponse au stress pourrait être transmis de génération en génération[14], probablement par des mécanismes *épigénétiques*[*].

Alors que de façon différente, les psychoses relèveraient le plus souvent d'une pathologie générée par l'existence de facteurs héréditaires (qu'ils soient innés ou acquis) et surtout, par l'existence de lésions organiques induites par un environnement matériel dégradé. Les psychoses, comme dans le cas de la maladie d'Alzheimer ou dans celui de l'autisme, seraient donc, comme on l'a vu, le plus souvent organiques, puisque caractérisées par des lésions anatomopathologiques. Tout en sachant que des formes de

* *Voir le chapitre XIV.*

passage de névrose à psychose existeraient, certaines névroses initialement purement fonctionnelles pouvant s'organiciser dans un second temps, et vice versa, certaines psychoses pouvant en partie se traduire au plan des *symptômes*, par une composante névrotique, que celle-ci soit réactionnelle et donc psychogénique ou non.

Voilà ce qui pourrait expliquer pourquoi, à la différence des psychiatres européens et de l'OMS, l'American Association of Psychiatry (l'Association américaine de psychiatrie) ne reconnaît pas le cadre des névroses en tant qu'affection à part entière[15]. En fait, les manifestations psychiatriques caractérisant les psychoses ou les névroses devraient être considérées comme de simples expressions symptomatiques révélatrices de phénomènes biologiques sous-jacents beaucoup plus complexes – des phénomènes certes de nature endogène au plan des mécanismes, mais dont les causes réelles seraient pour la plupart exogènes. Ainsi, les affections psychiatriques en partie tributaires de la structure génétique des sujets concernés, comme les autres affections ou maladies pourraient être tout autant causalement liées à l'environnement. Que cet environnement soit le plus souvent matériel, comme dans le cas à proprement parler des psychoses, ou éventuellement immatériel, psychogénique, comme dans celui des névroses. Or c'est en partie ce que concevaient déjà Louis Pinel et Pierre Jean Georges Cabanis au XVIIIe siècle.

L'idée d'une pathologie organique concernant les affections et maladies mentales n'est pas nouvelle. Pinel, Cabanis et bien d'autres, comme le neuropsychiatre français Henri Claude (1869-1945) et plus près de nous le pédopsychiatre Pierre Debray-Ritzen, le pensaient[16]. Adeptes de la théorie organique des maladies mentales et en particulier des psychoses, ces psychiatres distinguaient déjà les démences précoces des autres affections qu'ils classaient par ordre de gravité. Et sans doute, sans tomber dans le piège du « tout organique », dans le cadre d'un « organicisme » excessif[17], doit-on combattre vigoureusement les idées issues de l'école de Vienne au début du XXe siècle, et qui ont encore cours dans certains milieux non réellement scientifiques, selon lesquelles les maladies sont d'origine psychique[18]. Et cela lorsqu'il s'agit en particulier de pathologies aussi lourdes que la maladie d'Alzheimer, l'autisme ou la schizophrénie. Pour autant, ne tombons pas dans l'autre piège qu'est l'approche psychiatrique actuelle, réduisant l'idée qu'on se fait des affections et maladies mentales à leur origine psychogénique ou à un mécanisme de survenue purement fonctionnel, et, par conséquent, à les considérer sur un plan purement symptomatique dans leur diagnostic et leur traitement[19].

Un poids social grandissant

Il s'ensuit que la pratique actuelle, qu'il s'agisse de psychiatrie lourde ou légère, se résume dans de nombreux cas à contingenter les malades dans une sorte de ghetto médico-social, où ceux-ci ne sont certes plus enchaînés comme du temps de Pinel mais, qu'ils soient ou non pris en charge en institutions, sont en réalité aujourd'hui affaiblis par l'utilisation prolongée des très nombreux médicaments de l'actuelle pharmacopée psychiatrique. Cet enfermement thérapeutique est principalement lié au fait que les causes et mécanismes réels de l'ensemble de ces affections ou maladies n'ont toujours pas été découverts. Or le temps presse : à la lourdeur des pathologies psychiatriques et à la faible efficacité des thérapeutiques visant à les juguler s'ajoute désormais le fait que les affections et maladies mentales représentent un fléau de santé publique croissant dans le monde. Ainsi selon l'OMS, celles-ci occuperaient le troisième rang en termes de prévalence et d'invalidité derrière les infections et les maladies cardiovasculaires. Aujourd'hui, si on se réfère à la vie entière, une personne sur trois se trouverait affectée. Les coûts sont en outre très élevés puisqu'ils sont chiffrés par l'Organisation internationale du travail (OIT) à 3 ou 4 % du PIB dans les pays développés. Pour la France, ils atteindraient en matière de soins 14,6 milliards d'euros[20], auxquels il faudrait ajouter plus de trois milliards d'euros pour les dépenses liées aux allocations spécifiques relatives aux minima sociaux. Or, comme pour les affections et maladies analysées dans les chapitres précédents, toutes les estimations convergent pour prédire un alourdissement considérable du poids social que représenteront d'ici à 2050 les maladies mentales.

L'OMS retient cinq affections ou maladies mentales principales : la schizophrénie, les affections bipolaires, les troubles obsessionnels compulsifs (les fameux TOC), la dépression, et les addictions. C'est principalement la schizophrénie et la dépression que j'analyse ici, en raison de leur prévalence croissante et de leur impact sociétal grandissant.

La schizophrénie

Par sa gravité et son formidable retentissement social, la schizophrénie demeure à l'évidence la pierre d'achoppement de la psychiatrie. Le mot vient du grec « schizo », coupure et « phrén », esprit. La schizophrénie est « la coupure de l'esprit », autrement dit la perte de contact partielle ou complète avec la réalité, l'environnement, pris ici au sens psychosociétal. C'est pour cela qu'elle fait partie, comme la maladie d'Alzheimer et l'autisme, des psychoses. Ainsi la maladie se manifeste-t-elle par des signes de dysharmonie mentale, de discordance affective et d'activité délirante, lesquels sont associés à l'altération de la perception du Soi, à des troubles cognitifs, à un dysfonctionnement social et comportemental, celui-ci pouvant aller jusqu'au repli autistique. La maladie se révèle chez les sujets jeunes. Elle toucherait 25 millions de personnes dans le monde, soit environ 1 % de la population européenne. Aujourd'hui, dans notre pays 650 000 personnes en seraient atteintes. En outre, le retentissement psycho-socio-économique est considérable, un tiers des malades étant pris en charge à temps plein en institutions, alors que malgré cette prise en charge, 10 à 20 % de l'ensemble mettent fin à leurs jours. Mieux que je ne pourrais le faire, le psychiatre Henri Grivois a parfaitement décrit ce qu'est la maladie et ce que sont les malades. « Quels que soient la société, la culture ou le sexe, le premier épisode psychotique se déclare entre 15 et 25 ans », écrit-il. C'est grâce à l'écoute (autrement dit à la façon de se situer soi-même par rapport aux autres), lorsque le malade est capable de parler, et à l'observation clinique qu'il convient de mettre en lumière le « reste de raison » qui lui demeure. « Parler au patient au début de sa folie est aussi important que se laver les mains avant de toucher une plaie », écrit-il aussi. Ce qui, en un sens, rejoint l'attitude de Louis Pinel à l'égard des aliénés et celle que j'adopte lors de mes consultations de médecine environnementale à l'égard des malades atteints de nouvelles pathologies ! Je les écoute et les examine longuement avant de me forger une opinion sur leur affection.

Chez les schizophrènes, l'incohérence en début de maladie est ici beaucoup moins nette que dans le cas des démences. Par contre, le « concernement » est apparemment une clef symptomatique. Ainsi, selon Henri Grivois, « Halluciner, s'affairer, fuir, s'exalter, être angoissé, puis délirer : ces manifestations et ces conduites, qu'elles coexistent, alternent ou s'atténuent, sont liées au concernement et lui sont secondaires ». Mais derrière cette symptomatologie clinique singulière, comment expliquer la genèse de la maladie chez de tels sujets jeunes ? Que faire pour les traiter efficacement et prévenir le fléau de santé publique actuel ?

La schizophrénie est un excellent exemple de maladie mentale multifactorielle pour lequel un rôle de l'environnement est plausible. Nos travaux récents, et surtout une lecture attentive de la littérature scientifique, nous conduisent à admettre que, même si elle existait déjà dans l'Antiquité sous la forme d'un petit nombre de cas, et qu'il soit très fréquemment mis en évidence des formes familiales héréditaires, le plus souvent, cette affection, comme la maladie d'Alzheimer et l'autisme, pourrait s'avérer être organique et relever d'une origine environnementale dans le cadre d'interactions gène-environnement[21]. De nombreux travaux plaident en faveur de cette hypothèse et c'est aussi ce que suggèrent les résultats que nous avons obtenus en utilisant des investigations d'imagerie cérébrale et différents tests biologiques effectués dans le sang des patients*. Certes, comme on vient de le montrer récemment[22], la détection de très nombreuses mutations dans l'ADN de certains neurones pourrait laisser croire que la maladie est d'origine génétique, cela d'autant plus qu'elle survient chez des sujets jeunes, et que dans de très nombreux cas une composante héréditaire est mise en évidence ; mais comme pour les autres affections et maladies, ce serait occulter la recherche des véritables causes à l'origine de l'incidence croissante de cette maladie et donc négliger le fait que l'environnement pourrait y contribuer. Ainsi, comme pour la maladie d'Alzheimer et l'autisme, plusieurs pistes sont-elles ici envisageables chez des sujets génétiquement susceptibles : une infection[23], l'intoxication par certains métaux dits lourds tels que le mercure**, ou par certains polluants organiques persistants. Des anomalies génétiques communes avec l'autisme ont été récemment mises en évidence, suggérant une pathologie développementale héréditaire de même type ; ce qui suggère très fortement la nature organique de l'affection et en outre, n'élimine en rien le rôle possible de l'environnement[24].

Autre élément de preuve : comme le révèlent les études épidémiologiques réalisées au décours de la famine ayant eu lieu en 1944-1945[25] aux Pays-Bas et plus récemment à partir de celle ayant sévi en Chine de 1959 à 1961[26], le rôle des carences

* *Voir pour la nature des tests utilisés le chapitre XII.*
** *Voir les chapitres VI, VII et XII.*

nutritionnelles lors de la grossesse est un facteur de risques avéré. J'y reviendrai*.

La dépression

Touchant apparemment cinq millions de personnes, la dépression figure parmi les affections mentales les plus répandues en France. Dans le monde, 154 millions de personnes en sont atteintes et les prévisions pour l'Europe seraient de 45 millions en 2050, soit en nombre d'individus concernés, l'équivalent de la population d'un pays comme l'Espagne.

La dépression recouvre des entités nosologiques très différentes, ce qui en fait plus souvent un symptôme qu'une véritable maladie. Tantôt symptôme d'une affection ou d'une maladie organique connue, elle peut tantôt être de type réactionnel, s'intégrant alors dans le contexte d'une origine psychogénique, telle que le réalise par exemple un stress psychologique chronique ou un burn-out ; ou encore être le révélateur d'une affection ou d'une maladie insoupçonnée, soit qu'on n'en ait pas encore fait le diagnostic, soit qu'elle fasse partie de pathologies émergentes encore inconnues**. Par contre la dépression pourrait elle-même être une véritable maladie, et alors comporter des anomalies fonctionnelles, voire des lésions organiques spécifiques qui, faute d'études appropriées et de tests biologiques objectifs, sont encore le plus souvent ignorées[27]. En effet, si l'influence du stress et ses conséquences biologiques, notamment au plan de l'expression de certains gènes, peuvent être ici considérées[28], il est tout autant concevable que la pollution chimique de notre environnement intervienne, mettant en cause par exemple certains perturbateurs endocriniens – avec pour possible conséquence la genèse dès le

* *Voir le chapitre XIV.*
** *Voir le chapitre XII.*

stade fœtal de lésions cérébrales irréversibles, pouvant se manifester ultérieurement sous la forme d'une dépression-maladie ou de troubles du comportement[29]. La sévérité de ces formes et le fait que 50 % des personnes qui en sont atteintes n'ont pas recours à des soins – il s'agit surtout de sujets jeunes – expliquent qu'avec 6 000 à 7 000 morts par an, ce type de dépression-maladie soit la première cause de suicide dans notre pays.

Bipolarité et troubles obsessionnels compulsifs

Les troubles bipolaires touchent environ une personne sur cent. Chez les sujets jeunes, ils seraient la sixième cause de handicap dans le monde. Sont aussi à considérer les TOC, dont la prévalence estimée sur la vie entière serait dans notre pays, selon le rapport de l'OPEPS, de l'ordre de 2 à 3 % ! Là encore des investigations clinico-biologiques sont à réaliser afin de mieux cerner l'origine de ces affections[30], d'en comprendre les mécanismes physiopathologiques, de les traiter de façon spécifique et, surtout, de les prévenir. C'est donc dans cette direction qu'une orientation des recherches vers les neurosciences et la toxicologie s'avère indispensable.

De la nécessité de rechercher les véritables causes

Des investigations appropriées sont donc urgentes afin non seulement de combattre réellement la souffrance des malades et de leur famille, mais aussi d'alléger le plus possible les dépenses de santé. Seule la découverte des causes véritables permettrait une prévention réellement efficace, et ainsi de diminuer l'incidence et la prévalence croissantes de ces affections ou maladies. L'existence de manifestations psychiatriques ne doit en rien égarer les médecins et les pouvoirs publics, en leur faisant considérer ces pathologies comme nécessairement d'origine psychique, et donc comme relevant essentiellement d'une psychothérapie ou de la psychanalyse. De même, du fait de la nature de ces manifestations, ne devrait-on pas revoir au plan scientifique la pratique psychiatrique qui, en raison de son caractère imparfaitement ciblé du point de vue physiopathologique, n'a en réalité le plus souvent, d'autres effets que celui d'être palliatif. Et finalement en fermant les yeux à toute découverte scientifique, n'est-on pas amené à occulter la recherche des causes réelles de ces affections qui seule permettrait pourtant de traiter préventivement ces affections et maladies avant qu'elles ne surviennent ?

Ainsi, comme pour le cancer, la maladie d'Alzheimer ou l'autisme, les plans établis par les autorités publiques de notre pays pour les affections psychiatriques se succèdent sans résultat probant[31]. Bien sûr, il ne s'agit en rien de remettre en question les mesures de prise en charge des malades lorsqu'elles sont mises en œuvre de façon satisfaisante, mais d'affirmer que ces plans sont mal orientés en matière de recherche et que, comme ceux dédiés aux autres pathologies, ils n'ont rien réglé sur le fond et ne règleront jamais rien.

Chapitre IX
La main dans le chapeau

> « Je suis sérieusement atteint. Il ne faut pas se faire d'illusions... Bien entendu, je m'en tirerai. Mais ce sera long... Et je suis très probablement handicapé pour le reste du parcours ! »
>
> Roger Martin du Gard (1881-1958)

L'étude des affections précédentes nous a préparé à cette nouvelle étape de notre voyage, que constitue l'exploration du quatrième continent : celui des handicaps. Le titre de ce chapitre pourrait surprendre : il correspond à la traduction littérale du terme *hand in cap*, qui désignait au XIVe siècle un jeu très prisé des Anglais. Ce jeu consistait en un troc d'objets entre partenaires pour obtenir une compensation et, pour cela, à « mettre la main dans le chapeau ». Le sens dérivé du mot handicap est donc un *désavantage* qu'on cherche à corriger pour rétablir l'égalité des chances. En médecine, il désigne l'état d'une personne qui se trouve durablement limitée dans ses activités physiques ou mentales en raison de l'altération traumatique, neurosensorielle, cardiorespiratoire ou neuropsychique de ses capacités. C'est donc, au sens large, le rapport à l'environnement qui est concerné. Hélas, trop souvent la facture sanitaire et sociétale des affections et maladies que nous avons envisagées précédemment, qu'elles surviennent chez l'enfant ou l'adulte, se solde par un handicap.

Concernant la prévalence des handicaps, on ne dispose malheureusement pas d'estimations précises. Néanmoins, en me basant sur une enquête de 1983[1], sur les travaux que nous avions réalisés en 2003[2] et sur des données plus récentes que m'a fournies le psychiatre Lionel Alix, on peut estimer dans notre pays à près de 3 millions le nombre de personnes présentant un handicap sévère, soit environ 4 % de la population ! Encore ce chiffre est-il probablement très largement sous-estimé[3]. Un peu moins d'un tiers, soit moins d'un million, concernerait les enfants, et plus des deux tiers, des sujets âgés de plus de 16 ans, dont le cinquième au moins serait inapte au travail. S'ils s'avèrent exacts et *a fortiori* s'ils ont progressé, de telles statistiques sont inquiétantes.

Il y a en fait deux types de handicaps : ceux apparemment innés, qu'on peut déceler dès la naissance – les malformations congénitales et maladies rares[4] en font partie –, et ceux acquis au cours de la vie qui, par conséquent, peuvent être secondaires à un traumatisme ou à une maladie. Ainsi peuvent-ils être provoqués par un accident de la route ou une chute de cheval, être liés à une infection, à une maladie ou une affection chronique comme une insuffisance cardiaque ou respiratoire sévère, être la conséquence d'un AVC, d'un déficit neurosensoriel grave, d'une maladie psychiatrique, ou encore se manifester par un trouble de la reproduction.

Ce sont d'abord les déficiences neurosensorielles que j'examine, puis les handicaps concernant plus spécifiquement les enfants et adultes jeunes, avant d'aborder les très sérieux problèmes d'hypofécondité et de stérilité qui surviennent aujourd'hui, en particulier dans les pays riches, fortement industrialisés.

Ce que sont les déficiences neurosensorielles

Proches des affections neurologiques, mais s'en distinguant quant à leurs mécanismes de survenue et leurs effets, les déficits neurosensoriels sont extrêmement fréquents. La vue, l'ouïe, l'odorat, le goût et le toucher sont à l'évidence les cinq sens qui, fondamentalement, par l'intermédiaire du système nerveux, nous mettent en relation directe avec l'environnement en nous rendant capable de le percevoir et de nous y adapter. Percevoir n'est pas seulement voir, entendre, sentir, goûter ou toucher. Il faut que le message neurosensoriel qui nous affecte sous la forme d'une sensation élémentaire soit interprété correctement par le cerveau et y devienne un *percept*, autrement dit une représentation imagée de ce qu'est réellement notre environnement. Or on sait maintenant que cette élaboration se fait grâce à « l'entendement », une aptitude cognitive particulière que le philosophe allemand Emmanuel Kant avait déjà identifiée. Ainsi la perception consiste-t-elle en la mise en œuvre d'une fonction cognitive complexe, mettant à contribution de façon intégrée l'activation de nombreux circuits neuronaux.

C'est à partir du XVIIIe siècle qu'une description précise de nos cinq organes sensoriels, surtout l'œil et l'appareil auditif, a eu lieu[5]. Dans un travail précédent, j'ai distingué les trois types de pollution environnementale possibles selon leur nature et leur retentissement sur l'organisme : les pollutions « substantielles », autrement dit matérielles, « neurosensorielles » et « cognitives » ; et j'ai relaté leurs effets délétères sur nos facultés de perception. Aux infections des organes des sens s'ajoutent, en matière de pollution neurosensorielle, l'exposition lumineuse intensive et/ou prolongée, sans oublier les traumatismes sonores. Il en résulte deux grands types de handicaps : d'une part, le monde des aveugles et des malvoyants ; et d'autre part celui des sourds, des sourds-muets et des malentendants[6]. C'est notamment grâce à l'enquête nationale « Handicap-Incapacité-Dépendance » (HID)[7] et aux données disponibles en provenance de l'OMS qu'on peut se faire une idée sur l'origine de ces deux types de handicaps et leurs conséquences au plan sociétal.

Au royaume des aveugles et des malvoyants

On estime en France à plus de trois millions le nombre de sujets atteints de troubles visuels toutes catégories*, et à 1,7 million le nombre de sujets atteints de déficiences visuelles réelles, c'est-à-dire autres que celles corrigées par le port de lunettes, soit près de 3 % de la population[8] ; 12 % d'entre eux, soit 207 000, sont des aveugles ou des malvoyants profonds (61 000 sont des aveugles complets, ne percevant pas la lumière) ; 55 %, soit 932 000, sont des malvoyants sévères, c'est-à-dire incapables de lire, de reconnaître des visages et de voir au loin ; et 33 %, soit 560 000, des malvoyants plus légers.

Plusieurs caractéristiques sont à souligner : les déficiences visuelles affectent plus souvent les femmes que les hommes, et surtout les sujets après 60 ans. Dans 80 % des cas, elles sont associées à une maladie viscérale ou métabolique, à un déficit moteur et/ou à une anomalie psychique ou mentale ; et dans 35 % des cas à un déficit auditif, ce qui chez ces personnes, constitue à l'évidence un handicap majeur. Les enfants et les jeunes adultes ne sont pas épargnés : avant 20 ans, environ 70 000, soit plus de 4 % d'entre eux, présentent de tels troubles visuels.

En outre, il est maintenant établi que la prévalence des déficiences, incapacités et désavantages concernant la vision est plus élevée dans les milieux sociaux les plus défavorisés. Et que les compensations sociétales sont largement insatisfaites, puisque seulement 15 % des personnes atteintes en bénéficient. Il y a là

* La prévalence est de 57 cas pour 1 000.

une grande injustice. Alors que ce type de déficience est un handicap sérieux, puisque, en réduisant l'autonomie, il augmente la dépendance des personnes qui en sont atteintes.

Quatre types d'affections ou maladies sont principalement à considérer : la *rétinopathie diabétique*, la *dégénérescence maculaire liée à l'âge* ou DMLA, le *glaucome*, la *cataracte*. Cette dernière est d'évolution la plus favorable grâce aux progrès thérapeutiques réalisés[9], alors que le glaucome et les atteintes rétiniennes, qu'elles concernent la DMLA ou la rétinopathie diabétique, sont certainement les plus sévères. Des causes infectieuses ont été mises en évidence dans la survenue du glaucome. Dans la DMLA, l'inflammation de la *macula*[10] explique que le sujet ne puisse plus lire, bien que conservant une vision périphérique lui permettant de se diriger.

J'ai apporté précédemment des arguments en faveur de l'origine environnementale du diabète de type 2. Celle-ci est donc à considérer pour la rétinopathie qui lui correspond. Sous l'effet de la lumière, qu'elle soit naturelle ou artificielle, l'environnement interviendrait aussi dans la survenue de la cataracte[11] car le cristallin y est très sensible. Il en serait de même pour la DMLA, la sensibilité se manifestant ici au niveau de la rétine. Dans les deux cas les champs électromagnétiques, en particulier les ultraviolets, accéléreraient les processus d'usure et de vieillissement tissulaire[12]. Dans nos pays riches, les recherches sont donc à poursuivre en ophtalmologie.

Mais la situation est beaucoup plus préoccupante dans le monde, surtout dans les pays de l'hémisphère Sud où les causes infectieuses sont prédominantes. Ainsi 180 millions de personnes – dont deux tiers sont des femmes – présentent des troubles visuels ; et 45 millions d'entre elles, une cécité complète. Le problème ici n'est pas tant celui de la recherche, qui, bien sûr, mérite d'être amplifiée, que celui des mesures à prendre en matière d'hygiène, de prévention et d'amélioration de la qualité des soins[13].

Le monde des sourds et des malentendants

En matière de santé publique, les déficiences touchant l'audition sont encore plus lourdes[14]. On compte en France environ 5 millions de sourds et de malentendants[15]. 300 000, soit 6 % de l'ensemble, sont des sourds complets et qui le resteront toute leur vie, leur handicap étant cependant atténué grâce aux progrès remarquables effectués ces dernières années dans le domaine des prothèses auditives. Près de 1,5 million, soit 28 %, présentent des déficiences importantes ou moyennes, ce qui fait au total près de 2 millions de personnes nettement handicapées[16] ! De façon tout à fait singulière, sans doute doit-on mentionner la « surdité-mutité » lorsque le déficit auditif existe dès la naissance. Celle-ci concerne dans notre pays 44 000 personnes. Or, là encore, qu'il s'agisse de surdité ou de malentendance, le handicap touche les milieux les plus défavorisés[17].

Chez l'adulte, les causes des surdités sont le plus souvent acquises. Les « surdités de perception »[18] résulteraient d'intolérance médicamenteuse, de traumatisme sonore ou de causes à proprement parler cérébrales pour la plupart encore inconnues, alors que les « surdités de transmission »[19] seraient principalement liées à des facteurs environnementaux tels qu'une infection, par exemple la survenue d'otites infectieuses dans l'enfance.

En revanche, les surdités de l'enfant liées à un défaut de perception seraient le plus souvent congénitales ou héréditaires et s'intégreraient alors dans le cadre d'une surdité syndromique, autrement dit associée à d'autres malformations[20].

Une bombe sanitaire à retardement

L'augmentation de fréquence des malformations et autres affections ou maladies congénitales doit être soulignée. Lorsqu'on analyse les problèmes de l'enfance aux plans médical et biologique, la situation actuelle est particulièrement critique. Les malformations concernent 3 à 4 % des naissances. Elles sont la cause principale de mortalité infantile – un enfant sur quatre atteint de malformation en décède – et sont à l'origine de très nombreux handicaps[21]. Depuis 1983, la prévalence de la trisomie 21 – le mongolisme – augmente en moyenne de 5 % chaque année, alors que celle des enfants gardés en vie diminue de 3 %. Cette augmentation d'incidence est classiquement attribuée à l'âge plus avancé des mères au moment de la procréation et aux progrès réalisés dans le dépistage prénatal[22]. Ce qui en réalité, dans l'un et l'autre cas, ne serait qu'un facteur de risques parmi d'autres et pas nécessairement une cause réelle ; alors que la baisse du nombre des enfants atteints de trisomie est facilement expliquée par l'augmentation des interruptions médicales de grossesse (IMG). D'autre part, l'incidence des malformations cardiaques est elle aussi en très nette augmentation. Elles concernent 1 % des naissances et sont responsables de 50 % de la mortalité infantile par malformation. Malgré les prouesses de la chirurgie cardiaque chez le tout-petit, le pronostic reste donc dans l'ensemble extrêmement sombre.

Or, qu'il s'agisse de cardiopathies congénitales, de trisomie 21 ou d'autres malformations décelées à la naissance, rien n'indique que l'accroissement d'incidence actuellement observé ne soit pas en réalité structurel, lié à la dégradation de l'environnement ; en d'autres termes, qu'à l'existence de facteurs héréditaires ne s'ajoute pas la conséquence de l'effet des polluants chez la mère lors de la grossesse. On sait en effet que l'exposition des parents à des pesticides, qu'il s'agisse de la mère ou du père, augmente le risque de malformations congénitales chez l'enfant[23] ; et que vivre à proximité d'un incinérateur aboutirait au même résultat[24]. En fait la contamination et donc la genèse du risque pourrait avoir lieu beaucoup plus en amont, au niveau des ascendants : on sait que de tels polluants sont capables d'impacter non seulement le fœtus, mais aussi les cellules sexuelles en y imprimant leur empreinte biologique, ce qui explique qu'un tel risque se transmette sur plusieurs générations en raison de mécanismes génétiques et/ou épigénétiques sur lesquels je reviendrai* ; et alors que de telles empreintes puissent se manifester un jour ou l'autre au cours des générations sous la forme de malformations héréditaires. Ainsi ces effets et mécanismes permettraient-ils d'expliquer pourquoi mes collègues pédiatres prévoient que d'ici à vingt ans l'incidence des malformations à la naissance pourrait doubler !

La médecine contemporaine face à un mur

Comme je l'ai indiqué, l'autisme et la SLA sont désormais devenus des affections trop fréquentes pour faire partie, comme c'était le cas il y a encore vingt ans, de ce qu'on appelle les *maladies rares*. Celles-ci sont définies par le fait qu'elles surviennent chez moins d'un individu sur 2 000. On en compterait aujourd'hui dans le monde 5 000 à 7 000 ! Malgré l'absence d'études précises, on estime que l'ensemble des personnes frappées par ces maladies atteindrait 5 à 6 % de la population mondiale. Une situation médicale inédite, si on se réfère à l'histoire de l'humanité. En France, environ un million de personnes en seraient atteintes et, en Europe, environ 25 millions.

Dans notre pays, la majorité des maladies rares auraient souvent une prévalence inférieure à un pour 100 000, ce qui signifierait en clair que pour chacune d'entre elles il y aurait moins de 600 personnes atteintes. Le tableau 1 répertorie quelques-unes des maladies les plus fréquemment rencontrées. Fait remarquable : on estime à 3 % les enfants naissant avec une maladie rare[25] !

* *Voir le chapitre XIV.*

Tableau 1 : quelques exemples de maladies rares en France

Maladie	Prévalence
Maladie de Charcot-Marie-Tooth	1 sur 2500
Syndrome de Turner	1 fille sur 2500
Neurofibromatose de type 1	1 sur 3000
Syndrome de Marfan	1 sur 5000
Déficits immunitaires héréditaires	1 sur 5000
X fragile	1 garçon sur 5000
Maladie de Huntington	1 sur 10000
Mucoviscidose	1 sur 12000
Myopathie de Duchenne	1 sur 12000
Syndrome de Rett	1 sur 15000
Dystrophie facio-scapulo-humérale	1 sur 20000
Syndrome d'Angelman	1 sur 20000
Syndrome de Prader-Willi	1 sur 25000
Ataxie de Friedreich	1 sur 50000
Maladie de Gaucher	1 sur 200000
Maladie de Fanconi	1 sur 350000
Syndrome d'Aicardi	1 sur 500000
Maladie de Creutzfeldt-Jakob (forme sporadique)	1 sur 1000000
Syndrome de Lesch-Nyhan	1 sur 4000000

En dépit de leur très grande diversité, les milliers de maladies rares présentent des caractéristiques communes. D'évolution chronique, elles sont le plus souvent de pronostic sévère. Dans tous les cas s'y associe une souffrance physique et morale. Et cela d'autant plus qu'il est illusoire que demain la médecine trouve des solutions thérapeutiques, d'où le terme de *maladies orphelines* qu'on leur attribue aussi[26]. Compte tenu de leurs mécanismes physiopathologiques le plus souvent inconnus, de leur nombre croissant et, pour chacune d'entre elles, de la petitesse des effectifs concernés, la médecine se trouve ici face à un mur ; et la société, face à un problème de santé publique en réalité insurmontable. C'est donc là encore vers la recherche des causes et la prévention qu'il conviendrait de s'orienter.

De la confusion entre génétique et hérédité

Si 20 % des maladies rares sont considérées de prime abord comme liées à une cause environnementale – qu'elles soient infectieuses ou autres –, on affirme que les 80 % restants sont héréditaires et donc génétiques. Le schéma simpliste actuellement proposé est que ces maladies étant héréditaires, la médecine ne peut qu'instituer un « conseil génétique » auprès des familles, autrement dit ne pas faire grand-chose. Or, en raisonnant de la sorte, on commet une double erreur d'interprétation médicale.

D'une part, on confond hérédité et génétique : une maladie peut être génétique, c'est-à-dire impliquer la mutation de certains gènes dans son mécanisme de survenue sans être *nécessairement* héréditaire. Un exemple, comme on l'a vu, est le cancer : si tous les cancers sont liés à des mutations, tous ne sont pas héréditaires, loin s'en faut. D'autre part, on admet à tort que l'hérédité ne peut être que génétique, autrement dit ne concerner que les gènes alors qu'une hérédité « sans gènes », comme on le verra, est possible, impliquant des mécanismes épigénétiques*. En outre, comme je l'ai indiqué, le caractère apparemment héréditaire d'une maladie ne signifie pas que l'événement initial survenu dans l'ascendance du sujet concerné et transmis de génération en génération n'ait pas été lui-même lié à l'environnement[27]. Certaines maladies rares, catégorisées aujourd'hui comme héréditaires pourraient donc en réalité être d'origine environnementale. Ainsi, selon cette hypothèse, que l'anomalie initiale soit survenue

* *Voir le chapitre XIV.*

lors de la grossesse ou chez un ascendant, de très nombreuses maladies congénitales pourraient relever d'une telle origine. En faveur de cette interprétation plaide l'observation selon laquelle 200 à 300 nouvelles maladies rares apparaîtraient chaque année dans le monde ! L'argument est scientifiquement solide, car un tel accroissement ne saurait s'expliquer par le seul hasard, ni par des causes purement génétiques[28]. Ainsi le caractère héréditaire des maladies rares ne serait qu'apparent, traduisant en réalité, si on pouvait remonter l'ascendance jusqu'au premier individu contaminé, leur origine environnementale.

Quand le berceau se vide

En amont de l'enfance, les handicaps concernent aussi la baisse de fécondité et de natalité. En dehors de l'aspect individuel, c'est au plan collectif que le problème se pose. Dans deux ouvrages précédents, j'ai analysé le rôle essentiel joué par la procréation dans la perpétuation de notre espèce, et la gravité potentielle de la situation à venir si la baisse de natalité constatée aujourd'hui dans de nombreux pays se révélait être de nature structurelle ; autrement dit si, liée à la pollution environnementale, elle résultait de phénomènes biologiques irréversibles la rendant indépendante de la volonté de procréation humaine et des aspects purement sociétaux[29].

En 1972, le Club de Rome n'avait qu'en partie vu juste[30]. Selon le scénario de l'ONU le plus probable, c'est environ 9,6 milliards d'habitants que notre planète accueillera en 2050 et près de 11 milliards à la fin du siècle. Et non un chiffre plus élevé, comme on l'avait prévu, principalement en raison d'une diminution de la fertilité dans les pays développés, autrement dit riches et fortement industrialisés[31]. Certains se félicitent de cette prévision à la baisse, en raison des ressources terrestres limitées ; mais compte tenu de nos connaissances en biologie, on ne peut que se montrer dubitatif et même inquiet. Aujourd'hui, partout dans le monde le taux de fécondité est en berne, surtout dans les pays à forts revenus. Selon l'OCDE, le chiffre de deux enfants par femme serait une nouvelle norme mondiale alors que comme l'indique la figure 1, l'Asie, l'Amérique du Nord et l'Europe avec en 2050 moins de 2 enfants par femme en âge de procréer seront sous le seuil de remplacement des générations[32].

Figure 1 : Évolution de la fécondité par région du monde de 1950 à 2010 et projection jusqu'en 2100 (selon l'OCDE).

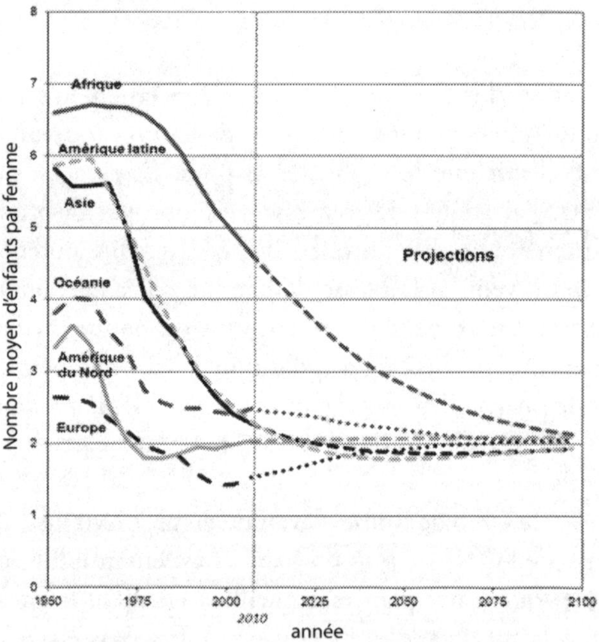

G. Pison. Population et sociétés, n° 482, INED, octobre 2011. http://www.ined.fr/en.resources_documentation/publication/pop_soc/bdd/publication/1555.

L'ARGUMENT DU PARI

À l'exception de l'Afrique qui, avec 3 enfants par femme, devrait permettre à la population mondiale d'atteindre à la fin du siècle les 11 milliards d'habitants prévus par l'ONU, ce qu'on observe aujourd'hui en Europe et en Amérique du Nord est un signe d'alarme essentiel, indicatif de ce qui pourrait survenir dans les pays en voie de développement, s'ils accèdent aux capacités industrielles et donc polluantes des pays riches. Si des facteurs environnementaux structuraux sont bien à l'origine de la décroissance de fertilité observée aujourd'hui dans les pays riches, et si demain, dans ceux en voie de développement, il pourrait en être de même. La conséquence en serait une stabilité du nombre de leurs habitants préludant à une régression ultérieure[33]. On ne pourrait alors éliminer l'hypothèse selon laquelle le taux de fécondité continuant à décroître dans le monde, la diminution des populations se poursuive inéluctablement. Avec finalement, on ne sait quand, l'anéantissement prématuré de l'espèce humaine !

Ce scénario catastrophe, même s'il est scientifiquement éclairé, peut faire sourire. Il nous semble aujourd'hui impensable et même ridicule, tant la vie sur Terre apparaît être notre dû. Mais comme le suggérait le philosophe grec Anaxagore : « On peut voir l'invisible à partir du visible ». C'est le privilège des hommes de science que d'essayer de prévoir l'avenir et si possible de le prévenir. C'est le cas notamment du changement climatique. L'hypothèse que je formule avec d'autres[34] ne relève pas des fantasmes de quelques scientifiques égarés, adeptes de je ne sais quelle utopie. L'étude de la croissance et de la décroissance des populations de cellules en milieu de culture ou celle d'animaux d'élevage en laboratoire rend malheureusement le scénario précédent plausible. L'invisible aujourd'hui est que demain tout est possible. C'est ce que vient de confirmer le Club de Rome, dans un rapport réactualisé, pour des raisons qui tiennent non seulement compte de la baisse de natalité, mais aussi de l'épuisement des ressources terrestres[35] ! C'est là qu'est le nœud du problème[36]. Si, comme l'indique la figure 2, avec en moyenne deux enfants par femme la France et la Grande-Bretagne renouvelleront presque en totalité leur population au cours de ce siècle, cette situation ne doit pas faire illusion. Il n'en est pas de même pour beaucoup d'autres pays européens, où le nombre de fausses couches « spontanées », et celui de couples hypoféconds ou stériles sont en constante augmentation[37]. Ainsi globalement, avec en moyenne 1,4 enfant par femme, l'Europe est-elle devenue aujourd'hui le berceau vide du monde et, selon l'ONU, devrait-elle perdre entre 75 et 125 millions d'habitants d'ici à la fin du siècle[38].

Figure 2 : Évolution des taux de fécondité en Europe
(selon la Banque mondiale)

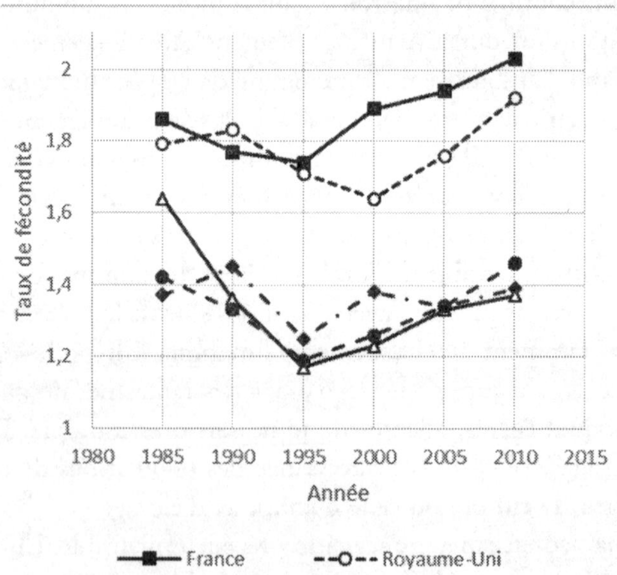

Quelles sont les causes ? Certain démographes, sans se soucier d'une possible hypofécondité d'origine biologique, affirment que l'actuelle baisse de natalité en Europe comme en Amérique du Nord est exclusivement volontaire, liée à la contraception. Et par conséquent que seules des causes sociétales, qu'elles soient psychologiques, politiques ou socio-économiques sont à considérer. C'est là une affirmation qui au minimum mérite discussion. Bien que les problèmes de reproduction soient très complexes, l'hypothèse d'une baisse de fertilité liée à la pollution industrielle est aujourd'hui soulevée par de très nombreux biologistes. Cette hypofertilité ne concerne pas seulement les femmes, comme on le croyait naguère, mais aussi les hommes[39]. En 1992 en France, environ 15 % des couples consultaient déjà pour des difficultés à avoir un enfant[40]. Depuis la dernière guerre mondiale, les consultations pour infécondité se sont multipliées. En 2006, environ 20 000 enfants sont nés d'une assistance médicale à la procréation (AMP) et, depuis, ce nombre a probablement augmenté. Ce qui traduit bien l'existence de telles difficultés, même si l'AMP ne concerne encore qu'un nombre limité de nouveau-nés. De très nombreux facteurs tels que la fréquence des rapports sexuels, l'âge plus tardif de la conception, l'obésité, le stress (qui agirait surtout sur la fertilité des femmes) sont certes possiblement en jeu, mais les recherches actuelles ont permis d'établir solidement que l'exposition à des rayonnements ou à de très nombreux polluants chimiques sont susceptibles d'entraîner une baisse de fécondité. Il s'agit en particulier du plomb (saturnisme)[41], des perturbateurs endocriniens comme les phtalates et les PCB, d'un grand nombre de pesticides organochlorés dont la chlordécone, et encore de très nombreuses autres substances toxiques pour la reproduction[42].

Ces données sont sans appel. Elles font classer l'hypofécondité et la stérilité au même titre que les cancers et certaines malformations congénitales dans le groupe des affections CMR[43]. À cela s'ajoutent deux faits incontestables : la baisse du nombre des spermatozoïdes et de la qualité du sperme chez les sujets jeunes dans les régions fortement polluées par des pesticides, et les résultats de différentes enquêtes épidémiologiques montrant dans de nombreux pays l'indomptable progression de l'hypofécondité[44]. Aujourd'hui en Europe, environ 30 % des couples en âge de procréer n'ont pas d'enfants. Sur ces 30 %, environ la moitié, soit 15 % de l'ensemble, n'en désirent pas pour différentes raisons, alors que pour les 15 % restants la réponse est sans équivoque : ils n'ont pas d'enfants bien qu'ils en désirent.

Sur le sujet, de nombreux colloques ont eu lieu ou ont lieu[45]. Peu osent aborder la question sous l'angle des données biologiques et toxicologiques dans toutes leurs dimensions, et le sérieux du problème aux plans sociétal et civilisationnel. À la différence des chercheurs spécialisés en biologie du développement que je rencontre au Danemark, en Suède ou aux États-Unis, certains démographes ou même scientifiques doutent encore que l'actuelle baisse de fertilité puisse en partie être causée par les pesticides ou d'autres produits chimiques mis sur le marché. C'est là, une fois de plus, une erreur. En témoigne la conclusion alambiquée d'un rapport déjà ancien se réclamant de l'INSERM et qui se refusait en fait à conclure[46]. Le doute est indispensable en science mais, en vertu du principe de précaution, il n'est plus permis, lorsqu'il concerne un problème aussi sérieux que celui du devenir de l'espèce humaine. C'est l'argument du pari de Pascal qui doit l'emporter, et non la grisaille de certains discours.

Chapitre X
L'œil de l'invisible

« Le visible est l'œil de l'invisible. »

Anaxagore (500-428 av. JC)

« Le grand péché de l'homme moderne, c'est le refus de l'invisible. »

Julien Green (1900-1998)

L'exploration du cinquième et dernier continent tente d'expliquer ce qui nous reste des infections de jadis et ce qu'elles sont devenues aujourd'hui ; comment et pourquoi de nouvelles épidémies surgissent tandis que d'autres réémergent ; ce que sont les affections et maladies iatrogéniques – autrement dit causées par la médecine elle-même ; et enfin, ce que sont les allergies et intolérances, qu'elles soient digestives (alimentaires), respiratoires ou cutanées.

L'apparent bric-à-brac de ce continent pourra surprendre. En réalité, la façon dont naissent ces différentes pathologies en fait l'unité. Toutes ont une explication commune : ce n'est plus, comme le pensait Hippocrate, la nature elle-même qui est en cause mais la main de l'homme, une main invisible qu'il nous faut découvrir – autrement dit nos agissements aux plans économique, social et politique, et la pollution ou la destruction de notre milieu de vie qui en est la conséquence[1] ; et même, pour une part non négligeable, la façon dont nous concevons et pratiquons aujourd'hui la médecine. Ce chapitre est consacré aux infections.

Ce que nous ont appris les épidémies d'autrefois

Le corpus hippocratique[2] nous renseigne sur les épidémies telles qu'on les connaissait au IVe siècle avant notre ère. Certainement doit-on rendre hommage au maître de Cos pour l'honnêteté et l'humilité avec lesquelles il reconnaît l'impuissance médicale de son temps. Car effectivement les épidémies font de très nombreux morts[3]. Plus tard, l'empire romain ne sera pas en reste. En l'an 165, la « peste » s'installe à Rome. En vertu du principe hippocratique qu'il a contribué à diffuser : *cito, longe, tarde* (« Fuis vite, longtemps et reviens tard »), Claude Galien quitte la ville et s'en retourne à Pergame, là où il est né et a appris la médecine[4].

Mais toutes les épidémies, qu'elles soient survenues dans l'Antiquité gréco-romaine ou qu'elles aient été relatées antérieurement dans l'Ancien Testament, ne sont sans doute pas dues à la véritable peste, celle transmise à l'homme par les puces des rats et relatée par Albert Camus. Au Moyen Âge, en raison des famines et de l'absence d'hygiène, de nombreuses épidémies – les « pestilences » comme on les appelle alors – surviennent, faisant d'innombrables morts sans qu'on en connaisse les agents pathogènes. Au XVIe siècle, alors qu'on en ignore tout autant la raison, l'épidémie de lèpre s'éteindra et les maladreries se videront. De même les épidémies de variole disparaîtront progressivement à la fin du XVIIIe siècle, probablement grâce à la vaccination antivariolique proposée en 1796 par le médecin anglais Edward Jenner[5]. Après la découverte de l'Amérique précolombienne, la syphilis (ou petite vérole) apparaît à Naples et, à la fin du XIXe siècle, contamine l'Europe. La maladie ne sera réellement vaincue qu'après la dernière guerre mondiale, grâce à l'isolement en 1905 de l'agent qui en est responsable, le *tréponème*, par le microbiologiste allemand Fritz Richard Schaudinn et la découverte en 1947 de la pénicilline par le microbiologiste anglais Sir Alexander Fleming*.

C'est principalement à Louis Pasteur en France, à Robert Koch en Allemagne et à plusieurs de leurs élèves qu'on doit la découverte de l'origine microbienne de la plupart des épidémies infectieuses et leur prévention. On aurait pu croire qu'ayant découvert l'hygiène, la vaccination et l'antibiothérapie, la médecine soit enfin arrivée au bout de ses peines – au moins dans les pays dotés de systèmes de santé efficaces. C'est ce qu'affirmait officiellement l'OMS lors de sa création en 1948, où l'éradication de l'ensemble des épidémies infectieuses survenant dans le monde paraissait possible[6]. Malheureusement, ce n'est pas le cas. À tel point que la peste, le choléra, la fièvre jaune, la variole, le typhus et la fièvre récurrente sont toujours, par mesure de précaution, des maladies quarantenaires ! Et aujourd'hui encore de très nombreux foyers endémiques persistent un peu partout dans le monde et de nouvelles épidémies infectieuses font leur apparition, prenant souvent le caractère de véritables pandémies.

Ce que sont les infections aujourd'hui

Au cours des deux derniers siècles, grâce à l'observation, l'intelligence et la persévérance de quelques médecins et chercheurs munis de moyens dérisoires, les avancées médicales furent telles qu'elles ont permis de juguler les fléaux de santé publique qui décimaient l'humanité depuis plus de 2 000 ans ! On est donc

* Le *tréponème* est très sensible à la pénicilline.

resté sur l'idée d'une médecine omnipotente, capable d'éradiquer tous nos maux si on lui en donne les moyens. Pour Hippocrate, les causes des maladies étaient naturelles : c'est dans l'air, l'eau et les lieux[7] qu'il proposait de les rechercher. Du temps de Louis Pasteur et de Robert Koch, on pensait qu'il en était bien ainsi pour les épidémies infectieuses. On sait maintenant qu'il n'en est pas nécessairement de même pour celles de notre époque, en raison de leur survenue en grande partie liée aux activités humaines. Dans nos pays fortement médicalisés, la régression d'incidence des anciennes infections bactériennes ne fait pas de doute, mais pour autant le problème n'est pas réglé. Cela pour trois raisons : d'abord parce que les conditions d'exercice de la médecine ne sont plus les mêmes et que celles-ci favorisent la prolifération de certains microbes pathogènes : il s'agit des classiques *infections nosocomiales*[8] ; ensuite parce que l'utilisation *larga manu* des antibiotiques génère des *résistances microbiennes* contre lesquelles il est devenu extrêmement difficile de lutter, et qu'à ces résistances s'ajoutent désormais, chez les insectes ou autres vecteurs de transmission des infections, celles causées par les pesticides utilisés dans le but d'abroger un risque potentiellement épidémique, voire pandémique ; enfin et surtout parce qu'aux infections bactériennes se sont peu à peu substituées des *infections virales* pour lesquelles les antibiotiques actuels et la vaccination sont le plus souvent inefficaces. Ainsi, malgré les progrès réalisés, la médecine risque-t-elle à l'avenir de se trouver désarmée.

Le profond changement de notre environnement microbien

Plusieurs facteurs sont à l'origine des modifications que nous infligeons à l'environnement microbien qui, de ce fait, devient de plus en plus hostile à notre santé.

Infections nosocomiales

Comme on le sait, les infections nosocomiales sont liées au caractère invasif de notre médecine moderne et à la construction d'hôpitaux ayant perdu l'architecture pavillonnaire de jadis[9]. Ainsi les malades ne sont-ils plus isolés selon leur pathologie infectieuse comme autrefois. Ils risquent donc d'être contaminés[10]. Pourquoi nos hôpitaux modernes sont-ils devenus en quelque sorte des buildings à étages, dont la structure souvent alambiquée permet aux microbes de se nicher et de proliférer, à l'encontre des règles d'hygiène et des précautions d'usage, telles que les avaient préconisés Louis Pasteur et Robert Koch ? En outre, les infections qui s'y déclarent sont d'autant plus sévères qu'il s'agit le plus souvent de microbes résistants chez des malades aux défenses immunitaires amoindries[11].

Résistances microbiennes

Un deuxième aspect concerne en effet l'accroissement des résistances microbiennes, qu'elles soient bactériennes, virales, parasitaires ou fongiques. Comme vient de le souligner l'OMS[12], la survenue de ces résistances dans le monde est de plus en plus fréquente. On les définit par le fait que les microbes qui étaient initialement sensibles aux antibiotiques ou aux autres médicaments utilisés ne le sont plus[13]. Ce qui témoigne d'une perte d'efficacité. Les résistances bactériennes sont intimement liées à la façon dont on prescrit les antibiotiques. Comme le souligne Patrice Courvalin[14], le point capital est qu'*à faible dose*, les antibiotiques se comportent comme des « mutagènes bactériens aléatoires »[15], autrement dit comme des produits qui modifient au hasard la structure chimique de l'ADN bactérien. Toute prescription d'antibiotiques à faible dose est donc formellement contre-indiquée. Par ailleurs, on sait que leur utilisation modifie la flore digestive

– le *microbiote intestinal* – dont, comme je l'indiquerai plus loin, l'intégrité est essentielle pour la préservation de notre santé*. Or on sait que sous l'effet des antibiotiques, les bactéries de cette flore peuvent se révéler multirésistantes ; et par conséquent, au cas où certaines d'entre elles deviendraient pathogènes, le risque est qu'elles donnent naissance à une infection extrêmement sévère en raison de la multirésistance antérieurement acquise. En pratique vétérinaire il en serait de même, à cause de l'utilisation systématique d'antibiotiques chez les animaux d'élevage pour accroître la rentabilité économique. De cette façon, les bactéries de la flore digestive de ces animaux étant devenues résistantes et se retrouvant dans la chaîne alimentaire, au cas où certaines d'entre elles deviendraient pathogènes, celles-ci pourraient contaminer l'homme et là aussi être à l'origine d'infections multirésistantes.

On reproche souvent aux médecins de trop prescrire. C'est vrai qu'il y a eu et qu'il peut y avoir encore des abus. Mais en matière d'antibiothérapie, l'erreur est surtout de mal prescrire. La règle préconisée est de cibler l'antibiotique sur le germe pathogène en cause et de le donner à dose efficace pendant un temps relativement court mais suffisant, pour détruire l'ensemble des bactéries : autrement dit respecter « une fenêtre de dose ». C'est ce que feu mon conférencier d'internat Jean-Claude Pechère, lui-même bactériologiste internationalement connu, nous avait enseigné[16].

Les résistances concernent aussi les parasites et les virus. Ainsi selon l'OMS, à la tuberculose s'ajoutent désormais dans le monde deux autres grands fléaux liés à l'acquisition de résistance : le paludisme, et le SIDA[17]. Mais ces infections ne sont pas seules à considérer. L'emploi massif des pesticides contribue en effet non seulement à la destruction de la faune et de la flore, mais aussi, comme je l'ai souligné, à l'*induction* de résistances au niveau des vecteurs de transmission et de propagation des infections.

* *Voir le chapitre XIII de la deuxième partie de l'ouvrage.*

Moustiques et mouches sont ici principalement concernés, qu'il s'agisse d'infections parasitaires, comme le paludisme ou l'onchocercose[18]; ou virales, comme la fièvre jaune ou la dengue. De surcroît, en raison de leurs propriétés CMR, certains pesticides pourraient même intervenir directement au niveau des parasites, des bactéries ou des virus naturellement présents dans l'environnement[19] en créant des mutations et ainsi, induire des résistances. De même, en raison de leur effet immunosuppresseur, nombre de pesticides pourraient se trouver indirectement à l'origine de la prolifération de ces microbes dans l'organisme, créer chez eux des mutations pathogènes et, ainsi, être la cause d'infections. Selon cette hypothèse, les résistances induites par certains polluants chimiques contribueraient donc indirectement à la persistance ou à la réémergence des infections.

Infections virales

Troisième et dernier volet de ce triptyque microbien: c'est la réémergence des infections virales anciennes, et l'émergence d'autres totalement nouvelles qu'il faut désormais appréhender. C'est là le phénomène le plus remarquable de notre temps du point de vue infectieux[20]. Faut-il y voir, à l'instar de l'historien Mirko Grmek, une évolution naturelle des affections et maladies comparables à celle qui semble régir l'apparition et la disparition des espèces végétales sur Terre[21], les virus prenant naturellement peu à peu la place des bactéries? Après avoir jugé cette hypothèse plausible, je la rejette aujourd'hui. Car si on peut admettre que le concept de « niche » soit biologiquement et écologiquement fondé – le vide bactérien favorisant son occupation par les virus – il faut possiblement y ajouter, comme on le reverra*, les effets de l'hygiène en général, et des antibiotiques et de la

* *Voir le chapitre XIV.*

vaccination en particulier, pour expliquer le caractère inoccupé de la niche. Et aussi et surtout le rôle de la pollution physico-chimique qui, comme je l'ai indiqué, est chez de nombreux êtres vivants à l'origine d'un déficit immunitaire[22]. Or la conséquence inéluctable de l'apparition d'un tel déficit est aujourd'hui bien connue : il favorise non seulement la prolifération des virus dans l'organisme, mais aussi, du fait même de cette prolifération, leur mutation. Ainsi un virus non pathogène peut-il le devenir. C'est ce qui a pu être établi en particulier pour les virus du SIDA, celui du SRAS[23] et de la maladie de chikungunya[24], ceux des grippes aviaires et porcines, et le *virus Ebola*[*]. Ce qui explique, comme on le verra plus loin, que ces différents virus aient été et sont encore à l'origine d'épidémies ou de pandémies entièrement nouvelles. Ainsi, l'incidence croissante des infections virales ne résulterait-elle pas, comme le suggérait Mirko Grmek, d'un phénomène naturel, mais en réalité, d'une série d'*événements artificiels*, conséquence des activités humaines.

Des épidémies qui persistent

Malgré les efforts de santé publique que nous fournissons, de nombreux foyers endémiques subsistent dans le monde, susceptibles de se redéployer à tout moment. Tel est le cas de la peste, encore présente dans plusieurs pays d'Asie ; de la lèpre, au Congo ; du choléra, en Indonésie et dans plusieurs pays d'Asie. En réalité, on craint toujours ce dernier, lorsque l'eau est contaminée en raison des conditions de vie insalubres, à chaque fois que se dresse un camp de réfugiés, ou que survient une catastrophe naturelle. En atteste l'épidémie de choléra en Haïti, au décours du tremblement de terre de 2010.

* *Voir le chapitre XI.*

Mais la persistance de foyers endémiques concerne aussi la variole, encore présente en Asie ; la syphilis, en recrudescence dans plusieurs régions du monde ; la tuberculose, qui demeure une plaie mondiale en particulier dans les pays où sévit le SIDA[25] ; et le trachome qui est, comme on l'a vu, source de cécité dans de très nombreux pays de l'hémisphère Sud, notamment en Afrique. À cela s'ajoute la survivance, pour ne pas dire la progression, des épidémies parasitaires. Première cause de mortalité dans le monde, le paludisme[26] en est l'exemple caricatural. Faute de moyens sanitaires suffisamment efficaces pour le juguler, la pandémie sévit toujours en Afrique, en Asie et en Amérique du Sud où elle menace environ 2 milliards de personnes, en frappe plus de 500 millions et en tue chaque année 2 millions !

Quant aux infections virales, bien qu'elles soient pour la plupart d'apparition récente, celles ayant émergé dans le passé persistent encore un peu partout dans le monde en raison, comme on l'a vu, de leur résistance à la plupart des antibiotiques et même, pour nombre d'entre elles, à la vaccination.

Apparue au début du XIXe siècle et transmise par différents moustiques, la dengue[27], avec chaque année 60 millions de personnes contaminées et 30 000 morts, est en pleine expansion, en particulier en Amérique du Sud, en Asie du Sud-Est, dans les îles du Pacifique et les Caraïbes. Pourquoi une telle infection aux allures de pandémie persiste-t-elle, et surtout pourquoi évolue-t-elle vers des formes de plus en plus sévères ? Probablement parce que des facteurs favorisants environnementaux sont en cause. Ainsi interprète-on l'émergence à partir de 1950 d'une forme de dengue particulièrement grave – la dengue hémorragique – et sa propagation dans le monde comme due à la transmission de la maladie par de nouveaux moustiques, dont la multiplication se serait amplifiée à cause du *réchauffement climatique* et d'une résistance aux insecticides actuellement utilisés.

C'est aussi le cas de la fièvre jaune[28] qui, malgré l'existence d'un vaccin, sévit encore en Amérique du Sud et dans les zones tropicales d'Afrique. De même les hépatites B et C persistent-elles dans de très nombreux pays, en particulier en Afrique tropicale et en Asie, notamment en Chine où elles sont encore à l'origine d'une mortalité importante par cancer du foie[29]. Et cela sans oublier les épidémies d'hépatite E survenant dans certaines régions d'Asie, d'Afrique ou d'Amérique centrale lorsque les conditions d'hygiène sont défectueuses[30].

Genèse et résurgence des épidémies : de multiples facteurs en cause

C'est à partir des années 1980, plus précisément depuis la découverte du SIDA, qu'à la vision optimiste et dans une certaine mesure utopique de l'OMS s'est substituée une perception plus réaliste des problèmes de santé liés aux infections. À côté des agents pathogènes en cause existent, comme le pressentait Pasteur et comme le confirme notre médecine contemporaine, deux types de facteurs favorisant l'émergence et la diffusion des fléaux de santé publique d'origine microbienne. D'une part des facteurs *endogènes* – le fameux terrain auquel se réfère Pasteur sur son lit de mort –, caractérisés par une baisse des défenses de l'organisme face aux agents infectieux (c'est le cas notamment lorsqu'existent des conditions de vie insalubres et une dénutrition) ; et d'autre part des facteurs *exogènes*, environnementaux, incluant non seulement le mode de vie, mais aussi le climat, la géographie des lieux, l'augmentation de fréquence des transports et la densité croissante des populations dans les villes – bref, un ensemble de facteurs rendant propice une contamination par les microbes, l'émergence de leur caractère pathogène, leur pullulation dans l'organisme et leur diffusion dans les populations. À l'origine des épidémies, l'environnement intervient donc à deux niveaux : au plan de l'agent pathogène, cause directe de l'infection ; et à celui des facteurs exogènes, le plus souvent multiples, favorisant sa multiplication et sa dissémination.

Cependant, cette vision qui avait cours lors des deux derniers siècles se révèle désormais trop simpliste. Elle est devenue nettement insuffisante pour rendre compte de ce que nous observons aujourd'hui. Aux facteurs précédents il convient d'ajouter ceux imposés par nos sociétés modernes, à savoir la pollution industrielle de notre environnement et la baisse des défenses immunitaires qui en résulte, non seulement chez l'homme mais aussi, comme nous le verrons, chez les animaux. En outre, conséquence de cette pollution, des facteurs climatiques interviennent désormais, à l'origine de modifications importantes concernant l'habitat et le comportement des vecteurs de transmission des infections. Il s'agit donc là de considérations entièrement nouvelles que ni Pasteur, ni Koch, ni leurs élèves n'avaient pu appréhender en leur temps ; et qui, par conséquent, sont aujourd'hui à l'origine d'un tournant historique de la pensée médicale en matière d'infectiologie.

Changement climatique : pourquoi il faut tirer la sonnette d'alarme !

Copenhague, du 14 au 17 décembre 2009. Après Kyoto, la capitale danoise a été choisie pour accueillir la conférence internationale sur le réchauffement climatique. Les organisateurs attendaient 15 000 participants, il y en eut plus de 40 000 ! Des jeunes venus de tous les pays du monde. Paradoxalement, la neige tombe dru et le vent est glacial, lorsque je fais la queue durant plusieurs heures pour pénétrer dans le Centre où se déroule la conférence au cours de laquelle l'ensemble des pays tentent de se mettre d'accord pour limiter le réchauffement de la planète.

Répondant favorablement à une demande d'une ONG*, j'y fais une communication sur les conséquences sanitaires du changement climatique[31].

Tout organisme vivant est consubstantiel de son milieu de vie. Lorsque celui-ci se modifie et avant que ne surviennent des conditions extrêmes, des phénomènes d'adaptation se mettent en jeu. Comme je l'indique à l'époque, le réchauffement climatique dans certaines régions du globe risque d'avoir quatre conséquences sur le comportement des insectes, vecteurs de transmission des infections : une augmentation de taille de leur population, en raison d'une durée de vie individuelle augmentée et/ou d'un raccourcissement de leur cycle de vie ; un agrandissement de leur niche écologique, traduite par une propagation en altitude et une extension à des latitudes plus élevées, et donc leur survenue dans des pays actuellement à climat tempéré ; une augmentation de leur virulence, avec un risque majoré de contamination et de résistance aux pesticides ; enfin, une probabilité accrue d'épidémies à cause de la résurgence ou de la réémergence de certains agents infectieux, dans le cadre d'une transmission à l'homme amplifiée.

Concernant ces agents, les *arbovirus* sont certainement les premiers à devoir être considérés puisque, à l'origine en particulier d'épidémies de dengue, ils pourraient se manifester ailleurs que dans les pays où ces épidémies sévissent aujourd'hui, c'est-à-dire possiblement en Europe[32]. D'autres épidémies telles que celles induites par le virus *West Nile*, le virus de la *fièvre jaune* ou encore celui de la *fièvre de la Vallée du Rift* sont tout autant à redouter, à cause de leur possible extension aux régions tempérées. En fait, le deuxième facteur de risques le plus sérieux est certainement l'expansion du *paludisme* à de très nombreuses régions du monde – non seulement en raison de l'agrandissement de la niche du

* Health & Environment Alliance.

moustique qui en est le vecteur, mais aussi de l'aggravation des problèmes de résistance aux pesticides le concernant. Et cela sans compter dans l'organisme la résistance du parasite aux médicaments antipaludéens actuels[33]. Enfin un troisième et quatrième risques possibles concernent le développement d'une autre parasitose, la *leishmaniose*[34] et celui d'une infection bactérienne, la *leptospirose*[35]. Les conséquences sanitaires liées au changement climatique sont donc principalement infectieuses, mais elles ne sont pas les seules. S'y ajoutent celles induites par la pollution atmosphérique et stratosphérique, ainsi que l'émergence possible de conditions extrêmes. Or après la nouvelle conférence COP 21 sur le climat qui a eu lieu à Paris en décembre 2015[36], si les 195 pays de la planète ont pris conscience de la nécessité de changer de politique énergétique, afin de limiter le réchauffement climatique, au-delà des intentions, il reste à appliquer concrètement les décision prises. Un progrès, diront certains ; un échec, diront d'autres. Pourtant le temps presse. Car si les mesures prévues pour diminuer le réchauffement d'au moins 2 degrés n'étaient pas appliquées pour de bon, il est évident que le manque à gagner serait considérable au plan sanitaire, et que l'humanité jouerait alors effectivement sa propre survie*.

Nouveaux virus : l'épée de Damoclès

Décrit pour la première fois en 1981 aux États-Unis chez des sujets homosexuels ou s'adonnant aux drogues dures, le SIDA et l'émergence de la pandémie qui en a résulté ont créé une rupture épistémologique dans le domaine des sciences médicales. Avant sa survenue, les médecins pensaient que les pathologies qu'ils devaient traiter avaient toujours existé, et qu'en les combattant une à une on parviendrait à les faire disparaître toutes. La

* *Voir l'article 3 de l'Appel de Paris. Voir le site : appel-de-paris.com.*

mondialisation a bouleversé cette vision réductrice et, malgré les progrès réalisés, le SIDA en a été le détonateur. Un détonateur qui nous a rappelé la gravité des épidémies de jadis, car malgré la découverte du VIH[37] et de ses différents types, l'utilisation d'une trithérapie et l'existence de mesures de prévention, l'infection, avec 35 millions de séropositifs et 3 millions de décès par an, demeure la quatrième cause de mortalité dans le monde. Or on sait maintenant que son origine probable est africaine et qu'elle concernerait des singes contaminés, dont la viande aurait été consommée[38].

Le SIDA n'est pas la seule infection virale récente qui a réveillé en nous la peur des épidémies. Par exemple le SRAS[39] est apparu pour la première fois en septembre 2002 à Hong Kong, puis s'est étendu à la Chine et au Vietnam avant d'atteindre le Canada. Or, comme le VIH, le virus du SRAS n'existe pas naturellement chez l'homme, mais seulement à l'état non pathogène chez certains animaux sauvages. Ici ce ne sont pas les singes qui auraient été concernés, mais les civettes, dont la chair est très prisée par certains consommateurs chinois*. Or, pour expliquer la survenue du SRAS chez l'homme, il a fallu, comme pour le SIDA, qu'il y ait eu, simultanément à une contamination par le virus, l'existence d'une rupture de la barrière d'espèce, de telle sorte que le virus, présent normalement de façon latente chez l'animal, ait pu pénétrer dans l'organisme humain, et s'y adapter, autrement dit, ne pas y être rejeté par les défenses immunitaires ; et surtout qu'il ait eu la possibilité de s'y multiplier. Et donc, comme je l'ai indiqué, qu'il ait pu muter[40], afin d'acquérir les caractéristiques d'un agent pathogène. À noter ici qu'à la différence du VIH, qui a nécessité plusieurs années pour être identifié et isolé, c'est seulement en quelques mois que pour le virus du SRAS, cela a pu l'être. Preuve que la microbiologie moderne est en plein essor. Or

* Les civettes sont de petits mammifères carnivores.

la chance nous a souri puisque, en raison de la faible contagiosité interhumaine de ce virus, l'épidémie fut rapidement circonscrite, ce qui a limité considérablement la mortalité. Mais on le conçoit aisément : sous l'influence des modifications incessantes que nous infligerons à notre environnement, d'autres virus pourraient être à la fois fortement contagieux et mortifères, avec pour conséquence l'émergence possible de pandémies causant de très nombreuses victimes.

Un exemple à l'appui de ce risque est le *virus Ebola*, très contagieux[41] et hautement pathogène, à l'origine de fièvres hémorragiques souvent mortelles. La survenue apparemment inopinée de ce type d'infection illustre pleinement ce que j'ai précédemment invoqué au plan des mécanismes. C'est en 1976, au Soudan puis au Zaïre (l'actuelle République démocratique du Congo) que sont apparus les premiers cas ayant permis l'isolement du virus. Ensuite sont survenues différentes réémergences de l'infection, d'abord cantonnées à l'Afrique centrale[42], avant de s'étendre à l'Afrique de l'Ouest[43]. « L'Afrique débordée par la progression alarmante du virus Ebola », titrait en première page le journal *Le Monde* du 29 juillet 2014. Or le point critique au plan biologique est que le virus actuel est une variante de l'ancien virus et que, de ce fait, il est devenu beaucoup plus contagieux et mortifère[44]. Le message de l'OMS appelant à une mobilisation de tous les pays pour enrayer la progression de l'épidémie (plus de 5 000 morts en quelques mois) s'est révélé notoirement insuffisant face aux drames vécus par les populations. Car même si l'épidémie a été circonscrite dans les meilleurs délais grâce aux mesures de contingentement des sujets contaminés, il n'en demeure pas moins qu'inéluctablement, le virus persistera dans la nature et que, en raison de sa très forte pathogénicité, il constituera toujours une épée de Damoclès suspendue au-dessus de nos têtes.

Pourquoi la médecine a encore de nombreux progrès à faire

L'Afrique n'est pas l'Europe, dira-t-on. L'éloignement fait que nous ne nous sentons pas concernés par l'infection précédente, impliquant le virus Ebola. Mais rien ne prouve qu'en raison du changement climatique, ce type d'épidémie ne vienne pas un jour jusqu'à nous, par exemple par l'intermédiaire des membres des personnels soignants contaminés : c'est bien ce qui s'est déjà passé puisque plusieurs cas ont été décelés en Europe et aux États-Unis, ce qui a nécessité des précautions sanitaires pour éviter que l'épidémie se propage[45].

Le réservoir naturel du virus est ici la chauve-souris et la transmission à l'être humain se serait faite soit directement par des déjections de chauves-souris, soit indirectement par le contact avec des singes contaminés par ces déjections. Force est là aussi d'incriminer une rupture de barrière d'espèce, liée à un déficit des défenses immunitaires. Or, une fois muté et donc devenu pathogène, autrement dit une fois créé dans la nature, le virus l'est pour toujours. Sa résurgence un jour ou l'autre est donc certaine. Voilà ce à quoi il nous faut réfléchir. Pour ce type d'infection comme pour beaucoup d'autres, le traitement ne peut être que symptomatique et actuellement, seules les mesures de contingentement et de protection sont possibles.

La médecine a donc encore beaucoup de progrès à accomplir, mais aujourd'hui plus qu'hier, son champ d'application déborde singulièrement l'organisme malade, puisque impliquant, pour la détermination des causes et l'établissement de mesures préventives, l'ensemble des activités humaines. Or cette nouvelle approche médicale, bien que difficile à promouvoir, est d'autant plus urgente à mettre en œuvre que la genèse des épidémies, leur résurgence et réémergence, leur extension et leur gravité potentielle sont en réalité la conséquence d'une dérive des rapports de l'homme avec la nature. En attestent une fois de plus les récentes pandémies grippales qui, depuis les très nombreuses victimes de la grippe espagnole de 1918, ont fait le plus parler d'elles dans les pays riches, en particulier en Europe. Car depuis la survenue de cette épidémie, nous avons toujours en mémoire la crainte d'un virus grippal très contagieux susceptibles de provoquer de très nombreux morts. Mais à cette crainte se mêlent aujourd'hui différents facteurs aggravants qui ne concernent en rien ni la biologie ni la médecine. Et c'est là qu'à nouveau parlent et agissent de concert, en quelque sorte « main dans la main », celle de l'homme et celle du diable qui sommeille en lui. C'est ce que nous fait découvrir l'œil de l'invisible.

Chapitre XI
La fabrique du diable

« Socrate avait un *Daimon.* Descartes se donne un diable pour les besoins de son raisonnement. »

Paul Valéry (1871-1945)

« Montrer la réalité du diable dans ce monde, ce n'est pas augmenter la peur : c'est lui donner son véritable objet. »

Denis de Rougemont (1906-1985)

Aujourd'hui, le diable se manifeste principalement sous deux aspects : d'une part, sous celui de la création et de la dissémination dans la nature d'êtres matériels, moléculaires ou particulaires, nuisibles à notre santé : les polluants physico-chimiques ; et d'autre part, conséquence de ce premier aspect, sous celui de la transformation des micro-organismes naturels en agents malfaisants.

Et il ne s'arrête pas là. Il va jusqu'à la fabrication d'une multitude de médicaments dont certains, loin de soulager nos souffrances, se révèlent néfastes en raison des effets secondaires toxiques qu'ils provoquent. Ici, le diable est dans la soupe. En effet, ce sont les médicaments et la façon de les préparer et de les administrer qui sont éventuellement corrompus. Au double sens du terme : à celui, authentique, de Lavoisier, désignant un corps qui a perdu toute qualité, toute pureté (ici, les médicaments) ; et à celui qu'on utilise au figuré, c'est-à-dire l'ajustement d'une pratique à des intérêts économiques et financiers devenus préjudiciables, et par conséquent à des concepts médicaux et en particulier prescriptionnels non nécessairement formatés par la science. Dans le contexte économique actuel, c'est donc la marchandisation du vivant qui est en cause et finalement le principe moral sur lequel repose l'exercice médical depuis Hippocrate. Ce sont les affections et maladies causées par les dérapages de la médecine et de l'industrie pharmaceutique, c'est-à-dire celles d'origine iatrogénique, que j'analyse dans ce chapitre. Pour y voir plus clair, sans doute n'est-il pas inutile de revenir sur la façon dont on a géré les dernières pandémies de grippe, avant d'envisager plus spécifiquement les affaires médicales qui, chacune en leur temps, ont eu leur lot de victimes, et ont été par là même abondamment médiatisées.

Comment naissent les pandémies virales

À l'origine des épidémies infectieuses et *a fortiori* des pandémies virales, il y a toujours ou presque une cause humaine : non tant une contamination par contact direct ou, comme on l'a vu, l'ingestion de viandes en provenance d'animaux eux mêmes infectés, que surtout une modification de l'environnement. Que celle-ci soit liée à une détérioration de nos conditions de vie ou de celles des animaux que nous élevons pour satisfaire nos propres besoins, ou qu'elle soit plus directement liée à l'exposition à des polluants physicochimiques. Or, qu'il s'agisse du stress provoqué par des situations délétères ou de l'effet des polluants eux-mêmes, le résultat est toujours le même : l'induction d'un déficit immunitaire propice à la multiplication et donc, comme on l'a vu, à la mutation pathogénique des virus qu'abrite naturellement notre corps ou celui des animaux. C'est donc encore Pasteur et son concept de « terrain » que nous retrouvons sur notre chemin.

L'analyse des mécanismes d'apparition des épidémies grippales permet d'étayer ce fait. Tout le monde connaît les grippes saisonnières, qui surviennent durant l'hiver ou le printemps, à l'échelon d'une région ou d'un pays. Quoique redoutables chez les personnes vulnérables – qu'elles soient âgées ou déjà malades – et alors pouvant entraîner une mortalité non négligeable, celles-ci, dans la grande majorité des cas, sont d'évolution bénigne, autrement dit caractérisées par un tableau clinique fébrile résolutif en quelques jours. Les virus grippaux sont instables. Ils mutent de façon apparemment spontanée ou sous l'influence de facteurs environnementaux. C'est ce qui explique que pour protéger de la grippe saisonnière les sujets les plus fragiles, on soit obligé de fabriquer chaque année un nouveau vaccin à partir du virus recueilli chez les premières personnes infectées[1].

Tout autres sont les pandémies. Ici, le virus n'est plus le même. Sa mutation lui a conféré une très forte contagiosité et éventuellement une pathogénicité beaucoup plus grande. La mutation est ici radicale, à tel point que les défenses immunitaires de l'organisme sont très vite débordées et cela d'autant plus qu'en général, elles sont nettement plus faibles pour les virus que pour les bactéries.

Identifiées pour la première fois au XXe siècle, les épidémies de grippe paraissent récentes. Avant, même si on peut admettre que les moyens d'investigation étaient insuffisants pour les déceler, il est très peu probable qu'elles existaient. C'est donc en principe d'infections nouvelles qu'il s'agit. Or leur émergence ou leur réémergence sous la forme de pandémies semble de plus en plus fréquente[2]. En 1918, la grippe espagnole a causé entre 20 et 50 millions de morts.

Un nombre plus élevé que celui attribué à la Grande Guerre ! Or on aurait presque oublié cette catastrophe sanitaire si, depuis, d'autres pandémies n'étaient survenues[3] : en particulier en 1957, la grippe « asiatique » qui s'est soldée par trois millions de morts et en 1968, celle de Hong-Kong qui en a fait un million et demi. À chaque fois un sous-type différent du virus a été isolé[4]. La très grande mutabilité du virus grippal est-elle seule en cause ?

La main de l'homme, le rôle des animaux

Les progrès remarquables de la virologie ont permis de classer les virus, et surtout de comprendre leur rôle dans la survenue des pandémies. En matière de virus grippal, l'extrême instabilité du génome et la possibilité de réassortiments – autrement dit l'insertion de segments génomiques en provenance d'autres virus[5] – rendent extrêmement difficile le suivi pas à pas des modifications structurelles survenues à ce niveau au cours du temps, et d'établir ce qu'on appelle le « lignage » du virus. Mais une chose est sûre : les virus grippaux à forte potentialité épidémique frappent d'abord et avant tout un grand nombre d'animaux de même espèce ou d'espèces différentes, ce qu'on appelle une *épizootie,* avant de frapper les hommes sous la forme de pandémies. Ce qui signifie qu'habituellement ces dernières ne prennent pas origine chez l'homme mais chez les animaux, et que ce sont eux qui les transmettent à l'homme. Tel est le cas de la pandémie de grippe aviaire H5N1 de 2003, et celle de grippe porcine H1N1 de 2009.

Contrairement à ce qui a été dénoncé, ce ne sont pas les oiseaux sauvages qui furent à l'origine de la grippe aviaire de 2003, mais bien les poulets d'élevage intensif aux Pays-Bas et en Belgique, ou en Asie de l'Est et du Sud-Est, car les volailles en question ont été atteintes par le virus pathogène bien avant les premiers cas d'oiseaux sauvages contaminés. Ce sont donc les poulets d'élevage qui ont contaminé les oiseaux sauvages dans le cadre de l'épizootie induite, et non l'inverse. En réalité on sait maintenant que ce sont les conditions de stress lié à l'espace contingenté des élevages en batterie, l'utilisation de nourritures artificielles et le dopage chimique et productiviste très éloigné des conditions de vie naturelle, qui favorisent chez les animaux d'élevage l'émergence d'un déficit immunitaire capable d'entraîner la prolifération et la mutation du virus et par conséquent l'exacerbation de sa virulence[6].

Il n'y a pas que les poulets d'élevage qui soient potentiellement à l'origine des pandémies grippales. Les porcs, également à l'état naturel porteurs sains du virus, le sont aussi, et cela d'autant plus qu'ils favorisent les phénomènes de mutations et de réassortiments[7]. D'autres virus grippaux d'origine humaine ou aviaire ont été introduits chez le porc[8]. Or, s'il est clairement établi que de tels virus humains peuvent se transmettre au porc, il est tout autant prouvé que, quelle que soit leur origine, les virus porcins, pour la plupart de type H1N1, peuvent contaminer l'homme et donner lieu à des infections sporadiques circonscrites, car le plus souvent sans réelle transmission interhumaine[9]. Mais ce n'est pas toujours le cas !

En violant la nature, l'homme se met en danger

À l'origine de la pandémie de grippe porcine H1N1, le premier foyer apparu chez l'homme l'a été en avril 2009 à la Gloria, un petit village du Mexique qui abrite dans ses alentours de très nombreuses porcheries. Depuis plusieurs mois, les habitants se plaignaient d'infections respiratoires pour lesquelles ils incriminaient les lisiers de porcs. C'est donc à partir de ce foyer mexicain que l'épidémie a essaimé rapidement dans le monde, pour atteindre 69 pays. Et ainsi l'OMS d'annoncer le 11 juin 2009 qu'une nouvelle pandémie de grippe allait frapper l'ensemble de la planète.

Pour rétablir la vérité, il nous faut revenir sur les prémices de l'événement. Celui-ci n'a pas pris origine au Mexique comme on l'a pensé, mais en réalité aux États-Unis, puisque les porcheries de la Gloria qui concentrent le plus grand nombre de porcs en élevage intensif dans le monde appartiennent au groupe américain Smithfield. Et on a pu établir qu'en réalité il y avait eu des transports de porcs des États-Unis au Mexique, comme en atteste le fait que le virus H1N1 en cause, « un triple réassortant »[10], circulait déjà dans la population porcine des États-Unis, bien avant que le foyer de la Gloria se manifeste. C'est donc ce virus particulier d'origine américaine qui a contaminé les porcheries mexicaines, à partir desquelles a pris origine l'épizootie ayant causé la transmission du virus à l'homme, et sa capacité à se propager par contamination interhumaine pour donner naissance à la pandémie. Ainsi, comme pour toute pandémie virale, y a-t-il eu trois étapes successives : d'abord la survenue d'un premier type de mutation (l'apparition aux États-Unis d'un « triple réassortant » ayant entraîné l'épizootie porcine) ; puis l'acquisition par le virus d'un deuxième type de mutation permettant le passage à l'homme par rupture de la barrière d'espèce (ceci a probablement eu lieu au Mexique) ; enfin, la survenue d'un troisième type de mutation ayant permis son adaptation à l'homme et donc la possibilité d'une contamination interhumaine (l'émergence de la pandémie).

Comme on le voit, établir au plan biologique l'origine d'une pandémie dans le contexte socio-économique actuel est difficile, mais un point est sûr : le non-respect de la nature animale, dont témoigne l'existence de productions intensives de poulets élevés en batterie ou de porcheries comprenant des milliers de porcs entassés les uns sur les autres et nourris dans des conditions délétères (sans compter l'internationalisation des transports) explique une fois de plus qu'en violant la nature, l'homme se met en danger. Car il ne peut être exclu qu'un jour ou l'autre, une pandémie beaucoup plus grave, quel que soit le virus imputé, se transforme en véritable catastrophe sanitaire comme en 1918 lors de la grippe espagnole.

L'OMS sous le feu des critiques

Ce n'est pas par propension à la critique que je suis amené à reprendre le titre d'un article du *Monde* du 21 avril 2010[11] relatant la façon dont l'OMS a géré la pandémie de grippe porcine H1N1 de 2009, mais, fidèle à un appel à la lucidité scientifique, et bien que je respecte cette institution lorsqu'elle agit pour le bien des populations, je suis malheureusement obligé ici de témoigner en toute indépendance sur les erreurs commises, et sur ce qui apparaît aujourd'hui d'une limpidité à toute épreuve.

Rappelons brièvement les faits. C'est en avril 2009 que l'OMS publie la nouvelle définition qu'elle donne d'une pandémie : la gravité de l'infection basée sur l'absence d'immunité et un taux de mortalité élevé ne sont plus des critères, car seule est considérée l'extension géographique. Or, comme par un fait du hasard, c'est le même mois que la directrice de l'OMS, Margaret Chan, annonce à propos de la grippe H1N1 « l'urgence de santé publique d'envergure internationale ».

Ainsi le 11 juin, la propagation du virus étant à son apogée et l'infection ayant donc atteint le niveau 6 d'une pandémie telle que nouvellement définie, Margaret Chan peut-elle déclarer sans risque de se tromper « l'urgence pandémique », et affirmer que « tous les critères scientifiques définissant une pandémie de grippe sont réunis ». Ce n'est pas contestable puisque, selon la nouvelle définition, seule la diffusion géographique du virus est concernée. En jouant sur la peur, autrement dit en brandissant la menace d'une nouvelle mutation virale, alors qu'il fut très tôt reconnu qu'à l'échelle du monde la mortalité restait faible voire très faible, il fut alors demandé à l'ensemble des 195 États membres de l'OMS d'acheter à titre préventif de nombreuses doses de vaccins et des médicaments antigrippaux[12], afin de limiter le risque de grippe dans les populations, alors que le virus circulait déjà puisque l'état de pandémie était avéré, et qu'une protection efficace par vaccination se révélait pour le moins faible, si ce n'est minime à ce stade[13].

Nombre de pays, dont le nôtre, achetèrent donc de tels vaccins et médicaments en grande quantité, et établirent des plans de bataille pour faire vacciner les populations, sans toutefois les convaincre, et en particulier sans convaincre l'ensemble du corps médical de l'utilité de l'opération. En effet il était alors fait état de chiffres de mortalité des plus fantaisistes, ceux-ci indiquant toutefois qu'ils ne différaient en rien de ceux caractérisant une grippe saisonnière ! À telle enseigne que la directrice de l'InVS, Françoise Weber s'interrogea alors sur l'opportunité d'une mobilisation aussi large des systèmes de santé, qualifiant la lutte contre la pandémie de « drôle de guerre »[14]. Et que dans les médias se faisait jour l'idée selon laquelle on était en présence d'un « virus du soupçon » se répandant plus vite que celui de la grippe[15] !

L'opinion de ne pas se faire vacciner et de ne pas se traiter préventivement était alors si forte que la plus grande partie des vaccins et médicaments achetés au prix fort à l'industrie pharmaceutique par de nombreux pays, ne sera pas utilisée. C'est ce que confirma en avril 2010, soit un an plus tard, le parlementaire britannique Paul Flynn : « Des sommes énormes ont été dépensées par beaucoup de pays pour acheter des médicaments antiviraux et des vaccins qui n'ont jamais été utilisés et n'allaient jamais l'être. »[16]

Chat échaudé craint l'eau froide

Pourquoi et comment en est-on arrivé là ? Contrairement aux affirmations de l'OMS, il s'avère en effet que les experts mandatés à titre de conseillers (et dont la liste officielle n'a jamais été divulguée) auraient été entachés de complaisance à l'égard des grandes firmes pharmaceutiques. Bien qu'elle ait tenu à faire son autocritique le 2 novembre 2011 en réunissant 29 experts indépendants, l'OMS, en tentant de justifier sa gestion de la grippe H1N1, n'a en réalité convaincu personne[17]. Le pire, dans tout cela, c'est qu'on a crié au loup sans preuve suffisante et que si une nouvelle pandémie sévissait, impliquant cette fois un virus réellement mortifère, les États pourraient attendre le dernier moment pour acheter des vaccins et le corps médical hésiterait une fois de plus à vacciner la population et à se faire vacciner. On ne se laisse pas prendre deux fois ! C'est là le risque et finalement la morale désastreuse de tels agissements qui, malheureusement, ne relèvent en rien d'une fable.

Vaccins : la soupe au diable

Ce qui précède est, sur les plans sanitaire et socio-économique, ce que j'appelle la fabrique du diable. Mais il y a pire, car ce dernier s'est maintenant infiltré dans la production même des vaccins et des médicaments, et leur mise sur le marché. Il n'est pas question de remettre en cause le principe même de la vaccination tel qu'il a résulté des travaux pionniers de Jenner sur la vaccine, de Pasteur sur le charbon, le choléra et la rage, et de bien d'autres chercheurs dans le monde ; mais d'indiquer clairement que vacciner un nourrisson de quelques mois alors que son système immunitaire est incomplètement formé, et *a fortiori* conseiller à des femmes enceintes de se faire vacciner, quelles que soient les circonstances épidémiologiques, sont des absurdités biologiques et médico-sociétales, et finalement, des insultes à la science. Alors qu'on sait pertinemment que le fœtus est extrêmement vulnérable à toute forme d'agression, y compris médicamenteuse et en particulier vaccinale ; et que présenter au grand public des vaccins dont l'utilisation avait été rendue obligatoire, alors même que leur efficacité et leur innocuité n'avaient pas été sérieusement éprouvées est une faute inacceptable de santé publique.

Plusieurs exemples illustrent les réserves avec lesquelles on doit concevoir toute vaccination et plus particulièrement l'utilisation de certains vaccins. Mais qu'on s'entende bien : il ne s'agit pas ici de prôner la non-vaccination intégrale de tous les enfants, mais seulement de vacciner à bon escient, c'est-à-dire préventivement, en fonction des circonstances, là où sévissent ou risquent de sévir certaines infections à caractère fortement pathogène – à condition que l'agent causal circule peu ou pas au moment où on vaccine, et point fondamental, que l'innocuité du vaccin ait été établie. Et cela en respectant l'état biologique des personnes à vacciner, c'est-à-dire, de façon rédhibitoire, en dehors de toute grossesse ; et chez l'enfant, à un âge suffisant, c'est-à-dire, sauf cas particuliers, à partir de six mois.

Ainsi toute vaccination doit-elle s'intégrer dans le cadre d'une politique de santé publique scientifiquement et moralement responsable, qui tienne compte non seulement des circonstances sanitaires du moment, mais aussi des conditions physiologiques et de vie des populations, et point essentiel, de la qualité des vaccins qu'elle recommande.

Malheureusement, comme on l'a vu, ces préconisations de bon sens ne furent pas celles émises par les autorités sanitaires de plusieurs pays dont le nôtre, lors de la survenue de la grippe H1N1. Ainsi, sous prétexte de pandémie dont on n'avait pas vu poindre le moindre indice de gravité, nos autorités de santé publique, arguant de circonstances exceptionnelles, firent carrément confiance aux fabricants de vaccins jusqu'à leur abandonner les évaluations de sécurité. De façon inacceptable, ils allèrent même jusqu'à proposer aux femmes enceintes de se faire vacciner ! On comprend dès lors les réticences du corps médical en général et des pédiatres et médecins de famille en particulier à vacciner la population et eux-mêmes à se faire vacciner ; et pourquoi, en France comme aux États-Unis, de nombreuses plaintes furent déposées.

Bien que toujours niées par certains médecins ou biologistes, les complications avérées de la vaccination contre l'hépatite B sont là pour nous rappeler les risques de toute vaccination. Ce sont en quelques années[18] des centaines de cas de SEP, de SLA, de maladies auto-immunes[19] et de myopathies incluant ce qu'on appelle la « myofascite à macrophages » et la fibromyalgie qui ont été recensés et attribués à la vaccination, en raison de leur survenue quelques semaines ou quelques mois au décours de celle-ci[20]. Ainsi, alors qu'avant la campagne de vaccination la SEP chez les enfants était quasi inexistante, son incidence a été multipliée, après, par un facteur de 3,5. De même, chez l'adulte, alors qu'il y avait moins de 25 000 cas, ceux-ci atteignirent le chiffre record de 80 000[21].

Figure 1 : Nombre annuel de doses de vaccin contre l'hépatite B vendues en France. Comparaison avec le nombre de cas de sclérose en plaques (SEP) post-vaccinales signalées chaque année à l'agence de pharmacovigilance (ANSM) (1984-2010).

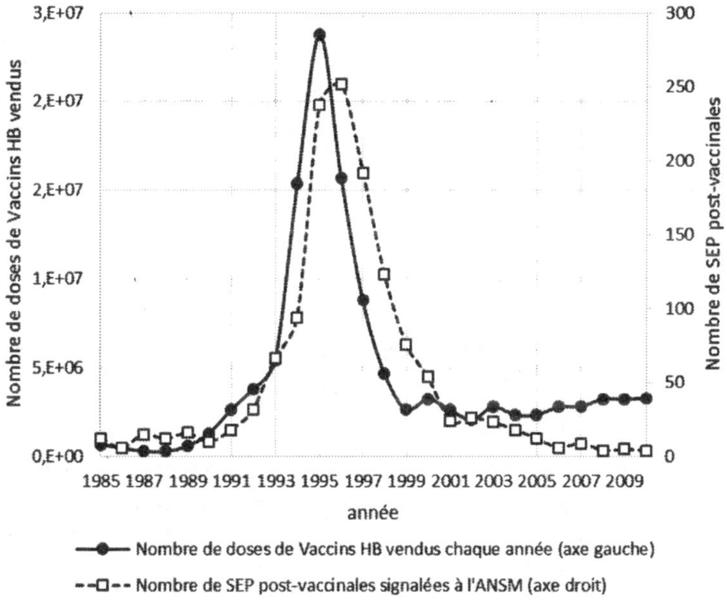

Or l'existence de ces cas et leur lien avec la vaccination furent niés par plusieurs neurologues et par les pouvoirs publics du moment, jusqu'à ce que le 1er octobre 1998, faisant suite à une étude réalisée par le Réseau national de santé publique, devenu depuis l'InVS, le caractère obligatoire de la vaccination contre l'hépatite B fut enfin supprimé, grâce à la décision du ministre de la Santé d'alors, Bernard Kouchner[22].

Depuis cette suppression, personne ne parle plus d'épidémie d'hépatite B, alors qu'à l'époque les spécialistes de l'industrie pharmaceutique la présentaient comme un drame sanitaire existant ou à venir, si on ne vaccinait pas systématiquement la population. En outre, les complications qui étaient alors attribuées à cette vaccination ont quasiment toutes disparu. Cet exemple démontre une fois de plus les difficultés des pouvoirs publics à s'entourer d'experts réellement qualifiés et à résister aux pressions de l'industrie pharmaceutique.

Pourquoi la Haute Autorité de santé prend des risques inacceptables et qui ne peuvent que nuire à sa crédibilité

Ne tenant pas compte des données scientifiques actuellement disponibles concernant le nouveau vaccin contre le *papillomavirus* mis sur le marché en 2006, et donc en proposant récemment de rendre obligatoire la vaccination des fillettes âgées seulement de neuf ans, la Haute Autorité de santé de notre pays a pris ici des risques considérables – non seulement pour sa crédibilité, mais aussi au plan judiciaire. Elle n'a à l'évidence pas tiré la leçon des erreurs précédentes, car les complications sont ici avérées et peut-être même encore plus fréquentes et plus lourdes que pour le vaccin contre l'hépatite B. À tel point qu'aux États-Unis les plaintes se multiplient, et que certains pays comme l'Espagne ont décidé le retrait de plusieurs lots du vaccin et comme l'Autriche, l'Inde et plus récemment le Japon, son abandon pur et simple[23].

Car là encore, le nombre des victimes s'est accru de façon considérable. Elles seraient plus de 35 000 dans le monde avec pour complications principales, comme l'a révélé en février 2009 l'analyse effectuée aux États-Unis par le Vaccine Adverse Events Reporting System (le système américain rapportant les effets secondaires des vaccins[24]), la survenue là aussi de SEP et d'autres affections neurodégénératives telles que le syndrome de Guillain-Barré[25]. Sans compter la possibilité de complications cardiovasculaires ou sanguines[26] et même celle de mort par vascularite cérébrale auto-immune[27]. Ce qui explique les très nombreuses plaintes déposées par les familles des victimes[28], et la montée en puissance de la société civile et du corps médical qui s'y opposent[29]. En effet, c'est le principe même de la prévention des cancers du col de l'utérus par vaccination qui est ici remis en question. Pour au moins trois raisons : d'abord parce que l'incidence des cancers du col de l'utérus en Europe, et notamment dans notre pays, est en très forte décroissance grâce au dépistage, et que de ce fait la mortalité y est de plus en plus réduite[30] ; ensuite parce que le vaccin a une efficacité protectrice faible[31], et comme le rappelle la biologiste Diane Harper aux États-Unis, la protection ne dépasse pas au mieux cinq ans, ce qui signifie qu'elle n'est pas définitive et donc que la vaccination ne ferait seulement que reculer le risque de cancer du col de l'utérus[32] ; enfin parce qu'il apparaît pour le moins démesuré de vacciner l'ensemble des fillettes à partir de 9 ans et bien sûr toutes celles qui ne l'auraient pas été jusqu'à l'âge de 19 ans (plusieurs millions dans notre pays), alors qu'en période d'activité sexuelle, les jeunes femmes peuvent bénéficier d'un dépistage. En 2007 la Haute Autorité de santé avait affirmé que l'efficacité du vaccin en matière de prévention des cancers du col de l'utérus n'était pas établie. Son revirement, probablement sous la pression de l'industrie et/ou des autorités politiques, est donc illogique et gravement préjudiciable.

Qui croire aujourd'hui ?

De façon générale, pourquoi les vaccins sont-ils éventuellement toxiques ? On ne connaît pas avec certitude les mécanismes biologiques de survenue des complications, mais plusieurs pistes sont scientifiquement plausibles : la présence de mercure sous la forme de *Thimerosal* et d'aluminium sous celle d'*alumine* et éventuellement l'ajout de *scalène* constituent des éléments dont le rôle délétère est possible[33]. En effet l'une ou l'autre de ces trois substances, en raison de leur toxicité propre, pourraient être à l'origine non seulement d'autisme, mais aussi, comme je l'ai indiqué précédemment, d'autres affections neuropsychiatriques[34], neuromusculaires ou même rhumatologiques[35]. Ces pistes ne sont probablement pas les seules à considérer, car chez certains sujets, plusieurs complications pourraient relever de phénomènes auto-immuns[36]. Mais si le diable est bien dans la soupe, la responsabilité en incombe non seulement aux fabricants de vaccins, mais aussi aux institutions qui en permettent l'utilisation en autorisant leur mise sur le marché sans précaution suffisante.

En fait, c'est le manque de transparence scientifique qui est ici critiquable. Et ce n'est pas seulement en France qu'on tente de masquer la vérité. Ainsi, grâce aux révélations d'un de ses chercheurs[37], il a pu être établi qu'aux États-Unis, les très importants et apparemment respectables CDC* d'Atlanta (les fameux Centres pour le contrôle et la prévention des maladies) avaient fraudé en dissimulant les résultats d'une étude réalisée en 2001. Celle-ci avait en effet montré que les enfants américains d'origine africaine vaccinés contre la rougeole, les oreillons et la rubéole par le vaccin « MMR » (ROR en français), avaient été 3,5 fois plus fréquemment atteints d'autisme que ceux non vaccinés[38] ! Et nouvelle tromperie en 2004 ! Ce sont ces mêmes CDC qui, sans justification apparente,

* *Centers for Disease Control and Prevention.*

sont récemment revenus sur leur publication initiale d'une baisse récente de l'espérance de vie aux États-Unis, en affirmant que celle-ci continuait à augmenter ! Qui croire aujourd'hui ?

Mort sur ordonnance : les insupportables dérives de l'industrie pharmaceutique

Ce ne sont pas uniquement les vaccins qui posent problème. L'industrie pharmaceutique est naturellement indispensable à l'exercice de la médecine, car sans elle, sans médicaments, que feraient les médecins pour répondre aux souffrances des malades et les soigner du mieux possible ? Mais il y a des limites à ne pas franchir. S'il y a bien sûr, pour les laboratoires pharmaceutiques comme pour toute entreprise commerciale, la nécessité de faire des bénéfices, et d'obtenir au plan financier un retour sur investissement, il n'en demeure pas moins que depuis ces dernières années, des dérapages inacceptables se sont fait jour. Si vendre un médicament est un but, encore faut-il que le « service rendu » procure un avantage réel aux plans individuel et collectif. Et bien que toute innovation thérapeutique comporte des risques, *Primum non nocere* (« avant tout ne pas nuire ») est un principe hippocratique indéfectible[39].

Le temps des victimes

Les affaires concernant les méfaits et complications des produits pharmaceutiques mis sur le marché sans sécurité suffisante ne manquent pas. Rappelons les effets désastreux de la *Thalidomide* prescrite dans les années 1950-1960 en tant qu'anti-nauséeux chez les femmes enceintes, à l'origine d'avortements ou de très graves malformations congénitales[40] ; la multiplicité des complications liées à la prescription à partir de 1940 du Distilbène®, là encore chez les femmes enceintes, pour leur éviter d'avorter ou de donner naissance à des prématurés[41]. Or nous payons aujourd'hui ces erreurs médicales puisque, comme j'en préciserai plus loin le mécanisme, les complications du Distilbène® peuvent se transmettre sur plusieurs générations* ; la survenue de la maladie de Creutzfeldt-Jakob[42] liée à l'administration d'hormone de croissance contaminée, prescrite chez les enfants de petite taille[43] ou encore à l'affaire de la « vache folle »[44] ; les effets parfois gravissimes de certains médicaments à visée neuropsychiatrique, tels que la survenue de suicides chez les malades traités par la *Fluoxétine* ou Prozac®, un antidépresseur trop largement prescrit[45] ; celles de troubles de la mémoire et du comportement, liés aux *benzodiazépines,* une famille d'anxiolytiques extrêmement toxiques pour les neurones et malheureusement toujours prescrits abondamment à titre de somnifères[46] ; ou encore les très sérieuses complications musculaires liées à la prescription des *statines* en tant qu'antilipémiant ou anticholestérolémiant[47], alors que leur « service rendu » est des plus contestables ; les très graves effets secondaires provoqués par certains anti-inflammatoires non stéroïdiens, tels que les *inhibiteurs de la cyclo-oxygénase 2,* là aussi mis sur le marché sans sécurité suffisante[48] ; les risques liés à la prescription du *Rosiglitazone*, un médicament utilisé pour traiter le diabète de type 2 ; et n'oublions pas l'affaire du sang contaminé[49], pour laquelle les trois anciens ministres mis en examen seront finalement disculpés ; et plus récemment celle du Mediator®, sur laquelle je reviendrai.

Si, pour la plupart d'entre elles, ces affaires mettent directement l'industrie pharmaceutique en cause, elles n'innocentent pas pour autant le corps médical dans son ensemble, et les autorités de santé, plus particulièrement l'agence qui donne l'Autorisation de mise sur le marché, la fameuse AMM, hier l'AFSSAPS, (l'Agence française de sécurité sanitaire des produits de santé),

* *Voir le chapitre XIV.*

aujourd'hui l'ANSM, (l'Agence nationale de sécurité du médicament et des produits de santé). Il ne s'agit pas de critiquer ces institutions sans preuve, ni une fois de plus d'entrer dans un débat inutile, mais seulement de dire la vérité en toute indépendance ; car les victimes de ces affaires ont été nombreuses et très gravement atteintes. Et c'est probablement là que devraient intervenir le Conseil de l'Ordre des médecins et celui des pharmaciens, étant donné les problèmes déontologiques que posent de telles prescriptions ; afin que ces dérapages n'existent plus. C'est donc malheureusement ainsi que naissent certaines des affections ou maladies de notre temps, dans le cadre d'un environnement bien particulier puisqu'il est médical et pharmaceutique, donc une fois de plus le fait de la main de l'homme.

Excès de marketing et dérives prescriptionnelles

Les dérapages prescriptionnels sont un autre aspect, et je ne peux ici que saluer le combat méritoire de ma consœur Irène Frachon, pneumologue au Centre hospitalo-universitaire de Brest, qui a eu le courage de révéler l'affaire du Mediator®[50]. Avec pour conséquence, comme on le sait, liée à la prescription illégitime de ce médicament, la survenue d'affections cardiovasculaires extrêmement sévères. Mais entendons-nous bien : il convient de dénoncer ici non pas tant l'aléa thérapeutique occasionnel, autrement dit non intentionnel, qu'il soit ou non causé par une faute du prescripteur, ce qui est évidemment regrettable ; que surtout les recommandations de prescriptions effectuées officieusement par un laboratoire, quel qu'il soit, dans une indication non validée par une AMM. Or aujourd'hui, qu'elles se fassent sous la pression du marketing industriel, sous celle d'une opinion non scientifiquement validée, émanant du corps médical lui-même, ou encore qu'elles soient liées à la décision personnelle d'un médecin, les dérives prescriptionnelles sont extrêmement fréquentes.

C'est le cas de très nombreux médicaments, en particulier des antidépresseurs, anxiolytiques ou psychotropes, pour lesquels les dérapages sont liés au fait que le diagnostic de l'affection en cause n'ayant pas été porté, le médecin tente de se dédouaner de son insuffisance, en répondant à la demande du malade par une telle prescription ; ou encore, à l'inverse, le diagnostic l'ayant été, mais sans preuve objective suffisante, cette prescription est réalisée *apparemment* dans le cadre de l'AMM, alors qu'en réalité, en raison de l'inexactitude du diagnostic, elle ne l'est toujours pas.

L'affaire du Mediator® est caricaturale en ce qu'elle révèle la façon dont est organisé notre système de santé en matière de pharmacovigilance. Entre le moment des premières observations cliniques et celui du retrait du marché de ce médicament, il a fallu plus de dix ans à Irène Frachon et à ses confrères médecins pour convaincre les autorités de santé des graves complications provoquées. Cette affaire n'est en réalité que la partie émergée d'un iceberg. Des dizaines d'autres affaires semblables à celle du Mediator® sont en effet possibles et donc risquent de sortir un jour ou l'autre dans les médias si, d'ici là, nos services de pharmacovigilance, résistant aux pressions de l'industrie pharmaceutique et donc œuvrant réellement de façon indépendante, ne mettent pas de l'ordre dans la maison. Or c'est d'une véritable révolution pharmacologique et pharmaceutique qu'il s'agirait ici.

Pharmacopée pléthorique et prise de risques démesurés

À cela s'ajoute le fait que sous la pression des intérêts économiques, de trop nombreux médicaments ont été et sont encore mis sur le marché sans considération suffisante sur leur réelle utilité clinique en matière d'efficacité et de tolérance ; ce qui aboutit aujourd'hui à une lourdeur ubuesque et extrêmement dangereuse. Comment peut-on imaginer qu'un médecin puisse parfaitement connaître les propriétés pharmacologiques et le maniement clinique en toute sécurité de chacun des 4000 médicaments de l'actuelle pharmacopée[51] ? Or il s'avère que sur ces 4000 médicaments, on peut estimer qu'au maximum 500 d'entre eux seraient réellement utiles, et que retirer les 3500 autres qui ne le sont pas ou trop peu ne changerait rien à l'état sanitaire de notre pays ; ou mieux, en diminuant le nombre de complications iatrogéniques, permettrait de l'améliorer tout en réduisant de façon appréciable les dépenses de l'assurance-maladie. Le bien-être de nombreux malades s'en trouverait augmenté et les économies de l'État, amplifiées.

Au-delà des conflits d'intérêts et des éventuelles rancœurs et querelles des uns à l'encontre des autres au sein du corps médical, sans doute est-il urgent de mettre un peu d'ordre et de sérieux dans la profession et d'appréhender la situation actuelle à sa juste valeur. Le fait que le système économique dans son ensemble soit basé sur la réalisation coûte que coûte de gains financiers exorbitants, et la façon dont nous concevons la gestion des problèmes de santé, basée quasi exclusivement sur les soins et non sur la prévention, sont les deux facteurs à l'origine des dérapages actuels qui, de-ci de-là, émaillent notre politique de santé. C'est donc d'un renforcement de leur compétence et surtout d'une plus grande transparence et indépendance des instances de régulation face aux pressions de l'industrie que pourrait provenir l'espoir d'un meilleur « service rendu » à nos concitoyens.

Chapitre XII
La queue du chien d'Alcibiade

« J'entends dans le lointain des cris prolongés de la douleur la plus poignante. »

Isidore Lautréamont (1846-1870)

« Les stoïciens prétendaient qu'on supprime la douleur en la niant ; la chose est contestable pour la douleur, mais elle est rigoureusement vraie pour la perfectibilité morale. »

Julien Benda (1867-1956)

Le temps des victimes ne s'arrête pas là où je les ai laissées. Il n'y a pas que les manœuvres mercantiles de l'industrie, ni l'incurie des pouvoirs publics. Il y a aussi, comme nous l'avons découvert tout au long de cette odyssée, la dégradation irréversible de notre environnement et les affections et maladies qui en résultent. En France et à l'étranger, une frange croissante du corps médical prend désormais conscience de l'ampleur des dégâts et de ses conséquences sur la santé[1]. À côté des allergies et des intolérances alimentaires[2] sont apparues durant ces trente ou quarante dernières années des affections entièrement nouvelles, relevant des effets des produits chimiques et/ou des rayonnements sur l'organisme. Or c'est ici d'une fabrique semblable à la précédente qu'il s'agit : celle d'un diable d'autant plus pernicieux qu'il a pris corps dans des entreprises nationales ou multinationales[3], et finalement dans l'ensemble de nos sociétés avides de progrès technologiques à n'importe quel prix.

L'exploration des continents précédents m'a conduit à étudier des affections et maladies qui, en général, sont connues du corps médical. Celles que j'envisage dans ce chapitre sont, pour certaines d'entre elles, peu connues ou même encore inconnues de lui. Causées principalement par la pollution chimique et/ou électromagnétique, et touchant principalement le système nerveux, mais aussi les appareils respiratoire et digestif de notre organisme, et éventuellement la peau, elles sont l'objet de recherches intensives que nous poursuivons dans le cadre de collaborations internationales.

Après avoir tenté de répondre aux différentes questions soulevées par les allergies, ce sont les intolérances et hypersensibilités aux produits chimiques et aux champs électromagnétiques que j'analyse ici. Le point capital est que l'étude de ces nouvelles pathologies renforce considérablement la théorie environnementale des affections et maladies telle que je l'ai développée au fil des pages précédentes.

L'imposante progression des allergies et pseudo-allergies

Les allergies *stricto sensu* posent de très sérieux problèmes de santé publique. Causées par des allergènes, celles-ci mettent en lumière le rôle indiscutable de l'environnement. Mais rejoignant les préoccupations de Pasteur concernant les infections, on sait qu'elles sont aussi tributaires du terrain, une forme particulière d'hypersensibilité, appelée ici «atopie»[4]. En 2010, on estimait à 22 millions le nombre de nos concitoyens devenus allergiques, soit un sur trois! C'est à l'évidence beaucoup plus qu'il y a quarante ans où la prévalence ne dépassait pas 4 %, et même qu'il y a trente ans où elle atteignait 10 %. Les allergies occupent donc l'un des tout premiers rangs des affections et maladies chroniques[5]. Le classique eczéma atopique est le plus fréquent, devant l'asthme et la rhinite allergique (le célèbre rhume des foins).

L'asthme, par sa gravité potentielle et sa chronicité, est devenu un enjeu majeur de santé publique dans les pays industrialisés à fort niveau de vie. C'est le cas de l'Europe où un enfant sur sept serait asthmatique[6]. En France, son incidence a doublé en 20 ans et aujourd'hui, sa prévalence est estimée à 8 % de la population. Ainsi est-on amené une fois de plus à tirer la sonnette d'alarme[7].

Quelles sont les causes des allergies? Un grand nombre de sujets allergiques présentent une hypersensibilité héréditaire à différents allergènes, ce qui signifie que le terrain, ici l'atopie, y joue un rôle essentiel. Mais ce facteur est-il seul en cause pour expliquer l'explosion d'incidence actuelle? L'apparition d'une atopie chez des personnes qui initialement ne la possédaient pas a été incriminée. Un tel changement, considéré sous l'angle de la génétique, ne saurait cependant expliquer à lui seul l'augmentation considérable dans de nombreux pays du nombre de sujets allergiques en seulement trois ou quatre décennies. Car c'est uniquement en une à deux générations qu'il serait survenu, ce qui est rigoureusement impossible au plan de la génétique formelle[8]. Qu'il s'agisse d'allergies respiratoire, alimentaire ou cutanée, des facteurs environnementaux sont donc en cause. Ils pourraient être à l'origine non seulement d'une exacerbation du terrain atopique chez certains malades[9], mais aussi d'une modification de la structure chimique de certaines molécules présentes naturellement dans l'environnement, que la cause en incombe au changement climatique ou à la pollution. Ce qui leur conférerait les propriétés d'allergènes qu'elles n'avaient pas antérieurement.

Autre hypothèse : la contamination de notre organisme par les très nombreuses substances issues de l'industrie chimique qui, au moins pour certaines d'entre elles, pourraient se comporter comme des allergènes. Il ne s'agit donc pas ici de considérer seulement les classiques allergènes naturels, tels que les poils de chat ou de chien, les acariens, les moisissures ou les pollens[10], mais aussi l'existence d'allergènes artificiels en provenance de l'industrie.

On doit en outre tenir compte d'un possible effet direct sur l'organisme des très nombreuses substances chimiques pro-inflammatoires, résultant d'activités industrielles effectuées sans précaution ou mises sur le marché sans discernement depuis plusieurs décennies. Comme on le sait, cette situation a impliqué l'élaboration du règlement européen REACH[11]. Un certain nombre de ces substances jouent en fait certainement un rôle dans l'apparition d'affections qualifiées d'« allergies », sans pour autant que leurs effets sur l'organisme aient été prouvés dépendre *stricto sensu* de tels mécanismes[12]. Or, confondues avec les allergies, ces affections sont tenues en grande partie pour être responsables de l'augmentation d'incidence actuelle. L'allergie vraie doit donc être fondamentalement distinguée des autres phénomènes non spécifiques d'intolérance, que nous regroupons sous le terme de *pseudo-allergies,* et pour lesquels l'inflammation en cause n'implique pas nécessairement la mise en jeu d'allergènes, ni même l'existence de mécanismes immunitaires[13]. Ainsi « l'asthme », tel qu'on le dénomme et reconnaît aujourd'hui en tant qu'ALD, n'est-il tributaire, qu'environ une fois sur deux de phénomènes réellement allergiques, tandis que dans les autres cas, ce sont en fait des mécanismes d'irritation inflammatoire de la muqueuse bronchique, entrant dans le cadre des pseudo-allergies qu'il faut considérer[14]. Qu'elle relève d'allergie vraie ou de pseudo-allergie, la prise en charge de l'ensemble de ces malades coûte très cher à la société, en raison du nombre de personnes atteintes et de la chronicité de l'évolution.

La sensibilité multiple aux produits chimiques

Août 2008 à Paris. Adrienne Spouse, une femme médecin, membre de l'Académie américaine de médecine environnementale et exerçant à New York, vient me voir pour s'informer de l'état de nos recherches. À cette occasion, elle me remet le livre de Theron G. Randolph concernant la « susceptibilité » humaine à l'environnement chimique[15]. C'est en effet à cet allergologue américain qu'on doit dès 1950 la description clinique d'un syndrome de « susceptibilité » aux produits chimiques qui sera plus tard dénommé « Multiple Chemical Sensitivity » (ou sensibilité chimique multiple), le classique MCS[16]. Cette affection est encore ignorée de la plupart des médecins. Bien que concernant un nombre croissant de malades, elle relève toujours du domaine de la recherche, ce qui explique les dénominations diverses et variées qu'on lui a attribuées, sans réel fondement scientifique[17]. Le tableau clinique est relativement stéréotypé. Le diagnostic repose sur plusieurs critères établis aux États-Unis lors d'une réunion de consensus international[18]. Il s'agit d'une affection chronique présentant des symptômes reproductibles, en réponse à de faibles niveaux d'exposition à de multiples produits chimiques et qui diminuent d'intensité ou disparaissent quand cesse l'exposition aux produits en cause[19].

Relatons simplement, comme j'ai pu l'observer, ce que subissent les malades victimes de ce type d'intolérance. Les symptômes sont déclenchés par des produits chimiques volatils présents dans l'air intérieur des lieux de travail et/ou d'habitation, et disparaissent partiellement ou totalement en leur absence, c'est-à-dire lorsque les malades s'éloignent de ces lieux ou, ce qui est plus difficile, lorsqu'ils font disparaître l'ensemble des produits qui les incommodent. Il y a des précisions qu'apportent les malades et qui permettent de reconnaître ce type d'intolérance. Inlassablement, les griefs se portent sur des produits artificiels : les parfums, les cosmétiques, les vernis à ongles, les déodorants, les produits de nettoyage dont l'eau de Javel, les lessives et les savons du commerce, les fumées de tabac, les solvants et peintures à l'huile, les émanations de colle contenant du *Formaldéhyde*, les pesticides, les gaz d'échappement des voitures, les encres fraîches, etc.[20] Ainsi certains malades ne supportent-ils plus la lecture des livres neufs ou des magazines récemment imprimés, ni les photocopies. Fréquemment, le ressenti olfactif à ces produits se manifeste par des maux de tête, des nausées et, comme dans la maladie d'Alzheimer, par des troubles cognitifs à type de déficit de l'attention et de la concentration, et une perte de mémoire immédiate[21]. À cela s'ajoutent l'insomnie et, de façon retardée, une très grande fatigue. Selon notre expérience, ces manifestations cliniques sont cependant insuffisantes à elles seules pour porter le diagnostic de MCS. Conjointement aux symptômes précédents, il est en effet primordial de mettre en évidence de façon directe ou indirecte l'existence d'une inflammation cutanéo-muqueuse, traduite cliniquement en particulier par l'existence de fourmillements ou de picotements, ou d'une sensation de brûlure[22] au niveau du visage, des lèvres et/ou de la sphère bucco-pharyngée[23]. À noter que dans les formes plus sévères, cette inflammation siège au niveau bronchique et/ou œsophagien ou encore urinaire, entraînant alors soit des troubles respiratoires à type de bronchospasmes pouvant simuler des crises d'asthme, soit des troubles digestifs ou urinaires.

Point capital : en l'absence de traitement, l'affection évolue vers une augmentation de la sensibilité à des produits chimiques volatils de plus en plus nombreux, et cela pour des concentrations de plus en plus faibles ; puis elle passe à la chronicité pour finalement aboutir à une maladie auto-immune ou endocrinienne, plus rarement à un cancer[24]. En outre, comme dans l'intolérance aux champs électromagnétiques et cela d'autant plus que les deux affections peuvent coexister chez un même malade, la survenue d'une maladie dégénérative du système nerveux est possible.

L'Allemagne, puis les États-Unis et le Canada, ont été les premiers à reconnaître l'existence du MCS. Notre pays ne l'a toujours pas fait. Pourtant, l'OMS a classé cette affection dans le cadre des *intolérances environnementales idiopathiques,* admettant en quelque sorte son origine environnementale sans toutefois en préciser la cause chimique[25]. À la suite des travaux de Theron Randolph, certains chercheurs ont pensé que le MCS relèverait de phénomènes allergiques «de type non précisé» selon la terminologie de l'OMS[26]. Notre hypothèse est qu'en réalité, pour rendre compte des symptômes cliniques et des anomalies biologiques observés, ce syndrome entrerait dans le cadre des *pseudo-allergies* et que sans exclure la possibilité d'une inflammation cutanéomuqueuse, le mécanisme princeps en serait, comme pour l'intolérance aux champs électromagnétiques, l'induction d'une inflammation cérébrale localisée plus particulièrement au niveau du système limbique[27]. C'est ce que révèle l'étude que nous avons réalisée par échodoppler cérébral pulsé et utilisant différents marqueurs biologiques[28]. Et c'est aussi l'hypothèse formulée aux États-Unis par la biologiste Claudia Miller[29]. Le déroulement du processus serait ici particulier puisque les substances chimiques inhalées, en particulier les vapeurs de mercure en provenance des amalgames dentaires métalliques[30], après avoir créé de l'inflammation au niveau de la muqueuse nasale, pénétreraient dans la gaine du nerf olfactif et, ainsi, parvenant au système limbique, y généreraient une neuro-inflammation[31].

Champs électromagnétiques et santé : les effets délétères sont-ils bien réels ?

Comme le rappelle le physiologiste Pierre Le Ruz[32], grâce à des études réalisées notamment dans le cadre de la médecine aérospatiale des armées, on sait depuis 1980 que les champs électromagnétiques émis par les radars sont nocifs pour la santé. Dans le sillage des observations précédentes, sans doute doit-on rendre hommage à Roger Santini, l'un des tout premiers dans notre pays à avoir attiré l'attention des pouvoirs publics sur les risques sanitaires liés à la présence des antennes relais[33] et à l'utilisation abusive des téléphones portables[34]. Ce qui est remarquable ici c'est que dès 1984, ce médecin avait compris le rôle mutagène et cancérigène des microondes, c'est-à-dire des champs électromagnétiques non thermiques, donc d'énergie faible[35]. Roger Santini est décédé en juin 2006, avant que son message fut entendu, alors qu'un mois auparavant il recommandait l'application immédiate du *principe de précaution* en matière de téléphonie mobile. Le déni des pouvoirs publics n'a guère changé, mais fort heureusement une frange croissante du corps médical et du grand public prend désormais conscience des risques. Aujourd'hui, bon nombre d'ouvrages scientifiques et de publications sont venus confirmer que les champs électromagnétiques non thermogènes sont tout autant nocifs pour la santé que ceux entraînant des effets thermiques[36]. Et l'affaire est devenue trop grave en termes de santé publique pour que les médecins et chercheurs ayant gardé leur indépendance scientifique face aux opérateurs et aux différents pouvoirs quels qu'ils soient, ne fassent pas le nécessaire pour faire entendre leur voix auprès des autorités administrative, économique ou politique. Et ils sont de plus en plus nombreux !

Il y a plusieurs années que l'ARTAC travaille en lien étroit avec Lennart Hardell, un épidémiologiste suédois internationalement connu pour ses travaux de recherche dans le domaine des cancers environnementaux, et plus récemment avec Gérard Ledoigt, un chercheur en biologie cellulaire[37], dans le but de préciser les mécanismes biologiques à l'origine des effets cancérigènes des champs électromagnétiques.

Je n'ai pas l'intention ici d'entrer une fois de plus dans le débat mis sur la place publique pour savoir si oui ou non les champs électromagnétiques sont susceptibles d'induire des cancers ; ou encore de provoquer une affection entrant dans le cadre de ce qui a été défini par un groupe d'experts internationaux à l'attention de la Commission européenne comme relevant de l'*électro-hypersensibilité*[38]. Avec mes collègues suédois et allemands, je me suis déjà notoirement exprimé sur ce sujet en 2009, à l'occasion d'un colloque organisé en France, au Sénat[39]. Je ne peux donc que confirmer ce que nous avons déclaré à l'époque* et ce qu'avec mon équipe, nous avons publié sur cette thématique[40], à savoir qu'en matière de cancer, le risque existe et cela d'autant plus s'il s'agit d'enfants ou d'adolescents[41]. C'est d'ailleurs ce qu'avait confirmé l'OMS en classant les champs électromagnétiques de basses et extrêmement basses fréquences dans le groupe 2B, autrement dit comme *possiblement* cancérigènes, et ce qu'elle vient de faire plus récemment pour les radiofréquences et hautes fréquences[42]. En fait, ce n'est pas tant le risque majoré de cancer qui est la conséquence évolutive possible d'une exposition électromagnétique prolongée[43] que surtout celui d'une maladie d'Alzheimer ou d'une autre affection du système nerveux. C'est ce qu'ont révélé de très nombreuses études épidémiologiques[44] et ce qu'ont établi en 2007, puis en 2012, deux rapports de consensus internationaux – les rapports *Bioinitiative*[45] – émanant des meilleurs spécialistes mondiaux en la matière. Ainsi, en dépit des polémiques suscitées dans notre pays par les opérateurs et quelques médecins ou chercheurs, ces rapports n'en demeurent

* *Voir l'annexe II.*

pas moins une base scientifique solide pour qui veut comprendre les risques réels des champs électromagnétiques sur notre santé.

Le syndrome d'intolérance aux champs électromagnétiques

En raison du nombre de personnes potentiellement touchées dans le monde et de ses conséquences possibles chez les sujets jeunes, le domaine que j'aborde maintenant est tout autant, si ce n'est encore plus sérieux en termes de santé publique : il s'agit, comme je l'ai évoqué, de l'intolérance aux champs électromagnétiques[46]. Car l'évolution peut se faire, comme dans le MCS, vers un état d'*hypersensibilité* comparable à ce que les allergologues décrivent sous le terme d'atopie, mais qualifié ici d'*électro-hypersensibilité*[47], en raison de mécanismes d'apparition différents. Qu'elle concerne les champs électromagnétiques ou les produits chimiques, l'hypersensibilité doit en fait être fondamentalement distinguée de l'intolérance. Elle se définit par deux critères essentiels : d'une part, l'abaissement du seuil de tolérance de l'organisme, ce qui explique qu'au fil du temps, les sujets hypersensibles deviennent intolérants pour des intensités de champs électromagnétiques et/ou des concentrations de produits chimiques de plus en plus faibles ; et d'autre part, l'extension progressive de cette intolérance à l'ensemble des fréquences du spectre électromagnétique et/ou à de multiples produits quelle que soit leur structure chimique[48]. Or cette distinction est relativement subtile. La survenue d'intolérance pour des intensités de champs électromagnétiques ou pour des concentrations de produits chimiques extrêmement faibles, peut discréditer ce que rapportent les malades en jetant la confusion dans les esprits ; une confusion qu'entretiennent dans le public les opposants aux recherches que nous effectuons, parce qu'elle leur permet de clamer l'innocence des champs électromagnétiques et/ou des produits chimiques. Ce qui, bien évidemment, sert leurs intérêts[49]. Et cela d'autant plus que l'intensité des champs électromagnétiques et/ou la concentration des produits chimiques auxquelles sont intolérants les sujets « hypersensibles » sont parfaitement bien tolérées par ceux qui ne le sont pas !

Paris, 9 mai 2008. Faisant suite à l'émission de télévision C dans l'air de la veille au cours de laquelle j'ai été sollicité pour donner un avis sur les risques de cancers relatifs aux champs électromagnétiques, plusieurs dizaines de malades, se disant atteints d'*électro-hypersensibilité*, téléphonent à l'hôpital Georges-Pompidou où j'exerce alors, pour prendre un rendez-vous de consultation. Depuis cette émission, j'ai donc personnellement examiné environ 1 500 d'entre eux ; ce qui conduit notre équipe à faire état aujourd'hui de la plus grande série mondiale de personnes se disant être atteintes d'électro-hypersensibilité, investiguées cliniquement et biologiquement et traitées pour cette affection. Étant donné la nouveauté de cette pathologie, il fallait aller plus loin que le simple discours des uns et des autres, et donc engager des recherches. Il convenait d'abord de s'assurer qu'il s'agissait bien de vrais malades et non de simulateurs, autrement dit décrire l'affection aux plans clinique et biologique et établir les éléments objectifs du diagnostic ; puis, tenter de prouver les liens de causalité avec les champs électromagnétiques ; enfin, mettre au point un traitement. C'est ce que nous avons fait en un minimum de temps grâce à la collaboration exemplaire des malades, à l'aide des associations qui s'en occupent*, à la perspicacité et aux efforts de plusieurs médecins, biologistes et physiciens, tant en France qu'à l'étranger, et au dévouement exceptionnel des chercheurs, professionnels de santé et infirmières de mon équipe.

Ainsi avons-nous pu décrire ce que j'ai dénommé le *Syndrome d'intolérance aux champs électromagnétiques* ou SICEM, un

* La liste des associations est consultable sur le site www.ehs-mcs.org

syndrome clinico-biologique aujourd'hui internationalement connu et reconnu, et dont les critères diagnostics viennent d'être publiés[50]. Celui-ci s'accompagne dans la très grande majorité des cas d'une électro-hypersensibilité et concerne deux fois sur trois les femmes et de façon remarquable, certaines professions exposées : informaticiens, électroniciens, personnels des aéroports, commerciaux utilisant de façon fréquente un téléphone portable, standardistes, etc. Mais il peut en réalité survenir chez n'importe qui, en particulier chez les enfants et adolescents en cas d'utilisation abusive à l'oreille d'un téléphone portable et/ou d'un téléphone mobile sur socle ou DECT[51], ou encore en cas d'usage immodéré d'une tablette ou d'un ordinateur fonctionnant en Wi-Fi[52] ; plus rarement, si le lieu de vie est situé à proximité d'un pylône comportant plusieurs antennes relais, d'une éolienne, d'une ligne à haute ou très haute tension, ou encore d'un transformateur ou d'une voie ferrée électriques.

Ce syndrome comprend schématiquement deux phases principales avant d'évoluer, en l'absence de traitement et de sevrage électromagnétique, vers un stade d'irréversibilité.

Au début, de façon inaugurale, surviennent des troubles de la sensibilité cutanée[53], puis des maux de tête[54] souvent accompagnés d'acouphènes[55] et d'une intolérance au bruit[56]. Sont en outre souvent associées des anomalies de la sensibilité profonde, avec dans ce cas la possibilité d'apparition de « vertiges » et de déséquilibre à la marche[57] ; parfois même certains malades accusent un déficit brutal de leur force musculaire, évoquant ce que j'ai dénommé un *ictus paralytique transitoire*[58]. Surtout comme dans le MCS, surviennent quasi constamment des troubles cognitifs, à type de déficit de l'attention et de la concentration, et de perte de mémoire immédiate[59]. À cette symptomatologie fonctionnelle, essentiellement neurologique, peuvent s'associer des troubles oculaires ou auditifs[60], des lésions cutanées éventuellement prurigineuses dans le territoire du corps exposé aux rayonnements[61], des douleurs dans les muscles et/ou les articulations[62], des symptômes végétatifs manifestés par la survenue d'épisodes d'oppression thoracique, d'accélération du rythme cardiaque et/ou d'instabilité tensionnelle[63], des signes digestifs à type de nausée, diarrhée ou constipation, enfin parfois des troubles vésicaux pouvant aller jusqu'à l'incontinence. Bref, un ensemble de symptômes qui, point capital, orientent vers une affection somatique organique, et non vers une pathologie psychosomatique ou même psychiatrique.

Ensuite apparaît *la phase d'état*, caractérisée par une triade symptomatique comprenant insomnie, fatigue extrême[64] et tendance dépressive, le tout évoluant sur un mode chronique. Or c'est à ce stade que le tableau clinique peut orienter faussement vers une affection psychiatrique, car sous l'effet des champs électromagnétiques, certains malades peuvent présenter des hallucinations auditives ou visuelles, et des troubles à type d'irritabilité ou même de véritables crises de panique, alors que les symptômes fonctionnels inauguraux réapparaissent sous la forme de manifestations aiguës ou subaiguës, à chaque exposition aux champs électromagnétiques ; mais sans nécessairement que la cause réelle en soit toujours perçue.

Quand quelques brebis galeuses se prennent pour les premiers moutardiers du pape !

C'est aussi dans les années 1980 en Suède et en Norvège que les symptômes présentés par les premières personnes exposées aux champs électromagnétiques émis par les écrans cathodiques ont été décrits[65]. Toutefois, c'est plus récemment que l'affection a été caractérisée du point de vue symptomatique et évaluée en termes de santé publique[66].

En effet, comme le MCS, le SICEM devrait être officiellement classé dans le cadre de ce que l'OMS définit comme *l'intolérance* *environnementale idiopathique** qui, par principe et comme je l'ai mentionné, regroupe des affections pour lesquelles elle admet leur origine environnementale, sans pour autant en reconnaître les causes précises[67]. Faute d'une connaissance suffisante de ces nouvelles pathologies, certains médecins doutent encore de leurs liens de cause à effet avec les produits chimiques ou avec les champs électromagnétiques. Pire : certains d'entre eux, qu'ils aient ou non contracté des liens de dépendance avec les opérateurs, déclarent publiquement qu'il n'y a aucun risque lié aux champs électromagnétiques, que tout ce qui est affirmé à ce sujet n'est pas fondé scientifiquement, que les malades concernés sont en fait atteints de maladies psychosomatiques ou psychiatriques, et donc qu'on ne doit pas tenir compte de ce qu'ils disent ; que l'ensemble de nos concitoyens ne peut que retirer des bénéfices à utiliser sans limite leurs téléphones portables et leurs DECT, à se servir de tablettes ou d'ordinateurs équipés en Wi-Fi, à s'éclairer grâce à des ampoules à basse consommation, à utiliser des plaques à induction pour la cuisson des aliments, etc. Bref, une fois de plus, c'est le diable qui parle et sa fabrique qui nous est proposée. En outre, pour se disculper, ce n'est pas la lune qu'on incite à regarder mais le doigt de ceux qui la montrent.

Tout cela n'a d'autre but que de servir les intérêts des opérateurs[68]. Le drame ici est qu'on ostracise les malades, qu'on tente de les faire passer pour des psychopathes. Et cela est d'autant plus critiquable qu'en 2002, peu avant son départ à la retraite, la directrice de l'OMS, la Norvégienne Gro Harlem Brundtland, déclara publiquement que « les téléphones portables et les ordinateurs l'avaient rendue malade » ; que l'OMS n'a toujours pas statué définitivement sur le sujet ; qu'en 2009, le Parlement européen dans sa résolution du 2 avril 2009 a voté à l'unanimité l'existence de risques sanitaires liés aux champs électromagnétiques[69], et donc

* *Voir l'annexe III.*

a appelé à prendre des mesures de précaution, dont notamment l'abaissement des seuils réglementaires actuels ; et qu'il en a été de même le 27 mai 2011 dans la résolution 1815 de l'Assemblée parlementaire du Conseil de l'Europe[70] qui, en se référant à nos travaux, a recommandé une attention toute particulière à l'égard des personnes électro-hypersensibles atteintes de SICEM, et de prendre des mesures appropriées pour les protéger[71] ; que le 26 juin 2013, la directive 2013/35/UE du Parlement européen et du Conseil a préconisé, dans le cadre d'une politique de gestion des risques, un niveau de protection élevé pour les catégories de travailleurs exposés aux champs électromagnétiques, et a imposé aux employeurs de faire en sorte que les risques sur les lieux de travail soient les plus faibles possibles[72]. En France, depuis la loi Abeille, il semble qu'une reconnaissance de l'affection commence à poindre, tout au moins au plan judiciaire, comme en témoigne le jugement rendu le 8 juillet 2015 par un tribunal de Toulouse accordant une prestation de compensation de handicap à une malade que j'ai eu l'occasion de soigner. À noter que malgré l'interjection en appel effectuée par la Maison départementale des personnes handicapées (MDPH), cet appel a été jugé irrecevable par la Cour nationale de l'incapacité et de la tarification de l'assurance des accidents du travail, parce que la MDPH avait fait appel tardivement. Si, compte tenu de ce vice de forme, le jugement ne pourra pas être repris dans son intégrité, il est néanmoins une alerte sérieuse, au plan juridique, pour tous ceux qui dénient les atteintes à la santé provoquées par les champs électriques.*

Le pape avignonnais Jean XII aimait la moutarde. Il en consommait avec tous les aliments. Pour l'un de ses neveux, il créa la charge de *premier moutardier*. De là le proverbe bien connu à l'attention de ceux qui se donnent des airs d'importance

* On lira à ce sujet le nouveau livre du Pr de droit Olivier Cachard : *Le droit face aux ondes électromagnétiques*, Éd. Lexis-nexis, 2016.

et s'imaginent être au-dessus des autres, alors qu'ils n'en ont pas les moyens. Nul doute que procèdent ainsi ceux qui aujourd'hui, en particulier dans notre pays, combattent sans preuve réelle le rôle néfaste des champs électromagnétiques sur la santé et, de façon plus générale, le nouveau paradigme environnementaliste en train de naître : ils se croient les premiers moutardiers du pape.

A-t-on la preuve que les champs électromagnétiques sont bien en cause ?

À la question de savoir si les malades électro-hypersensibles sont des simulateurs, la réponse est bien évidemment non. Lorsqu'on les interroge, c'est en pleine lucidité qu'ils affirment que les symptômes cliniques apparaissent et disparaissent selon la présence ou non d'une source électromagnétique. Dans la très grande majorité des cas, leur discours est cohérent. Je n'ai donc aucune raison particulière de mettre en doute leur propos. De même, à la question de savoir si ces malades sont atteints d'affections psychosomatiques ou psychiatriques, on ne peut là aussi que répondre négativement, tout au moins lorsqu'on les examine au début. Car nous avons pu mettre en évidence l'existence de critères biologiques et d'imagerie médicale suffisamment précis permettant d'affirmer objectivement qu'on est bien en présence d'une affection cérébrale somatique et non psychiatrique ou même psychosomatique, comme certains le prétendent. Ce que confirment bien entendu la reproduction de l'affection chez des animaux d'expérience soumis à de tels champs et, point capital, la survenue, chez ces animaux, d'anomalies biologiques identiques à celles que nous avons décelées chez les malades[73].

La mise en évidence de marqueurs biologiques, dans le sang de ces derniers, est essentielle parce qu'elle permet non seulement de porter un diagnostic objectif, mais aussi de caractériser l'affection dont ils sont atteints au plan physiopathologique[74]. Ainsi a-t-on mis en évidence une ouverture de la barrière hémato-encéphalique et découvert l'existence quasi constante d'un déficit du flux sanguin vasculaire dans les régions limbique et paralimbique des lobes temporaux[75]. En fait, les anomalies précédentes, qu'elles relèvent des résultats obtenus grâce à la réalisation de tests biologiques ou d'examens d'imagerie médicale sont communes à l'électro-hypersensibilité et au MCS, ce qui plaide en faveur d'une seule et même affection pathologique causée par les champs électromagnétiques et/ou les produits chimiques[76]. Or, de façon essentielle, on a pu vérifier que ces anomalies disparaissaient ou tout au moins régressaient nettement, en cas de suppression de l'un et/ou l'autre de ces deux types de facteurs liés à l'environnement, ce qui en vérité témoigne de leur rôle causal dans la genèse de cette affection.

Ainsi ces différentes recherches permettent-elles non seulement de reconnaître objectivement l'affection et donc d'affirmer qu'il s'agit de vrais malades, mais aussi de prouver l'existence d'un dysfonctionnement cérébral, de montrer qu'il est de nature toxique et d'origine environnementale, d'en comprendre les mécanismes au plan moléculaire[77] et enfin, et surtout, de poser l'hypothèse selon laquelle, comme dans la sensibilité multiple aux produits chimiques, l'électro-hypersensibilité impliquerait le système limbique et le thalamus.

En vérité, le meilleur argument selon lequel les malades se disant électro-hypersensibles sont des malades sensibles aux champs électromagnétiques et indemnes de toute affection psychiatrique au moment où ils consultent, c'est que sous traitement et mesures de protection appropriées, dans environ 60 à 70 % des cas les symptômes cliniques et anomalies biologiques d'intolérance régressent de façon partielle ou complète, permettant ainsi le retour à une vie quotidienne presque normale[78].

QUAND LES RESPONSABLES POLITIQUES UTILISENT TOUJOURS LE MÊME STRATAGÈME

Si personne ne peut plus nier l'existence même des malades qui se disent être électro-hypersensibles et/ou sensibles aux produits chimiques, la question lancinante posée par les responsables administratifs et politiques, et même encore par certains professionnels de santé dubitatifs, c'est qu'on leur apporte la preuve que les champs électromagnétiques et/ou les produits chimiques sont bien la cause des symptômes observés. Alors que si on appliquait à la lettre le principe de l'inversion de la charge de la preuve, tel qu'il est inscrit dans le règlement REACH concernant les produits chimiques mis sur le marché, ce serait aux opérateurs de prouver que la mise à disposition du public de leur technologie sans fil n'est pas nuisible pour la santé. Ce qu'ils n'ont jamais été capables de faire. Pourtant, négligeant ce principe de bon sens et de justice, voilà plus de dix ans que les pouvoirs publics et politiques, en créant des commissions *ad hoc*, cherchent à se faire une opinion sur le sujet tout en se montrant des plus réservés sur les mesures à prendre, parce que sensibles à la pression des lobbies et redoutant en quelque sorte que la vérité se fasse jour. Ce qui explique que des politiciens en soient arrivés aujourd'hui à qualifier le ressenti des malades et l'opinion d'une grande partie du public, comme relevant de « peurs irrationnelles »[79].

On ne peut que souligner la stupidité de tels propos et la non-validité scientifique des expertises, réalisées année après année en particulier dans notre pays, par des « experts » désignés pour la plupart, non pas selon leur expérience clinique ou biologique en la matière, mais en fonction de leur opinion a priori favorable au pouvoir politique ou administratif en place et, bien qu'ils s'en défendent, à l'industrie[80]. Alors que simultanément, le nombre de malades atteints d'électro-hypersensibilité prend des proportions alarmantes[81]. Nier la possibilité d'effets toxiques des champs électromagnétiques et/ou des produits chimiques dans la genèse d'une hypersensibilité est donc devenu un mauvais procès.

On connaît, depuis l'illustre moraliste grec que fut Plutarque, la fable d'Alcibiade[82]. Ce dernier coupa la queue de son chien uniquement pour qu'on parlât de cela à tout le monde à Athènes, alors que chacun de ses amis le blâmait d'avoir ainsi abîmé son si bel animal. Voici ce qu'il leur répondit : « Tout ce que je demande, c'est que les Athéniens aillent caqueter de cela, afin qu'ils ne disent rien de pire sur moi. » C'est précisément ce que font nos responsables politiques, lorsque la société civile leur soumet de façon pressante un problème qu'ils ne veulent pas résoudre. Le principe sur lequel est basée leur réponse est immuable : fuir toute vérité contraire aux intérêts qu'ils jugent prioritaires. Et pour cela faire semblant d'œuvrer en créant commission sur commission, expertise sur expertise, rapport sur rapport et même agence sur agence, afin de donner le change ! Tout en retardant le plus possible l'émergence de la vérité. On l'a vu avec le problème de l'amiante, on le voit aujourd'hui avec celui des champs électromagnétiques, l'objectif est toujours le même : faire diversion en cherchant à attirer l'attention du public ailleurs… Et cet ailleurs, en raison des problèmes géopolitiques et socio-économiques actuels, ne manque pas !

Vers un élargissement du paradigme environnementaliste

Faire diversion n'a qu'un temps. Obligé de s'exiler, Alcibiade l'apprit à ses dépens. En effet, les Athéniens ne furent pas dupes. Ils comprirent bien vite la supercherie. La fable ne dit pas ce qu'il advint du chien, mais gageons qu'il eut finalement une vie plus heureuse que celle de son maître[83]. Or si on se détourne de la fable et des stratagèmes politiciens qui éventuellement s'y rapportent, nos observations cliniques conduisent en réalité à une série d'hypothèses et de découvertes remarquables.

La mise en évidence d'une intolérance aux champs électromagnétiques et/ou aux produits chimiques ouvre la porte à un cadre pathologique élargi, car les effets sur l'organisme apparaissent bien plus étendus qu'on aurait pu le penser de prime abord. L'évolution de ces deux types d'intolérance doit être considérée.

C'est chez l'enfant, en raison de son extrême vulnérabilité, que la survenue de troubles majeurs liés aux champs électromagnétiques est le plus à redouter[84]. J'ai vu en consultation des gamins de deux à trois ans et même des nourrissons de trois à quatre mois hurler de douleur en montrant leur tempe avec leurs doigts, lorsque par hasard, ils se trouvaient à proximité d'une borne Wi-Fi. J'ai examiné des enfants plus grands et des adolescents présentant des maux de tête, des troubles de l'attention, de la concentration et de la mémoire, alors qu'il m'était rapporté qu'à l'école, au collège ou au lycée, là où on venait d'installer une antenne relais ou des ordinateurs avec Wi-Fi, l'enseignant ne comprenait pas pourquoi ces enfants ou adolescents présentaient une dyslexie ou des troubles du comportement. Or l'intolérance chez l'enfant peut devenir telle que celui-ci, ne pouvant plus pénétrer dans sa classe, refuse purement et simplement d'aller à l'école. À terme, il est clair que le risque de psychose ne peut être exclu, bien qu'en l'état actuel de nos connaissances nous n'en ayons pas la preuve[85]. J'ai vu en consultation des adolescents ayant abusé du téléphone portable (plusieurs heures par jour) ou d'un ordinateur avec Wi-Fi (plus de 12 heures par jour) présenter un état clinico-biologique proche de la maladie d'Alzheimer; et en particulier l'un d'entre eux, âgé de 15 ans, ayant dormi trois à quatre ans avec son téléphone portable allumé sous son oreiller, être atteint d'une telle pathologie, et donc tenir la main de sa mère, puisqu'il ne pouvait plus trouver la porte de sortie de mon cabinet de consultation. De même, des risques existent en cas d'exposition des femmes enceintes aux champs électromagnétiques, avec pour conséquence la possibilité de fausses couches, l'apparition d'anomalies congénitales chez leur bébé ou, plus tard, celle de manifestations neuropsychiatriques sévères chez leur enfant. Ces risques sont en cours d'étude[86].

Les adultes ne sont pas épargnés. De façon générale, l'évolution peut se faire soit vers une régression durable des symptômes, à condition d'un sevrage précoce, associé au traitement que nous avons mis au point; soit vers un syndrome confusionnel d'intensité variable, ou vers l'apparition progressive d'un véritable état de démence. À noter que dans notre série, chez plusieurs malades atteints de SEP l'utilisation prolongée d'un ordinateur avec Wi-Fi ou d'un téléphone portable a déclenché une nouvelle poussée de la maladie, et même, chez quelques autres, est apparue pouvoir être une cause possible de sa survenue[87]. Et il a semblé en être de même pour certains malades atteints de maladie de Parkinson ou d'épilepsie, l'affection elle-même, ou sa récidive symptomatique, ayant semble-t-il été déclenchée par une exposition aux champs électromagnétiques[88]. D'autre part, dans plusieurs autres cas, l'exposition prolongée aux champs électromagnétiques est apparue pouvoir être à l'origine de troubles du rythme cardiaque, d'instabilité tensionnelle et même d'angine de poitrine ou d'infarctus du myocarde; d'affections dermatologiques chroniques; d'alopécie et de troubles des phanères[89]; de déficits auditifs ou oculaires persistants, sans qu'au moment de leur manifestation clinique, leur existence ait pu nécessairement être prouvée par les explorations classiques; en outre, la survenue d'arthralgies et de myalgies chroniques s'intégrant ou non dans le déclenchement d'une poussée de rhumatisme arthrosique ou dans le cadre d'un syndrome fibromyalgique est apparue possible sous l'influence de tels champs électromagnétiques. Et cela sans compter, comme on l'a vu, la possibilité de cancers, de maladies dégénératives du système nerveux, quel qu'en soit le type, et plus particulièrement en cas de MCS, celle de maladies auto-immunes. C'est donc la presque totalité de la pathologie qui est ici concernée. Or, que les investigations effectuées chez de tels malades entrent ou non dans le cadre de la pratique médicale courante, et que leurs résultats soient ou non concluants, tout cela ne change rien au problème. En effet, c'est au niveau moléculaire, en amont de la survenue des lésions anatomo-pathologiques que peuvent avoir lieu les phénomènes impliqués dans la genèse de ces affections. C'est dire que la médecine a ici encore de nouveaux progrès à accomplir, afin d'établir scientifiquement le lien causal entre ces agents, qu'ils soient physiques ou chimiques, et l'ensemble de ces effets pathologiques multiples[90].

DEUXIÈME PARTIE

De l'hypothèse à la théorie

« Quelque difficulté qu'il y ait à découvrir des vérités nouvelles en étudiant la nature, il s'en trouve de plus grande encore à les faire reconnaître. »

Jean-Baptiste Lamarck (1744-1829),
Philosophie zoologique

« Quelques lumières ont émergé, c'est comme confesser un meurtre. »

Charles Darwin (1809-1882),
Lettre au botaniste Joseph Hooker

« Nous ne pouvons factoriser une situation sociale complexe à partir de la biologie d'un côté et de la culture de l'autre. Nous devons chercher à comprendre les propriétés émergentes et irréductibles provenant de l'inextricable interpénétration des gènes et de l'environnement. »

Stephen Jay Gould (1941-2002),
Un oursin dans la tempête

Tels Ulysse et son odyssée, nous voici parvenus au terme de notre voyage. Sans prétendre à l'exhaustivité, celui-ci nous a conduits à explorer les faits saillants de la pathologie médicale. Dans le labyrinthe des affections et maladies de notre époque, c'est à la fille de Minos, Ariane, que j'ai confié la pelote de fil à dérouler pour trouver la sortie, autrement dit la solution, et ainsi combattre le Minotaure : les fléaux de notre temps.

Au delà de la métaphore, comprendre les raisons de la tragédie sanitaire que beaucoup vivent aujourd'hui et trouver les moyens de la surmonter, c'est ce que je tente ici. Malgré les difficultés à faire reconnaître toute vérité nouvelle, comme le soulignait déjà le naturaliste français Jean-Baptiste Lamarck, et ayant le sentiment pénible et appréhensif, comme le ressentait le naturaliste anglais Charles Darwin, de créer une rupture épistémologique majeure dans la façon de concevoir la santé et de pratiquer la médecine, j'expose ici la théorie de l'origine environnementale des affections et maladies. Avec pour objectif, comme le rappelle l'évolutionniste américain Stephen Jay Gould, de rendre compte, dans la mesure du possible, de l'inextricable interpénétration des gènes et de l'environnement.

Du point de vue de leur origine, la médecine classe sommairement les affections et maladies en cinq groupes distincts : celles liées à une addiction, telles le tabagisme ou l'alcoolisme ; celles iatrogéniques, c'est-à-dire, comme on l'a vu, liées aux dérives médico-pharmaceutiques et à leurs effets pervers, que la responsabilité en incombe à l'industrie, aux services de l'État ou au corps médical lui-même ; celles causées par des facteurs environnementaux reconnus, comme une infection, une allergie, un traumatisme, une brûlure, une électrocution, une intoxication, etc., que cette dernière soit accidentelle ou non ; celles causées par un stress, qu'il soit neurosensoriel ou psychologique ; enfin celles sans origine connue et qui, pour cette raison, comme je l'ai indiqué, sont appelées « idiopathiques ». Les affections et maladies de cette dernière catégorie sont aujourd'hui devenues de très loin les plus fréquentes dans les pays riches, fortement industrialisés, mais sont aussi d'incidence croissante dans ceux en voie de développement. Or, sans pour autant exclure les affections et maladies des groupes précédents, ce sont à celles sans cause connue, pour lesquelles la médecine contemporaine, comme indiqué plus haut, invoque sans preuve réelle l'effet du vieillissement ou de certains facteurs liés au mode de vie que s'adresse plus particulièrement la présente théorie.

L'étude du cancer nous a fait prendre conscience que l'origine des affections et maladies est en réalité multifactorielle, que derrière les facteurs de risques classiques tels qu'on nous les propose aujourd'hui se cachent en fait des causes réelles, que celles-ci, en agissant en interaction avec nos propres gènes, doivent être recherchées en tant que *causes premières*, non dans l'organisme, mais dans l'environnement, et qu'elles y sont essentiellement de trois types : physique, chimique ou microbiologique. Nous avons vu aussi qu'au cancer sont solidement accrochés, probablement en raison de causes environnementales communes, l'obésité et le diabète de type 2 ; et que la résistance à l'insuline qui caractérise ce dernier type s'étend bien au-delà, puisqu'elle peut être mise en évidence non seulement dans l'obésité, mais aussi dans des pathologies aussi différentes que l'athérome, l'hypertension artérielle et même la maladie d'Alzheimer. Ce qui, joint à d'autres arguments, nous a fait revoir complètement l'interprétation qu'il convenait de donner à l'origine d'un grand nombre d'affections dites dégénératives du système nerveux, et même reconsidérer les mécanismes de survenue de certaines psychoses, telles que l'autisme ou même la schizophrénie, en raison de leur très probable organicité. Sans compter l'incidence très fortement croissante des intolérances physiques ou chimiques, qu'elles soient alimentaires, respiratoires ou cutanées, qui nous ont mis aussi sur la voie de l'environnement. Derrière ce fatras d'observations et de faits apparemment hétéroclites, est-il possible de dégager un concept unificateur, une théorie ?

Lorsque différentes observations scientifiques sont congruentes et convergent vers un même cadre de pensée, un même paradigme, l'hypothèse initiale qu'avaient suscitée les premières observations peut être sublimée en théorie. C'est là un fait d'épistémologie qu'on ne saurait contester, puisqu'il s'agit fondamentalement de la méthode qu'utilise la science pour accroître ses connaissances et progresser. D'une hypothèse validée par l'observation et l'expérience, on passe à la théorie. Malgré la singularité des différentes pathologies concernées et l'apparent désordre des observations et faits précédemment rapportés, c'est ce que les découvertes scientifiques récentes forcent à accomplir. L'hypothèse de l'origine environnementale des cancers que j'avais émise à partir de données anciennes et reformulée à partir de nos propres travaux doit être aujourd'hui reconsidérée[1] : c'est désormais d'une théorie qu'il s'agit, et celle-ci concerne non seulement les cancers mais aussi, en raison de l'analyse réalisée au cours de notre voyage, la quasi-totalité de la pathologie.

Cependant les observations et faits d'expérience, bien qu'indispensables et nécessaires à l'élaboration de toute nouvelle théorie sont en réalité par eux-mêmes insuffisants pour que celle-ci soit acceptée et reconnue par l'ensemble de la communauté scientifique. Il lui faut un « substratum » éprouvé et cohérent, et surtout unificateur, autrement dit applicable à l'ensemble des cas considérés. Or, en matière de santé et de médecine il ne peut être que biologique ; et il n'est autre ici que l'*inflammation*, un processus morbide dont on a trop souvent négligé l'importance, et dont on sait qu'il peut être induit par les agents toxiques présents dans l'environnement et par les microbes qui en proviennent et qui sont en nous : le fameux *microbiote*[2]. Mais ce substratum cellulaire ou microbien est lui-même insuffisant pour valider pleinement la théorie que nous proposons. Il lui faut une base moléculaire, et cette dernière nous est procurée aujourd'hui non seulement par une reconsidération de la génétique classique, mais aussi et surtout par la véritable révolution copernicienne que constitue l'*épigénétique*[3]. Celle-ci est en effet au cœur des relations entre gènes et environnement, puisque c'est à l'*épigénome*, autrement dit le réseau de protéines situées dans la membrane, le cytoplasme et le noyau de chacune de nos cellules, qu'est dévolu le rôle de moduler et de réguler l'expression des gènes, en fonction des modifications apportées par l'environnement ; et que, point capital, c'est l'expression des gènes ainsi modifiée qui permet la synthèse de certaines protéines dites proinflammatoires et, donc, la genèse de l'inflammation. Ce qui conduit à lever une partie du mystère concernant le génome, et ses relations avec l'environnement, puisque situé à l'interface entre l'un et l'autre, l'épigénome permet d'en comprendre le fonctionnement. Ce qui rend caduc le dogme central de la génétique classique selon lequel, comme le pensaient à tort les généticiens et biologistes moléculaires de l'après-guerre, le génome fonctionne sans tenir compte de l'environnement. En effet, si la dégradation de notre milieu de vie est bien la cause première de l'apparition des affections et maladies, le fameux « moteur »[4] à leur origine, c'est essentiellement par l'intermédiaire des modifications induites au niveau de l'épigénome et de l'altération de l'expression des gènes qui en résulte, que naissent progressivement dans l'organisme l'inflammation et, en dernier ressort, les affections et maladies qui en sont la conséquence. Mais comme nous le verrons, à l'action directe des agents toxiques de l'environnement sur l'épigénome s'ajoutent le dysfonctionnement de certains organites intracellulaires appelés *mitochondries*, et celui du microbiote qui, dans l'un et l'autre cas, sous l'effet de ces agents, interviennent eux aussi dans la genèse de l'inflammation, quoique de façon indirecte.

Afin d'aborder dans les meilleures conditions la complexité des mécanismes en jeu et donc le contenu des deux chapitres qui vont suivre, la figure 1 résume les découvertes les plus récentes concernant l'origine des affections et maladies : l'épigénome, parce qu'il est beaucoup plus vulnérable aux modifications environnementales que le génome lui-même en est la pierre angulaire et l'artisan biologique principal[5].

Figure 1 : Schéma indiquant le rôle de l'environnement et les contributions respectives du génome et de l'épigénome dans la survenue des affections et maladies.

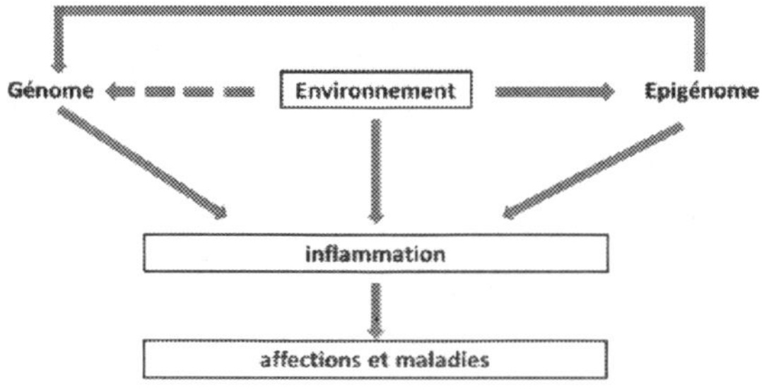

Bien qu'il soit indispensable à la compréhension de la théorie proposée, l'exposé de ces deux chapitres pourra paraître difficile au lecteur non averti. En revanche, que les biologistes ou médecins qui se sont spécialisés dans l'un ou l'autre des domaines envisagés me pardonnent si, dans un but purement pédagogique, j'ai tenu à exposer de la façon la plus simple possible des données en réalité extrêmement complexes, sans toutefois déroger à la vérité scientifique.

Chapitre XIII

Sur le chemin de l'inflammation, l'étonnante rencontre avec les microbes qui sont en nous

> « Ces germes ont reçu tant de noms différents que l'on finit par s'y perdre… Je crois utile de remplacer toutes ces dénominations par un nom générique plus simple, je propose en conséquence le nom général de *microbe*… »
>
> Charles-Emmanuel Sédillot (1804-1883)

> « Contre l'incrédulité ou l'hésitation des médecins, la grande période des précisions bactériologiques était en marche. »
>
> Henri Mondor (1885-1962)

Comme nous l'avons montré, aux infections de jadis se sont peu à peu substituées des pathologies aussi diverses que le cancer, l'obésité, le diabète de type 2, l'athérome, et même des affections neuropsychiatriques. Par quels mécanismes biologiques la dégradation de l'environnement intervient-elle pour expliquer le changement épidémiologique ainsi mis à jour ? C'est la question à laquelle tente de répondre ce chapitre.

Au cours de notre voyage, j'ai insisté à plusieurs reprises sur le rôle de l'inflammation, en tant que processus associé ou même causal à l'origine de ces pathologies, que René Dubos qualifiait déjà au siècle dernier de « maladies de civilisation ». Au plan cellulaire, l'inflammation apparaît donc comme une clef de voûte à la théorie proposée. Mais qu'est-elle en réalité et comment intervient-elle ? Et quel rôle pourraient jouer les microbes qui sont en nous, le *microbiote* ?

Un état morbide trop souvent négligé

Les manifestations cliniques de l'inflammation sont connues depuis l'Antiquité. Lorsqu'elles surviennent de façon aiguë, douleur, chaleur, rougeur et tuméfaction en sont les signes cardinaux. En se « refroidissant », toute inflammation aiguë peut passer à la chronicité ; mais une inflammation chronique peut survenir d'emblée et évoluer à bas bruit, sans se manifester autrement que par la survenue progressive, apparemment inexpliquée, des affections et maladies. Cette inflammation froide, purement biologique et relevant de phénomènes improprement appelés « dégénératifs », est aujourd'hui qualifiée de « bas grade ».

C'est ce type d'inflammation qui est à l'origine de la plupart des affections et maladies de notre temps. L'arthrose, qui survient très fréquemment chez les personnes âgées, mais aussi de plus en plus souvent chez des sujets jeunes, est un excellent exemple illustrant ce qu'est l'inflammation de bas grade et comment elle évolue. Ici, ce sont les cartilages, les articulations, les tendons et les muscles qu'elle atteint progressivement, en l'absence de toute manifestation aiguë, sauf lorsque surviennent des épisodes de tuméfaction douloureuse, les classiques « poussées inflammatoires ».

Les progrès considérables de la recherche biomédicale ont permis de comprendre les mécanismes de l'inflammation[1]. Dans la genèse et le développement des affections et maladies caractéristiques de notre époque, trois points méritent d'être soulignés : (1) l'inflammation de bas grade est en réalité toujours un processus secondaire, dépendant lui-même, comme je l'ai précédemment souligné, de l'expression pathologique de certains gènes dans les cellules de l'organisme, soumis aux agents toxiques en provenance de l'environnement ; (2) en outre, bien qu'elle mette en jeu les mêmes cellules que celles impliquées dans le système immunitaire[2] et qu'elle puisse être associée à un dysfonctionnement de celui-ci, cette inflammation, en raison de mécanismes de survenue différents, doit être distinguée de celle résultant des phénomènes immunitaires eux mêmes. Ce qui signifie en clair qu'elle n'est pas une réponse de l'organisme spécifiquement dirigée contre le (ou les) agent(s) toxique(s) qui l'ont provoquée, mais en raison de sa non-spécificité, une réponse générale quel que soit l'agent incriminé ; (3) enfin, à quelques exceptions près dont font partie les processus de cicatrisation post traumatique, c'est une erreur de confondre l'inflammation avec une réaction de défense de l'organisme ! En effet, parce qu'elle est une réponse cellulaire à toute forme d'agression toxique par des agents physicochimiques ou par les microbes et toxines qu'ils relarguent, elle constitue en réalité un processus morbide, commun à la très grande majorité des affections et maladies.

Ainsi, en raison de la provenance des agents qui la provoquent, sa présence apporte une preuve biologique indirecte de l'origine environnementale des pathologies auxquelles elle est associée[3].

Comme l'indique la figure 1, il y a en effet schématiquement, selon les agents considérés, et les mécanismes moléculaires inducteurs d'inflammation, cinq catégories de pathologies qui leur correspondent. En outre si, en se basant sur certaines données paléontologiques et sur la lecture de documents historiques, on tente de les inventorier par ordre de leur émergence possible au fil du temps, on peut estimer que depuis que l'humanité existe, la survenue des infections a précédé celle des cancers, alors que les allergies et maladies auto-immunes sont probablement apparues après ; et que les affections ou maladies relevant d'une pathologie qualifiée selon les cas de « métabolique » ou de « dégénérative » sont encore plus récentes, puisque relevant d'un changement de mode de vie et de la pollution physico-chimique qu'elle génère. Les quatre premières catégories sont les plus connues ; la cinquième est celle qui regroupe la plupart des affections et maladies de notre époque. Ce sont donc elles qui sont l'objet principal de la théorie environnementale proposée.

Figure 1 : Agents exogènes inducteurs d'inflammation de bas grade et classification des pathologies en 5 groupes, selon les types d'agents et mécanismes moléculaires en jeu.

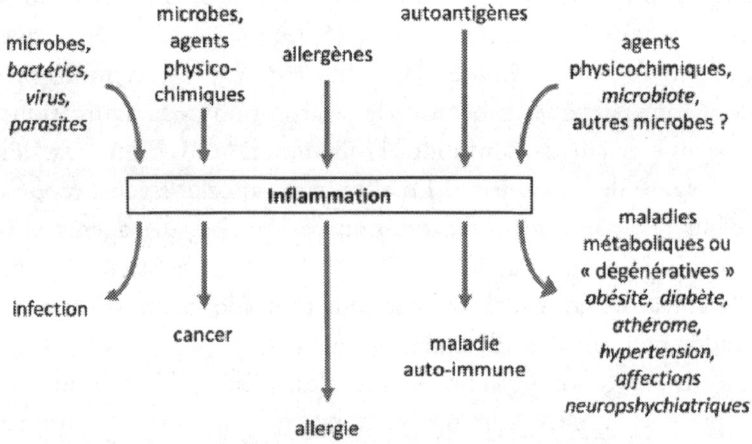

Bien que la genèse et le développement des processus inflammatoires soient très complexes, le message scientifique est parfaitement clair. On sait depuis de très nombreuses années que des agents extérieurs à l'organisme, qu'il s'agisse de bactéries, de virus ou de parasites ou encore de particules, de rayonnements ou de substances chimiques, sont capables de provoquer une inflammation des tissus, par libération de toxines (cas des microbes) ou par effet toxique direct ou indirect (cas des poussières, des rayonnements et des substances chimiques). Dans ces conditions, comment ces différents agents interviennent-ils au plan moléculaire pour y provoquer l'inflammation ? À cela deux réponses, non exclusives l'une de l'autre.

Le talon d'Achille

En premier lieu, c'est l'ADN situé dans le noyau des cellules qui apparaît être l'élément déterminant. Comme je l'ai indiqué, on sait maintenant que de tels agents, en altérant l'épigénome et donc en raison de cette altération, en modifiant l'expression des gènes, sont capables d'induire la synthèse de certaines protéines pro-inflammatoires et donc *directement* une inflammation de bas grade. Impliquant l'épigénome, c'est donc là que l'épigénétique intervient. La mise en évidence de ce phénomène est l'aboutissement de très nombreux travaux, dont en France ceux de l'équipe de Pascale Cossart à l'Institut Pasteur de Paris qui, en étudiant les relations entre bactéries et cellules de l'organisme, a montré que les réponses inflammatoires et immunitaires causées par les infections bactériennes étaient en fait la conséquence des altérations épigénétiques qu'elles étaient susceptibles d'induire au niveau des cellules cibles de ces infections, et des cellules inflammatoires elles-mêmes[4]. Et il en est de même pour les produits chimiques, et même par exemple pour les poussières, ou plus exactement pour les particules fines et nanoparticules, aujourd'hui à l'origine d'une pollution atmosphérique sans précédent[5]. En effet, des mécanismes épigénétiques comparables, en modifiant le fonctionnement du génome et donc l'expression des gènes, sont dans ce cas tout autant impliqués dans la survenue de tels processus inflammatoires, que les cellules cibles concernées par l'effet de ces agents soient des cellules épithéliales ou glandulaires, des globules blancs ou encore, dans le cerveau, les cellules de la névroglie[6].

Mais il y a un deuxième mécanisme qui constitue le véritable point faible des cellules face à la pollution. Il concerne non pas en premier lieu l'ADN nucléaire, mais l'ADN situé dans les *mitochondries*. Celles-ci, dérivées d'anciennes bactéries ayant colonisé les premières cellules au tout début de l'Evolution et ainsi ayant permis à ces cellules d'utiliser pour la première fois l'oxygène de l'air ou de l'eau, sont des organites intracellulaires, dont on a sous-estimé l'importance. En effet, on sait que dans chacune de nos cellules, l'ADN des mitochondries contrôle en grande partie la synthèse et le fonctionnement des protéines de la chaîne respiratoire qu'elles hébergent. Ce qui permet aux cellules de respirer et, par conséquent, de produire de l'énergie[7]. Or le prix à payer de cette origine bactérienne, est qu'à la différence de l'ADN nucléaire, l'ADN mitochondrial est nu[8], et donc peu enclin à être régulé en raison de la quasi-absence d'épigénome, et en tout cas incapable d'être réparé en cas d'altération par des rayonnements ou par des polluants chimiques. C'est là qu'est le véritable talon d'Achille de la cellule, un point d'extrême vulnérabilité qui, de ce fait, implique le rôle crucial des mitochondries dans la genèse et le développement des pathologies, bien au-delà de ce que les classifications actuelles proposent[9]. En effet, en raison de son incapacité à être réparé, l'ADN mitochondrial présente naturellement une aptitude considérable à muter, très nettement supérieure à celle de l'ADN nucléaire[10]. Étant donné que la synthèse et le fonctionnement des différentes protéines de la chaîne respiratoire sont en grande partie sous le contrôle de l'ADN mitochondrial, il en résulte l'altération structurelle et fonctionnelle indélébile de cette chaîne ; et par conséquent, au lieu du déroulement normal des processus d'oxydation-réduction et de libération d'énergie qui la caractérise[11], apparaissent la production excessive de molécules incomplètes ou fragments de molécules : les classiques *radicaux libres*, reflets d'un processus pathologique dénommé « stress oxydant». Or, point essentiel, en raison de leur très grande réactivité chimique au sein des cellules, ces radicaux se révèlent eux-mêmes extrêmement mutagènes; et cette mutagénicité concerne non seulement l'ADN nucléaire – le génome – et l'ADN mitochondrial lui-même, mais aussi et c'est primordial, les protéines de l'épigénome. Avec pour conséquence la création à leur niveau, d'anomalies protéiques structurelles particulières: les *épimutations.*

Au cœur de la théorie proposée

On comprend dès lors que de tels radicaux soient capables de perturber l'ensemble du fonctionnement cellulaire avec pour résultat final, comme l'indique la figure 2, trois types d'effets biologiques selon leur quantité produite dans la cellule: d'abord, à des concentrations faibles et progressivement croissantes, au fur et à mesure que le «stress oxydant» s'amplifie, ce sont d'une part les deux types de mutations précédentes qui surviennent, celles se rapportant à l'ADN nucléaire et à l'ADN mitochondrial; et d'autre part, celles concernant les protéines de l'épigénome (les épimutations): c'est là le premier type d'effet; en outre, aux concentrations moyennes, c'est la multiplication des cellules qui est favorisée, un phénomène que nous avons dénommé «promotion» au chapitre II consacré aux cancers, et qui est probablement lié à des épimutations: il s'agit ici du deuxième type d'effet; enfin aux très fortes concentrations, c'est le troisième type qui a lieu: il consiste en la destruction des cellules tissulaires, cibles des agents toxiques, en raison des très nombreuses et importantes mutations induites à la fois au niveau des ADN mitochondrial et nucléaire[12], lesquelles rendent toute vie cellulaire impossible.

Figure 2 : Les 3 types d'effets des radicaux libres en fonction de leur concentration intracellulaire : mutations, promotion et destruction cellulaire (adapté selon [13])

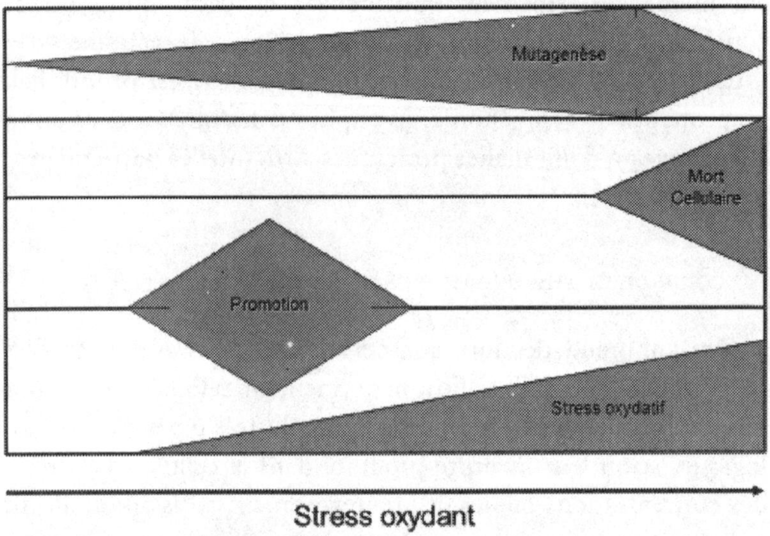

Or on sait maintenant que c'est en présence des faibles et moyennes concentrations intracellulaires de ces radicaux que naissent les différentes affections et maladies que nous avons explorées – autrement dit, dès l'apparition des premières épimutations. Et cela selon deux versants pathologiques : un versant « cancer », lorsque les radicaux libres, en agissant directement au niveau de l'ADN nucléaire et surtout les épimutations, en agissant indirectement par le biais d'une modification de l'expression des gènes, y induisent des mutations cancérigènes[13] ; et un versant *purement* « inflammatoire » lorsque ces épimutations, ou même ces radicaux, en altérant le fonctionnement de l'ADN et donc l'expression des gènes, induisent la synthèse de protéines pro-inflammatoires ; tout en sachant qu'aux faibles et moyennes concentrations, ces deux versants pathologiques peuvent être associés l'un à l'autre[14] et qu'aux très fortes concentrations, en détruisant les cellules, c'est encore le versant inflammatoire qui est favorisé, mais ici indirectement comme je l'indiquerai plus loin.

Parce qu'ils sont à l'origine des cancers et contribuent à leur développement, et que d'autre part ils sont impliqués dans la genèse et la progression de l'inflammation, la production des radicaux libres se trouve donc être au cœur de la théorie proposée. C'est ce qu'il me faut expliquer.

Le cercle vicieux à l'origine des pathologies qualifiées de dégénératives

Résultant de l'effet mutagène des polluants au niveau de l'ADN mitochondrial, les radicaux libres ainsi produits, en altérant l'épigénome et donc en agissant par l'intermédiaire de mécanismes épigénétiques au niveau de l'ADN nucléaire, modifient l'expression des gènes. Après le premier « moteur » de l'inflammation que sont les agents toxiques dans l'environnement, ces radicaux sont donc, dans l'organisme, en raison de leur effet indirect, le *deuxième moteur biologique* impliqué dans la genèse de l'inflammation. Mais leur action ne s'arrête pas là. En induisant des mutations de plus en plus nombreuses au niveau de l'ADN mitochondrial, et donc en aggravant le stress oxydant par l'altération de plus en plus importante de la chaîne respiratoire, ils amplifient leur propre production au sein même des mitochondries ; et par conséquent en raison des nombreuses épimutations et mutations qu'ils génèrent, ceux-ci augmentent le risque de mort des cellules. Or toute mort cellulaire a pour effet d'accroître le processus inflammatoire dans les tissus, car les produits de destruction qui en résultent sont eux-mêmes capables d'induire la transformation des globules blancs en cellules inflammatoires[15]. En outre, produisant elles-mêmes des radicaux libres, ces cellules amplifient encore le processus en stimulant leur propre multiplication[16], et de ce fait, étant en plus grand nombre, celles-ci renforcent la destruction des cellules cibles des agents toxiques. Ainsi, comme le résume la figure 3, est-il créé un véritable cercle vicieux induit par l'action conjuguée de ces agents au niveau de l'ADN mitochondrial et de l'ADN nucléaire des cellules du tissu qu'ils attaquent. Un phénomène qu'auto-entretiennent sans faillir les cellules inflammatoires elles-mêmes, usurpant en quelque sorte le rôle de défense de l'organisme qu'on leur a à tort attribué ; et qu'elles pourraient éventuellement avoir *naturellement*, en raison de leur possible contribution à des phénomènes immunitaires spécifiques, mais qui sont ici débordés ou même inexistants en cas de pollution physicochimique[17].

Figure 3 : Le cercle vicieux de l'inflammation de bas grade.

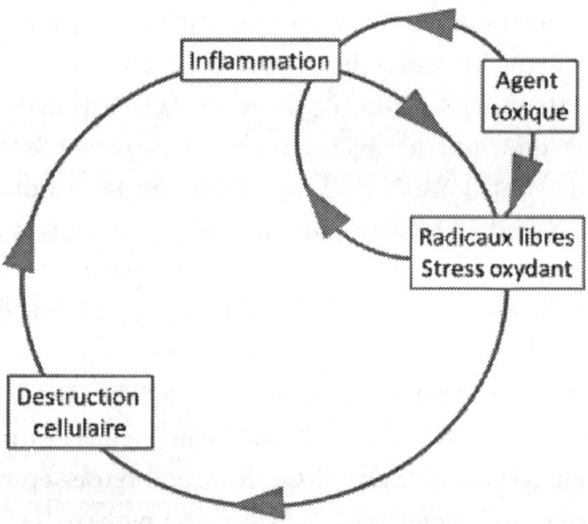

En fait, en cas de dégradation environnementale, étant en permanence exposé aux polluants, l'organisme n'a de cesse de répondre à l'agression de ceux-ci, au plan cellulaire, par la genèse d'une inflammation de bas grade ; et au plan moléculaire, par la production de radicaux libres. Et cette inflammation persiste d'autant plus qu'elle est auto-entretenue, alors même que les agents qui en ont été la cause initiale – le premier moteur – ne sont plus *nécessairement* en jeu. Voici donc les bases biologiques expliquant comment naissent la plupart de nos affections et maladies dites « dégénératives », et la signature cellulaire et moléculaire de leur origine environnementale. Or, parce que les agents initiaux ont pu disparaître, c'est toute la difficulté du diagnostic étiologique de ces affections et maladies qui demeure posée.

Au plus profond de notre être, la mystérieuse présence de très nombreux microbes

Si l'inflammation et la production de radicaux libres permettent de comprendre que c'est à partir de l'environnement que naissent nos affections et maladies, les découvertes récentes, en révélant que les organismes complexes dont nous faisons partie ne sont pas composés uniquement de cellules, mais aussi de différents microbes, eux-mêmes provenant de l'environnement, vont encore plus loin[18]. Car preuves scientifiques à l'appui, il est de plus en plus vraisemblable que les bactéries qui sont en nous pourraient, elles aussi, intervenir dans la genèse de nos affections et maladies. Or de prime abord, de purement biologique et médical, le problème pourrait ici, étrangement, devenir philosophique. Car si l'environnement bactérien est en nous et, comme je vais tenter de le montrer, joue un rôle essentiel dans la préservation de notre santé, on peut se demander si l'appartenance à notre corps n'est pas une illusion. Si, après Socrate et son « connais-toi toi-même », nous délaissons le monde des Idées et son *signifié* pour rejoindre celui du *signifiant*[19], autrement dit celui de notre organisme et de son fonctionnement, le médecin que je suis est amené à se poser la question de savoir qui nous sommes réellement. Car notre corps, celui dont nous prenons peu à peu conscience par la perception et par la pensée grâce au système nerveux, héberge environ 100 000 milliards de bactéries !

Des bactéries qui, après nous avoir colonisés sans que nous le leur ayons demandé, pèsent 5 à 10 % de notre poids ! Ainsi par exemple celles de notre flore intestinale sont-elles environ dix fois plus nombreuses que nos propres cellules[20] ! La pénétration massive de l'environnement microbien en nous et son fonctionnement symbiotique, c'est-à-dire fusionnel avec l'ensemble de nos cellules, dans le cadre de relations réciproques harmonieuses et théoriquement profitables à l'un et à l'autre, posent à l'évidence la question de savoir qui de lui ou de nous possède notre corps. Les bactéries qui résident en nous sont-elles les esclaves asservis que nous pensons avoir apprivoisées ? Ou, à l'inverse, sommes-nous leur niche écologique, autrement dit le territoire dont elles ont pris possession ? Alors que nous avons impérativement besoin d'elles pour que notre organisme fonctionne et que sous l'influence de différents facteurs, elles pourraient décider ou non de la survenue en nous d'une affection ou d'une maladie, si ce n'est de notre propre vie ou de notre propre mort ? Alors qu'en dehors de nous et même après notre mort, elles vivent et prospèrent. Donc sans nous !

La flore microbienne que nous hébergeons comprend de très nombreuses espèces regroupées en différents écosystèmes en équilibre les uns avec les autres. Elle constitue ce que j'ai appelé le *microbiote*[21]. Ce dernier est à part entière un ensemble complexe, constitué de nombreuses colonies situées dans les cavités et à la surface de notre corps, et ayant noué avec lui des relations qui, pour la plupart, nous sont encore mystérieuses. Ainsi, contrairement à la vision issue du XIXe siècle selon laquelle les microbes sont pathogènes, la très grande majorité d'entre eux – c'est surtout le cas des bactéries –, sont en réalité indispensables à la vie et au bon fonctionnement de notre organisme. J'ai déjà souligné le rôle primordial du microbiote chez les organismes vivants complexes, en ce qu'il réalise une interface entre eux et l'environnement extérieur qui leur est dévolu[22]. C'est seulement depuis peu que de nombreuses équipes dans le monde se sont attachées à étudier ce qu'il est maintenant convenu d'appeler le *microbiome*[23], autrement dit l'ensemble des génomes bactériens, et à en réaliser l'analyse génétique en complément de celle concernant nos propres gènes cellulaires; cela dans le cadre plus général d'une nouvelle discipline de recherche: la *métagénomique*[24]. Il s'agit donc là d'une application remarquable de la génétique, liée aux progrès techniques considérables réalisés dans le séquençage des gènes, et d'un élargissement considérable de la microbiologie par rapport à ce qu'elle était il y a encore quelques années. Or cet élargissement n'en est qu'à ses débuts car nous ne sommes pas les seuls à être affectés par la pollution. Celle-ci modifie le microbiome de l'ensemble des êtres vivants avec des conséquences qu'on peut malheureusement soupçonner être finalement délétères pour la vie et notre survie sur Terre[25].

Des effets nocifs sans nécessairement créer d'infection

L'hypothèse que le microbiote puisse contribuer à la genèse de plusieurs affections ou maladies chroniques, telles que les cancers ou même certaines formes d'obésité ou d'affections cardiovasculaires est relativement récente. La question centrale est de savoir *comment* une modification du microbiote induite par un changement d'alimentation ou de mode de vie, impliquant par exemple la présence de résidus chimiques dans les aliments ou l'utilisation inappropriée ou excessive d'antibiotiques, pourrait intervenir dans la genèse des affections et maladies. En effet, le concept classique selon lequel les cellules de notre corps seraient seules en cause est aujourd'hui battu en brèche par le fait que le décryptage du métagénome a permis d'accroître nos connaissances sur les gènes du microbiote et, de façon plus générale, sur le rôle des bactéries à l'égard de notre organisme et de notre santé. On sait maintenant que les bactéries de la flore intestinale interviendraient en tant que cofacteur dans la genèse des allergies, de certains déficits immunitaires et de certaines maladies auto-immunes[26] ; qu'elles seraient à l'origine de maladies inflammatoires, en particulier du tube digestif[27], et de certaines affections du système nerveux, dans le cadre de liens biologiques en cours d'identification entre l'intestin et le cerveau, autrement dit entre les barrières intestinale et hémato-encéphalique[28].

En effet, il semble maintenant établi qu'un déséquilibre de la flore intestinale avec notamment la perte de biodiversité des différentes espèces bactériennes qui la composent pourrait contribuer à la prise de poids et même à la survenue d'obésité[29], et que le type d'alimentation jouerait un certain rôle[30]. Cependant, on ne sait toujours pas si les anomalies du microbiote intestinal, telles qu'on les observe chez les sujets obèses[31], sont seulement un épiphénomène, autrement dit le reflet indirect d'un changement d'alimentation ou de l'environnement, et donc sans conséquence étiologique réelle ; ou, à l'inverse, si elles interviennent *causalement* dans la genèse de l'affection. Si tel était le cas, les facteurs précédents et en particulier la pollution pourraient agir par un deuxième mécanisme non plus seulement cellulaire, mais tout autant bactérien pour expliquer l'origine de l'obésité. Un point est sûr néanmoins : c'est que des anomalies du microbiote sont également observées en cas de diabète de type 2 ainsi que dans plusieurs types de cancers[32], et que le rôle de certaines bactéries en tant que cofacteur y est fortement suspecté. L'exemple qui le démontre est celui d'*helicobacter pylori*, dont on a pu établir avec certitude que cette bactérie est causalement impliquée dans la genèse des cancers de l'estomac et de certains lymphomes[33]. Ce qui conduit à concevoir que la survenue de certains cancers et même du diabète de type 2 pourrait relever aussi, comme c'est peut-être le cas pour l'obésité, de l'un et/ou l'autre des deux types de mécanismes cellulaires et bactériens précédemment identifiés. C'est dans cette direction que s'orientent aujourd'hui les recherches effectuées par plusieurs équipes, dont la nôtre, notre hypothèse étant que sous l'effet des polluants chimiques certaines bactéries de la flore intestinale seraient capables de synthétiser et de libérer dans la lumière du tube digestif des substances toxiques pour l'organisme, dont l'une d'entre elles, que nous avons identifiée, pourrait intervenir dans la genèse à la fois du diabète de type 2 et de très nombreux types de cancers[34].

Figure 4 : Hypothèses concernant le rôle de la flore intestinale dans la survenue de différentes pathologies.

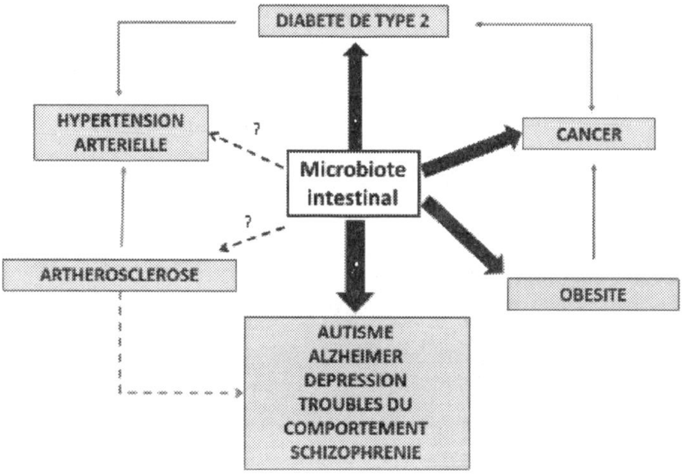

Ainsi, comme le suggère la figure 4, si tel était le cas, en complément des mécanismes cellulaires évoqués tout au long de notre voyage, l'altération de la flore intestinale par la pollution environnementale pourrait elle aussi contribuer à la genèse non seulement de certaines formes d'obésité, de diabète de type 2 et de cancers mais aussi d'autres pathologies, en particulier neuropsychiatriques[35].

Concernant ce dernier point, c'est ce que suggèrent très fortement les nombreux travaux réalisés tant chez l'animal que chez l'homme[36], et qui impliquent le rôle du microbiote dans la genèse, notamment, de la schizophrénie[37], de l'autisme[38] et de la dépression[39] et même dans le simple fait de changer d'humeur[40] ! Nul doute que des recherches de ce type sont aussi à mener pour expliquer le regroupement obésité-diabète de type 2-athérome tel que nous l'avons individualisé, bien qu'ici le rôle du microbiote dans la survenue de l'athérome soit encore très hypothétique.

Chapitre XIV
La révolution épigénétique

> « Nous ne pouvons résoudre les problèmes en utilisant la même façon de penser que nous avons utilisée pour les créer.. »
>
> Albert Einstein (1879-1955)

> « Une nouvelle vérité scientifique ne triomphe pas en convainquant ses adversaires et en leur faisant voir la lumière, mais plutôt parce que ses opposants meurent et qu'ils sont remplacés par une nouvelle génération pour qui elle est familière.. »
>
> Max Planck (1858-1947)

C'est au biologiste anglais Conrad Waddington qu'on doit en 1939 le terme d'*épigénétique* pour rendre compte des changements cellulaires associés aux relations entre gènes et environnement[1]. Depuis, un faisceau de découvertes et de preuves scientifiques se sont accumulées, ayant considérablement modifié la façon de concevoir la genèse des affections et maladies. C'est en effet dès le stade fœtal que naissent la plupart d'entre elles, à une période de la vie où les mécanismes épigénétiques sont prégnants. C'est ce qu'ont déclaré en avril 2011, preuves scientifiques à l'appui, les 250 pédiatres venus des quatre coins de la planète pour assister au troisième colloque de l'Appel de Paris[2], organisé par l'ARTAC.

En outre, à la différence de ce qu'on pensait jusqu'à présent, l'expression des gènes n'est pas seulement tributaire des informations contenues dans le génome, mais est aussi, comme on l'a vu, un processus dépendant des informations que lui apporte l'épigénome. Ainsi, dans l'esprit des recherches actuelles, grâce à la série de signaux moléculaires qu'il met en œuvre à partir des informations en provenance de la cellule et de son environnement, l'épigénome est-il considéré fonctionner en étroite association avec le génome. Et cela à l'instar du génome et de son code génétique, grâce à l'existence d'un véritable *code épigénétique*[3]. Or, sous l'influence d'un environnement toxique, l'épigénome, comme le génome, est susceptible de muter – il s'agit, comme je l'ai indiqué, des *épimutations*. Et il mute d'autant plus facilement (et donc transmet des informations altérées au génome) qu'il est, comme on l'a vu, beaucoup plus vulnérable aux effets toxiques de l'environnement que le génome lui-même. En raison des épimutations, l'épigénome modifie donc de façon durable, mais ici réversible, l'expression des gènes.

Or, fait capital, en mémorisant les informations en provenance de l'environnement, celui-ci les transmet au cours des divisions cellulaires[4]. On comprend donc pourquoi et comment toute dégradation de l'environnement, en altérant l'épigénome, modifie les caractéristiques fonctionnelles des cellules dans l'organisme – ce qu'on appelle le *phénotype*, par opposition au *génotype* – la structure des gènes de l'ADN nucléaire qui, elle, n'est pas modifiée. Ainsi l'altération de l'épigénome contribue-t-elle non seulement au plan tissulaire, comme on l'a vu au chapitre précédent, aux phénomènes inflammatoires causalement impliqués dans la genèse des affections et maladies ; mais aussi, lorsque les modifications de l'expression des gènes concernent les cellules sexuelles, à leur *transmission héréditaire*. Sans pour autant que cette transmission, contrairement à ce qu'affirme encore la génétique classique, implique nécessairement l'existence de mutations au niveau des gènes de l'ADN nucléaire. Ainsi l'épigénétique se définit-elle comme l'étude des changements héréditaires de l'expression des gènes survenant sous l'influence de l'environnement sans modification structurelle de l'ADN nucléaire[5]. On doit en effet désormais considérer qu'il existe bien une « hérédité sans gène » et que celle-ci, acquise au travers des épimutations infligées à l'épigénome par l'environnement, est transmise à la descendance par l'altération de l'expression des gènes qu'il induit.

Après avoir rappelé les arguments généraux en faveur de la théorie environnementale, ce sont d'abord les anomalies du développement fœtal à l'origine des affections et maladies que j'analyse dans ce chapitre ; puis ce que sont les mécanismes épigénétiques et dans quelle mesure ils interviennent dans leur genèse ; avant d'envisager en dernier lieu les conséquences des découvertes actuelles qui, dans une certaine mesure, conduisent à réhabiliter le grand savant français que fut à la charnière du XVIIIe et du XIXe siècle Jean-Baptiste Lamarck ; et en fait à remettre en question le concept d'un darwinisme intégral faisant du hasard et de la sélection naturelle le seul mécanisme en cause pour expliquer l'Évolution en général, et la genèse des affections et maladies en particulier.

La dégradation de l'environnement en tant que cause de nos affections et maladies : les preuves

Comme l'indique le biologiste américain Michael Skinner, l'un des chercheurs les plus engagés dans le domaine de l'épigénétique, il y a en réalité au moins trois catégories de preuves scientifiques permettant d'affirmer le rôle de l'environnement dans la genèse des grandes pathologies de notre temps[6]. D'abord au plan *épidémiologique*, l'augmentation d'incidence de la plupart des affections et maladies actuelles, selon la même échelle de temps et presque partout dans le monde – ce qui témoigne d'un phénomène très général qui, comme je l'avais montré dès 2007[7] en me basant sur l'étude du cancer, ne peut être imputable à des causes spécifiquement individuelles ou même purement génétiques; autres types de preuves : indépendamment des caractéristiques ethnographiques, la variabilité d'incidence des différentes pathologies selon la région, le pays ou même le continent concerné; et surtout comme l'indique la figure 1, le fait que les enfants de sujets ayant émigré dans un pays donné ont une probabilité diminuée d'être atteints par l'affection ou la maladie du pays d'origine de leurs parents[8], alors qu'ils présentent un risque majoré de faire celle de leur pays d'accueil[9]. Mais aussi au plan *génétique*, la rareté des formes purement héréditaires, autrement dit transmises au cours des générations sans que l'environnement y joue un rôle[10], et le fait que de vrais jumeaux placés dans des environnements différents ne développent pas les mêmes affections ou maladies[11].

Figure 1 : Incidence du diabète insulino-dépendant chez les enfants pakistanais ayant émigré en Grande-Bretagne (au Yorkshire)[8]

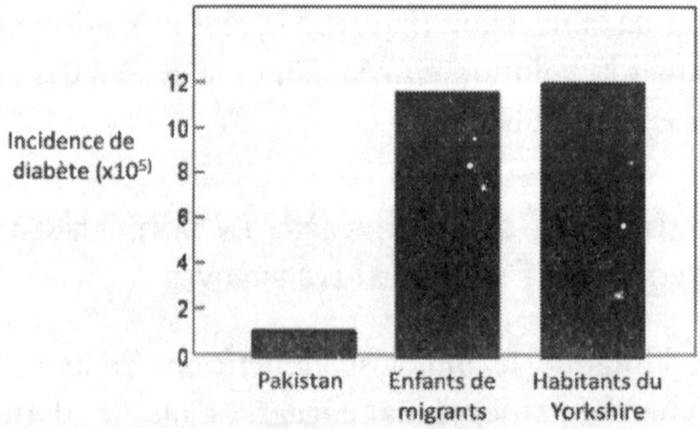

Enfin et surtout au plan *toxicologique*, comme j'ai tenté de le montrer au cours de notre voyage, l'existence dans l'environnement de très nombreux polluants toxiques dont on a pu prouver, grâce aux études épidémiologiques, le lien associatif avec un grand nombre des affections et maladies actuelles, et établir en laboratoire qu'ils interviennent *causalement* dans leur genèse.

Différentes hypothèses, mais dont aucune ne saurait expliquer à elle seule l'ensemble des fléaux de santé publique actuels

Si, de façon générale, le rôle de l'environnement pris au sens large ne fait pas de doute, plusieurs hypothèses tentant de mettre plus particulièrement en lumière le rôle de certaines de ses composantes ont été proposées pour rendre compte de la nouveauté des fléaux de santé dans le monde.

Ainsi, paradoxalement, l'*hygiène* a-t-elle été incriminée, d'une part, comme je l'ai précédemment mentionné, comme une cause possible de la maladie d'Alzheimer[12], et d'autre part, comme il semble l'avoir été montré par plusieurs auteurs, comme pouvant être à l'origine de certaines allergies ou maladies auto-immunes telles que le diabète de type 1[13]. Bien que surprenante, cette hypothèse est intéressante. On en a vu une tentative de justification biologique et écologique au chapitre X. Mais à ce jour, elle n'a pas été validée ; et cela d'autant plus que dans la survenue de ces affections, d'autres facteurs sont en cause[14]. En effet, en contradiction avec cette hypothèse, la survenue d'*infections à répétition* lors de la grossesse ou dans la petite enfance pourrait être à l'origine d'un dysfonctionnement du système immunitaire chez l'enfant ou l'adulte jeune[15], et conduire à une baisse de l'immunité et/ou à la genèse de leucémies aiguës ou de lymphomes[16].

En fait, comme on l'a vu, par le biais d'une contamination du fœtus en période de grossesse ou même ultérieurement[17], l'hypothèse incriminant la mise sur le marché de nombreux produits chimiques tels que les pesticides, et la pollution de l'environnement par les dérivés résultant de la combustion de produits fossiles tels que les HAP, apparaît nettement plus plausible.

La *pauvreté* générée par des conditions de vie socio-économiques difficiles dans l'enfance ou au cours de l'adolescence a aussi été proposée, comme pouvant être à l'origine de certaines affections, notamment cardiovasculaires[18]. Ainsi comme on l'a vu, les déficiences neurosensorielles, qu'elles soient visuelles ou auditives, sont plus fréquentes dans les milieux défavorisés. Mais bien que de telles conditions puissent certainement constituer un facteur aggravant, en raison d'un milieu de vie insalubre, ne serait-ce qu'en favorisant l'exposition à des polluants, et en générant une alimentation carencée et/ou contaminée ; et qu'en période de grossesse chez la mère, et de croissance chez l'enfant, de tels facteurs de risques puissent retentir sur l'état de santé ultérieur, les liens de cause à effet entre ces facteurs et la survenue des affections et maladies inflammatoires telles que je les ai envisagées, qu'elles soient cardiovasculaires ou autres, à l'exception notable des infections, ne sont pas rigoureusement prouvés. Au demeurant, s'il en était ainsi, cette hypothèse contrecarrerait la thèse hygiéniste précédemment mentionnée.

En revanche, le rôle du *régime alimentaire* dans l'altération du *phénotype*[19] par des mécanismes épigénétiques est fortement suggéré par les remarquables expériences réalisées chez les abeilles. Selon leur type d'alimentation, les larves femelles donnent naissance à des ouvrières stériles ou à des reines fertiles, alors qu'elles sont génétiquement identiques[20]. Dans l'espèce humaine, en altérant les mécanismes épigénétiques, l'alimentation de la future mère en période de grossesse, et ultérieurement celle des enfants, pourrait donc être la cause de certaines affections et maladies[21]. Mais ce mécanisme, quoique hautement probable dans les pays pauvres où subsistent de nombreuses carences alimentaires, est en réalité fortement battue en brèche par la formidable propagation de la pollution environnementale partout dans le monde, dans les pays riches ou à niveau de vie intermédiaire ; et même maintenant dans les pays pauvres.

Cependant, selon le chercheur anglais David Barker, les *carences alimentaires* chez les femmes enceintes seraient à l'origine de certaines pathologies se manifestant dans la descendance, dont en particulier le diabète de type 2, l'obésité, l'hypertension artérielle, l'atteinte des artères coronaires et même la schizophrénie[22] ! Cette hypothèse repose sur la réalisation d'expériences chez l'animal et surtout sur l'interprétation des différentes études épidémiologiques réalisées aussi bien en Europe qu'aux États-Unis. Pour David Barker, la sous-nutrition du fœtus pendant la grossesse, et plus tard celle des enfants, serait une cause essentielle dans la survenue de ces affections et maladies à l'âge adulte. L'exemple à l'appui de cette hypothèse repose sur l'étude des enfants conçus durant l'hiver 1944 aux Pays-Bas, en période de grande famine. À l'âge adulte, un risque accru d'obésité, de diabète de type 2 et d'affections ou de maladies cardiovasculaires a été mis en évidence[23]. De même a-t-on montré chez des Indiennes nord-américaines le rôle d'une alimentation défectueuse en période de grossesse dans l'apparition du diabète de type 2, et cela sur plusieurs générations[24].

D'autre part, on a pu observer que le faible poids d'un nouveau-né est un facteur de risques, alors que la reprise précoce d'un poids normal ou même augmenté après la naissance ne supprime pas ce risque. En outre, il semble exister une corrélation positive entre la maigreur de la mère avant la grossesse et la survenue d'un diabète de type 2 dans sa descendance[25]. Mais ce ne sont pas les seules carences alimentaires avant et pendant la grossesse qui conditionneraient la survenue ultérieure de telles pathologies. Ainsi, chez les enfants nés de mère obèse le risque de diabète de type 2 et de maladie coronarienne survenant à l'âge adulte serait augmenté[26]. De même, une suralimentation après la naissance pourrait être associée à une susceptibilité accrue de développer à l'âge adulte l'une ou l'autre des affections ou maladies précédentes[27]. Et une alimentation inadéquate pendant l'enfance, en impactant le microbiote intestinal, pourrait également avoir des conséquences sanitaires ultérieures*. S'il apparaît clairement que les conditions alimentaires de la future mère avant et pendant la grossesse conditionnent la santé de ses enfants y compris à l'âge adulte, un très grand nombre de questions restent cependant encore sans réponse au plan scientifique[28].

Autre hypothèse : le rôle du *stress*. C'est au physiologiste canadien d'origine autrichienne Hans Selye qu'on doit d'avoir décrit pour la première fois la réponse de l'organisme à un traumatisme violent, qu'il soit physique ou psychique, sous la forme d'une réaction de défense adaptée, mettant en jeu un système neuroendocrinien particulier impliquant l'hypothalamus (une structure neurologique située à la base du cerveau), et l'hypophyse (une petite glande endocrine située sous le cerveau et régulée par l'hypophyse)[29]. Ici c'est en fait de stress psycho-neurosensoriel chronique qu'il s'agirait, celui-ci entrant dans le cadre de ce que j'ai décrit dans un ouvrage antérieur sous le terme de pollution neurosensorielle ou cognitive[30], et dont nous avons vu les conséquences évolutives possibles en termes de névroses et de psychonévroses**.

En fait, quels que soient le rôle de ces différents facteurs et l'acuité scientifique des hypothèses proposées, sans doute doit-on considérer que la genèse des affections et maladies est multifactorielle et qu'actuellement la part des polluants dans la genèse des affections et maladies de notre époque est prépondérante – tout au moins dans les pays fortement industrialisés et épargnés par

* *Voir le chapitre XIV.*
** *Voir le chapitre VIII.*

les carences nutritionnelles sévères. Et d'autant plus qu'aucune des hypothèses précédentes n'est capable à elle seule d'expliquer la très forte augmentation d'incidence de l'ensemble des pathologies concernées, et qu'il est maintenant démontré que c'est au stade fœtal que la grande majorité des affections et maladies prennent racine : cela en raison de l'extrême vulnérabilité du fœtus face à toute forme de pollution et de l'extrême plasticité de son développement.

L'origine fœtale des affections et maladies

Depuis la théorie des germes de Pasteur, les médecins ont privilégié la recherche des causes des maladies du vivant des malades, sans se préoccuper suffisamment de ce qui pouvait advenir au tout début de la vie, c'est-à-dire pendant la grossesse. C'est ainsi que procèdent la plupart des études épidémiologiques. Or cette façon de faire se révèle inefficace pour expliquer la formidable augmentation d'incidence des affections et maladies de notre temps. Elle est même scientifiquement dangereuse car elle risque de conduire à des conclusions erronées. C'est déjà ce que dénonçait en 2002 Lorenzo Tomatis en matière de recherche sur le cancer[31]. En effet si, comme je l'ai indiqué, l'inflammation de bas grade est un processus central permettant d'expliquer la genèse et le développement de la plupart des pathologies chroniques, sa prise en considération seulement après la naissance est insuffisante pour rendre compte des très nombreux travaux ayant prouvé que la première étape des affections et maladies survient dès le stade fœtal. Car on sait désormais que le fœtus, s'il est en réalité immature au plan immunitaire, est à l'inverse capable d'inflammation.

Le concept de l'origine fœtale des affections et maladies est né essentiellement à partir d'expérimentations réalisées chez l'animal[32]. Ainsi a-t-il pu être prouvé que de très nombreux polluants chimiques administrés avant ou pendant la période gravide à certaines lignées de souris ou de rats sont capables non seulement d'induire à la naissance la survenue de malformations congénitales, mais aussi et surtout de provoquer à l'âge adulte l'apparition d'affections ou de maladies aussi différentes que peuvent l'être un cancer, un diabète de type 2, une obésité, une maladie cardiovasculaire, une baisse de la fécondité, un déficit immunitaire, une allergie (ou tout au moins un état atopique), une affection auto-immune ou des altérations neurocomportementales ; ces dernières pouvant évoquer, selon les cas, une affection psychotique proche de l'autisme, de la maladie d'Alzheimer ou même de la schizophrénie.

Bref, l'ensemble des pathologies des cinq continents que nous avons explorés, et pour lesquelles de très nombreuses études épidémiologiques et toxicologiques ont pu confirmer qu'elles survenaient dans l'enfance ou à l'âge adulte, en association à une intoxication de la mère en période de grossesse par différents types de polluants[33]. Ainsi est né le concept de *programmation fœtale* des affections et maladies[34], que la cause initiale chez la femme enceinte en soit, comme on l'a vu, nutritionnelle ou surtout toxique. Or la surprise fut grande de constater que ces pathologies, ou seulement l'acquisition d'une augmentation de susceptibilité à leur genèse, pouvaient éclore non seulement lors de la première génération, mais aussi au cours des générations suivantes. D'où, intimement lié au concept précédent, celui de *pathologies transgénérationnelles,* particulièrement bien établi pour les perturbateurs endocriniens et pouvant, pour un certain nombre d'entre eux, se manifester jusqu'à la quatrième génération[35] ! Et donc en troisième lieu, le concept non moins révolutionnaire d'*hérédité épigénétique acquise* qui, comme je l'ai indiqué, impose une profonde réinterprétation des relations entre gènes et environnement et, de façon plus générale, celle de la génétique[36]. Les observations précédentes ont en effet été pour une part confirmées chez l'homme, l'argument de base étant provenu des études réalisées consécutivement à la mise en évidence, comme indiqué plus haut, des effets désastreux du Distilbène® administré en période de grossesse[37]. Ainsi, comme chez la souris et le rat[38], il a pu être prouvé non seulement l'apparition de tumeurs, en particulier vaginales chez la petite fille et de malformations urogénitales chez le petit garçon, lors de la première génération, mais aussi celle d'obésité, d'hypofécondité et d'anomalies utérines lors des générations suivantes ; et cela, là aussi, jusqu'à semble-t-il la quatrième génération[39]. Par quels mécanismes cellulaires et moléculaires ces phénomènes interviennent-ils ? C'est à cette question que de très nombreux travaux ont récemment tenté de répondre.

De l'extrême complexité de la programmation embryo-fœtale et de l'épigénétique en tant que mécanisme explicatif

Sans doute doit-on considérer de prime abord que l'*ontogenèse**, en d'autres termes le développement de l'embryon puis du fœtus dans l'utérus d'une future mère[40], est dans son principe général radicalement déterministe[41]. Jacques Monod, avec qui j'eu l'occasion de discuter à plusieurs reprises de cette question, concevait que l'ontogenèse était intensément *téléonomique*, c'est-à-dire soumise à la contrainte de lois et de règles biologiques inaliénables, sous peine de graves perturbations[42]. Et ce n'est bien sûr pas remettre en cause un tel déterminisme que de les considérer. Bien au contraire. Car ce sont justement ces perturbations qui sont au cœur des considérations scientifiques actuelles.

Pourtant, il faut se rendre à l'évidence. La genèse et le développement d'un bébé ne résultent pas, contrairement à ce qu'on croyait, d'un programme génétique entièrement inscrit dans l'œuf

* La genèse d'un être (du grec « ontos » : être).

initial, fruit de la rencontre des deux gamètes de sexe opposé[43], et donc préétabli. Mais comme l'indique la figure 2, confirmant en quelque sorte ce qu'Aristote pensait déjà au IVe siècle avant notre ère[44], cette genèse et ce développement sont le résultat (un peu à la manière des poupées russes) de l'adjonction successive de diverses structures, chacune étant indispensable à l'émergence et à la formation de la suivante.

Figure 2 : Les deux modèles de développement embryo-fœtal

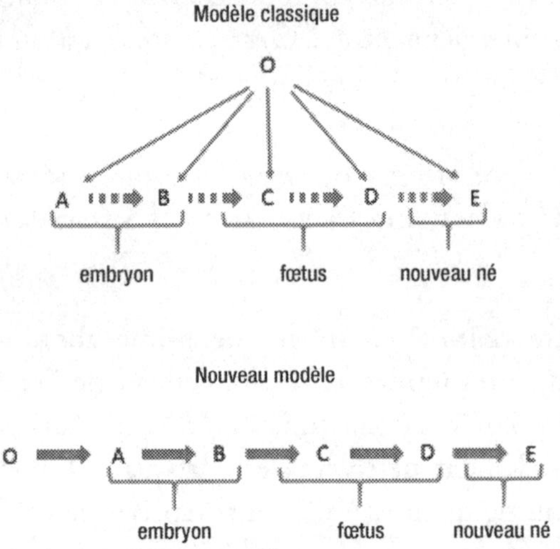

Dans l'ancien modèle, O, l'œuf résultant de la rencontre des deux gamètes, un spermatozoïde et l'ovule, contient le programme génétique comportant les différentes étapes A, B, C, D et E de la genèse et du développement de l'embryon, de son origine (A) jusqu'à l'apparition du nouveau-né (E) ; alors que dans le nouveau modèle (ou modèle aristotélicien), le programme génétique inscrit dans O, l'œuf, induit seulement la première étape A du développement embryonnaire, chacune des autres étapes successives découlant causalement l'une de l'autre, jusqu'au nouveau-né (E).

Tout cela dans le cadre d'un processus téléonomique univoque, toujours le même et ne comportant, à l'état normal, aucun dérapage, aucune déviation. C'est là que réside encore une grande partie du mystère. Ainsi l'ensemble de ces phénomènes conduit-il, étape après étape, et cela sans faillir, à la production de cellules se structurant en tissus, et à celle de tissus s'assemblant en organes, pour aboutir finalement à un tout organique et fonctionnel : l'organisme vivant[45]. Un tout ayant acquis des propriétés générales et particulières que ne possède pas chacune de ses parties. Ce qui néanmoins, compte tenu de ce développement téléonomique, ne signifie nullement que le programme génétique inscrit dans l'œuf ne soit pas le *moteur initial* du développement de l'embryon, puis du fœtus.

Or la constitution de ce tout lors des multiples processus d'ontogenèse est extrêmement complexe puisqu'il s'agit, en seulement neuf mois, de l'émergence chez la mère d'environ 3 milliards de cellules organisées en tissus et organes, ayant mis à contribution des milliers de milliards de réactions chimiques, et finalement des milliards de milliards de milliards de transferts d'informations ! Ces considérations biologiques, bien qu'elles puissent apparaître sommaires, ont au moins le mérite de nous faire prendre conscience de la sorte de miracle que constitue toujours l'élaboration du nouveau petit être qu'est un bébé à la naissance – un miracle apparaissant toujours aussi mystérieux pour les plus aguerris des biologistes ou médecins. Et qui ne sera fort heureusement jamais détrôné par les apprentis sorciers que certains rêvent d'être[46], même si aujourd'hui l'ontogenèse est un processus moins obscur qu'il ne l'était il y a encore quelques décennies, grâce aux progrès de l'embryologie, de la biologie moléculaire et surtout, plus récemment, de l'épigénétique.

C'est le pédiatre italien Ernesto Burgio[47] qui m'a mis sur la voie de l'épigénétique pour rendre compte des phénomènes d'ontogenèse. On sait en effet que le développement d'un embryon est régi par trois propriétés fondamentales de la matière vivante : la multiplication des cellules, leur spéciation en différentes variétés par différenciation, et leur agencement en tissus et organes. Jusqu'à ce jour on pensait que ces trois propriétés étaient elles-mêmes sous la seule commande des gènes que comporte l'ADN de l'œuf initial et que, bénéficiant du même génome, mais d'une programmation s'exprimant par séquences différentes au cours du temps, chacune des catégories de cellules ainsi formées arborait ces propriétés pour constituer l'embryon, puis le fœtus au cours de la formation d'un bébé. Autrement dit, l'idée était que l'expression des trois propriétés précédentes se trouvait sous la stricte dépendance des produits ou facteurs d'induction codés par le programme génétique initial inscrit dans l'œuf, et que leur transcription se déroulait au cours du temps de façon chronologique séquentielle, sans qu'intervienne l'environnement.

On attribuait donc l'existence des malformations ou de tout autre type d'anomalies décelées à la naissance à une erreur d'expression de ce programme, liée à la survenue à un moment ou à un autre de mutations au niveau de l'ADN nucléaire, que ces mutations soient liées au hasard ou à d'autres causes. Des causes que jusqu'à ce jour, les médecins restreignaient à un défaut de pratique médicale et non à l'environnement. De longue date, ils s'étaient en effet aperçus qu'à toute grossesse est associée une période extrêmement critique pour le développement normal d'un bébé, à cause de la vulnérabilité du fœtus à toute forme d'agression, telle que la prise de médicaments, la réalisation de vaccinations ou même celle de simples radiographies. Des pratiques dont on a pu établir que sauf exceptions rarissimes, elles sont formellement contre-indiquées chez toute femme enceinte[48].

Or, à la différence de ce qu'on croyait jusqu'alors, on sait maintenant qu'au cours de l'ontogenèse embryo-fœtale l'expression du programme génétique inscrit dans l'œuf et ultérieurement celle des programmes de multiplication, de différenciation cellulaire et de structuration en tissus et en organes sont en réalité sous la dépendance étroite de l'épigénome[49]. Il en résulte que le génome étant lui-même sollicité en permanence par des mécanismes épigénétiques, l'expression des gènes s'en trouve modifiée à chaque instant[50]. Or cette expression est tributaire non seulement des informations en provenance de la mère, mais aussi, par son intermédiaire, de l'environnement qui lui est extérieur. Toute altération de ces mécanismes liée à des modifications environnementales a donc la capacité de déréguler l'expression de l'un ou l'autre des programmes génétiques et, ainsi, de rompre la plasticité naturelle du développement fœtal et son évolution chronologique séquentielle. Il en résulte la survenue, dans certaines cellules ou certains tissus, d'altérations biologiques indélébiles qui se révéleront à la naissance sous la forme de malformations ou de phénomènes inflammatoires* se manifestant ultérieurement sous celle d'affections ou de maladies[51]. Et cela d'autant plus que l'ontogenèse se poursuit après la naissance et donc que face à d'éventuelles variations de l'environnement, une vulnérabilité comparable à celle ayant eu lieu *in utero* persiste chez le nouveau-né, puis chez le nourrisson et l'enfant. Et ceci concerne particulièrement le système nerveux.

Ainsi, c'est essentiellement après la naissance, grâce à la poursuite des divisions des cellules de la névroglie[52] et possiblement encore de certains neurones, et surtout concernant ces derniers grâce à leur connexion les uns avec les autres, autrement dit à leur mise en réseau[53], qu'apparaissent les différentes capacités et aptitudes fonctionnelles : d'abord chez le nourrisson, celles impliquant les organes des sens (la vue, l'audition, le toucher, l'odorat, le goût.) ; puis chez le petit enfant, le langage ; et enfin chez l'enfant plus grand

* Le fœtus est capable d'inflammation, mais pas de phénomènes immunitaires.

et chez l'adolescent, les fonctions cognitives les plus élaborées. Or cette *épigenèse neuronale* postnatale[54] est extrêmement vulnérable à toute forme de pollution environnementale, qu'elle soit matérielle (physiochimique ou microbienne) ; ou immatérielle (neurosensorielle et psychologique), en raison de la très grande plasticité de l'organisation cérébrale tout au long de l'ontogenèse[55] et à son ouverture progressive vers le monde extérieur.

De la génétique à l'épigénétique

Depuis la découverte en 1953 de la structure en double hélice de l'ADN par le biologiste américain James Watson et le biochimiste anglais Francis Crick[56], on croyait que l'étude du génome humain contribuerait à en expliquer le fonctionnement et permettrait de comprendre comment naissent les maladies. L'ADN situé dans le noyau de chacune de nos cellules n'était-il pas considéré être le livre de la vie, où tout y est inscrit ? Et les maladies, conséquence d'un dérèglement de ce livre, impliquer toutes ou presque un mécanisme génétique ? Selon la génétique classique, les gènes non seulement codent la structure des protéines et en permettent la synthèse, mais aussi contrôlent leur propre expression ! La messe est dite ! Tout dans le gène ! C'est encore ainsi que raisonnent certains généticiens.

Mais depuis ces dix à vingt dernières années, les désillusions scientifiques se sont accumulées. À cette vision simpliste s'est peu à peu substituée, grâce au séquençage du génome humain, une vérité beaucoup plus complexe, mais séduisante, car elle colle à la réalité des observations cliniques et à la théorie environnementale que je propose. D'abord le génome ne comprend que 22000 gènes codant pour la synthèse des protéines, soit une portion infime de l'ADN nucléaire – environ 1 %[57]. Autre surprise : les 22000 gènes sont en réalité éparpillés au sein de la partie non codante de l'ADN ; et celle-ci comprend de très nombreuses unités géniques mobiles et donc transposables, les fameux *transposons* et *rétrotransposons*[58]. Or, point fondamental, ces unités transposables seraient capables d'intervenir dans la régulation des 22 000 gènes[59], et même d'altérer l'intégrité du *code génétique*[60]. Ainsi l'ensemble de ces éléments témoigne-t-il de l'extrême fluidité et plasticité du génome et donc, à la différence de ce qu'affirme la génétique formelle[61], de sa relative instabilité et de ses formidables capacités d'adaptation à l'environnement. Enfin, dernière surprise et non des moindres: si l'ADN nucléaire est bien le support de l'hérédité, il n'est plus le seul; comme je l'ai indiqué, il y a la possibilité d'une hérédité « sans gène », ce qui revient à admettre que si les gènes demeurent les maîtres du jeu, comme on l'a vu, ils sont tenus d'œuvrer avec l'ADN mitochondrial et l'épigénome, et doivent donc compter sur un partenaire désormais devenu incontournable: l'environnement.

La génétique telle qu'on la concevait jusqu'à maintenant est donc désormais en partie morte; il faut lui adjoindre l'*épigénétique*, qui la modèle en conséquence. C'est d'une révolution qu'il s'agit, puisque si le code génétique inscrit dans le génome demeure structurellement un principe intangible, son fonctionnement, autrement dit l'expression des gènes peut se trouver modifié à chaque instant[62]; et c'est l'environnement qui peut le faire! Et cela d'autant plus facilement que toute cellule qui se divise, notamment lorsqu'elle fait partie d'un organisme en croissance comme c'est le cas lors des processus d'ontogenèse, est elle-même en position d'extrême vulnérabilité[63]. D'où l'origine des affections et maladies au stade fœtal comme je l'ai montré précédemment, mais aussi possiblement au cours de l'enfance et cela jusqu'à la puberté.

Ce n'est donc plus seulement dans le génome qu'il convient de rechercher l'origine des affections et maladies, comme on le pensait jusqu'alors, mais essentiellement dans l'épigénome ou plus exactement dans les relations entre gènes et environnement[64]. Jusqu'à ces derniers temps le dogme central en génétique moléculaire était que l'expression d'une protéine, codée par un ou plusieurs gène(s)*, était un processus linéaire, fermé sur l'extérieur, invariant et surtout *irréversible* sur les plans informationnel et événementiel[65]. On sait maintenant que cette vision est fausse, que le flux d'informations dans une cellule n'est pas linéaire, mais, comme le résume la figure 3, globalement circulaire. Car on sait à présent que l'ADN doit intégrer de très nombreuses informations : certaines intrinsèques, en provenance de la cellule elle-même, et d'autres extrinsèques, en provenance de l'environnement[66].

Figure 3 : Comparaison entre génétique et épigénétique : la première fait appel à un processus linéaire, la seconde à un processus globalement circulaire

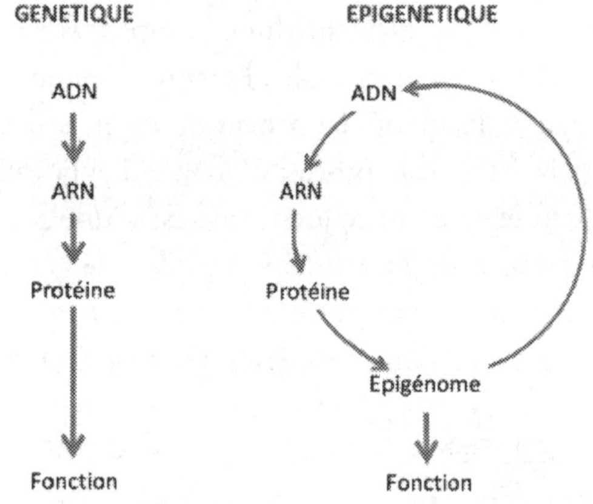

Il en résulte que l'épigénome doit être conçu au plan thermodynamique comme un système ouvert et, au plan informationnel (figure 4) comme un réseau moléculaire extrêmement complexe, fluide, dynamique, synergique et modulable au sein de la cellule ; et le génome, non pas selon la thèse classique, comme un *servomécanisme* puisant ses *inputs* dans le programme initialement codé

* Autrement dit sa *transcription* suivie de sa *traduction*.

dans l'œuf et se diversifiant lors de l'ontogenèse, mais comme un élément de ce réseau au même titre que les autres organites cellulaires, par exemple les *mitochondries.*

Figure 4 : Réseau multidirectionnel de régulation de l'ADN nucléaire mettant en jeu l'épigénome (selon[67])

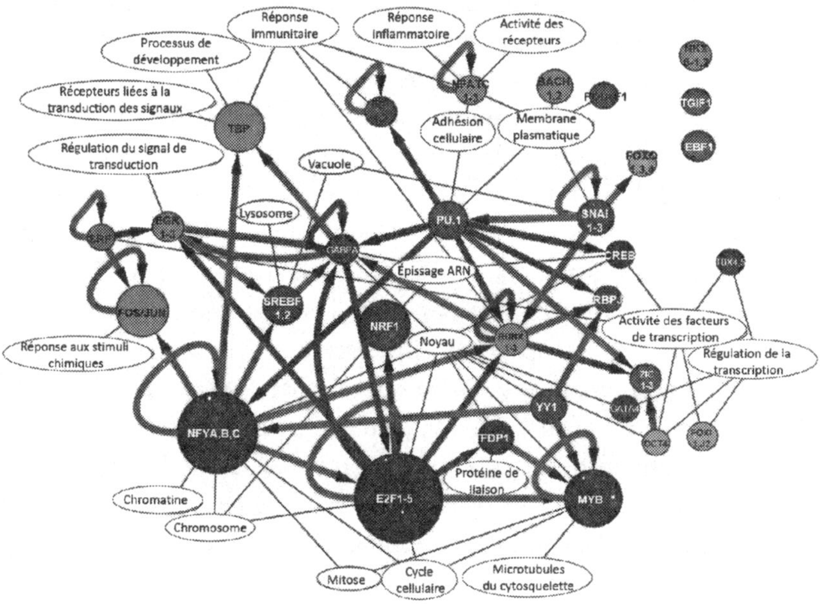

Après le séquençage du génome et ses très grandes difficultés d'interprétation, c'est là tout l'enjeu des recherches initiées depuis 2009 visant à étudier son fonctionnement[67]. Ainsi, comme le suggère Ernesto Burgio, si l'ADN peut être considéré comme la mémoire du système, autrement dit son disque dur, le *hardware*, l'épigénome, quant à lui, doit l'être comme son logiciel, le *software* ; puisqu'il informe en permanence le génome sur l'état de la cellule vis-à-vis de son environnement et lui permet donc de mémoriser les informations recueillies. Ainsi apparaît-il clairement que si la

« structure » de chaque cellule est conditionnée par le génome, son « fonctionnement » est, quant à lui, modulé par l'épigénome, reflet inaliénable de l'environnement.

De l'épigénétique en tant que mécanisme causalement impliqué dans la survenue des affections et maladies

Il y a plusieurs années que les cancérologues étaient parvenus à la conclusion que la cancérogenèse ne peut être expliquée seulement par la survenue de mutations *directement* induite au niveau de l'ADN nucléaire par les agents présents dans l'environnement, qu'ils soient des produits chimiques, des rayonnements ou des virus ; et que des mécanismes épigénétiques sont également en cause, qu'ils résultent de l'action des produits chimiques ou des rayonnements sur l'épigénome ou encore des effets indirects des radicaux libres induits par ces agents[68]. Et mon équipe, en proposant le concept de *mutagenèse indirecte* pour expliquer la survenue de certains cancers, notamment lors d'un colloque que nous avions organisé en 2012 à l'Académie Royale de médecine de Belgique, a tenté de jeter un pont entre épigénétique et génétique[69]. Mais de là à admettre que la survenue de la majorité des affections et maladies impliquait des mécanismes épigénétiques, il y avait un pas que nul n'osait franchir voilà encore une décennie. Or ce pas vient de l'être[70], et c'est d'abord et avant tout l'étude des affections et maladies du système nerveux, telles que la SEP, l'autisme, la schizophrénie et même la dépression qui a permis de le faire[71]. Et cela va bien au-delà de la seule pollution matérielle, à l'origine de l'altération de l'expression des gènes par des produits toxiques, puisque des mécanismes épigénétiques induits par exemple par un manque d'affection maternelle ou d'éducation à l'égard d'un enfant – ce que j'ai qualifié de *pollution neurosensorielle* – ou même par un conditionnement psychologique délétère – ce que j'ai qualifié de *pollution cognitive* – pourraient être à l'origine de troubles du comportement chez lui ou même ultérieurement à l'âge adulte[72]. Mais sans toutefois que ces types de pollution puissent expliquer la genèse d'affections ou de maladies aussi lourdes que la SEP, l'autisme ou la schizophrénie. Car étant donné la nature organique de ces affections et le rôle de la contamination fœtale par les polluants chimiques, il faut bien admettre que de tels troubles qu'ils soient neurosensoriels ou psychologiques doivent être considérés en tant non pas que cause, mais conséquences de ces pathologies[73].

À cela s'ajoute le fait que le génome des neurones fait preuve d'une très importante plasticité et flexibilité. La notion de « gènes sauteurs » rend compte en effet de son extraordinaire capacité à s'adapter à toute modification de l'environnement[74]. En réalité, il n'y a pas que les cancers et les affections et maladies neuropsychiatriques qui impliquent des mécanismes épigénétiques dans leur genèse et développement. C'est en fait l'ensemble de la pathologie qui est concerné : le diabète, l'obésité, les affections cardiovasculaires, l'hypertension artérielle, les rhumatismes, les maladies auto-immunes, les allergies – pour ne citer que les principales d'entre elles[75]. Et dans la majorité des cas, ce sont les facteurs environnementaux, notamment les polluants chimiques et éventuellement le microbiote ainsi modifié, qui en sont les principales causes inductrices, le fameux « moteur » primordial.

Il est en effet maintenant prouvé que de très nombreux polluants chimiques tels certains métaux dont le cadmium, le nickel, le chrome et le méthylmercure, sans oublier des HAP comme le benzène, et des solvants comme le trichloréthylène, surtout des perturbateurs endocriniens comme le Distilbène, le Bisphénol A et les dioxines, et même les particules présentes dans l'air, sont capables de provoquer de telles altérations épigénétiques[76] et que celles-ci sont transmissibles à la descendance[77].

Pourquoi il faut réhabiliter Jean-Baptiste Lamarck

On n'a pas encore mesuré l'étendue des retombées scientifiques, médicales et sociétales imposées par la révolution épigénétique en cours, et la découverte de ses deux corollaires que sont l'expression des gènes sous contrôle de l'environnement et l'acquisition d'une hérédité sans gènes. En outre, et contrairement à l'idée qu'on s'en fait, l'ADN nucléaire n'est pas un système optimisé, mais en réalité une structure dynamique, présentant de très nombreux remodelages internes, qui ne sont pas nécessairement à l'avantage de l'organisme. Ceux-ci dépendent en effet de processus dont certains ne sont pas sélectifs, mais induits. Ce qui explique la possible accumulation de mutations nuisibles[78] ou encore celle d'éléments génétiques agissant non pas dans l'intérêt de l'organisme, mais pour leur propre compte. D'où la notion de « gènes égoïstes », considérant l'hôte dans lequel ils échoient, comme un simple réceptacle, les objectifs de ces gènes étant avant tout de se multiplier en se transmettant de génération en génération, quels que soient leurs effets bénéfiques ou toxiques dans l'hôte qui les accueille[79]. Or l'abondance de mutations délétères et d'éléments « égoïstes » contredit la vision darwinienne selon laquelle tous les caractères sélectionnés seraient utiles aux organismes[80].

Une autre série de faits déduite de la théorie proposée tend à réfuter l'application aveugle de la sélection darwinienne à l'ensemble de la biologie et de la médecine. Comme on l'a vu, l'expression des gènes est non seulement tributaire au plan structurel du génome lui-même, mais aussi, concernant son fonctionnement, de l'épigénome et, par son intermédiaire, de l'environnement. Or ce n'est pas de sélection qu'il s'agit ici, mais bien d'*induction*, puisque ce sont les variations de l'environnement qui « instruisent » en permanence les cellules, celles-ci y répondant par la mise en œuvre de caractères nouveaux[81]. C'est en étudiant les phénomènes de résistance des cellules cancéreuses à la chimiothérapie que dès 1979, j'avais été amené à émettre une telle théorie de l'induction appliquée au cancer[82]. Dans ces conditions, comment la sélection pourrait-elle seule intervenir et sur quelle base scientifique ?

Lorsque naît Charles Darwin, Jean-Baptiste Lamarck a 65 ans et sa *Philosophie zoologique* vient de paraître, alors que *L'Origine des espèces* verra le jour cinquante ans plus tard[83]. Selon Darwin, c'est le hasard qui explique l'évolution des espèces, alors que pour Lamarck c'est le milieu, l'environnement – le hasard n'ayant pas lieu d'être. On sait que Darwin hésita très longtemps à publier sa théorie et que c'est le manuscrit de Russel Wallace qui finalement le décida, car ce dernier était arrivé à des conclusions similaires à la sienne pour expliquer l'Évolution. On sait aussi que Darwin se montra très prudent dans l'énoncé de sa théorie, beaucoup plus prudent que certains biologistes ou évolutionnistes actuels, et que dans *L'Origine des espèces* il ne se hasarda pas à critiquer Lamarck.

Aujourd'hui, c'est l'épigénétique qui met le feu aux poudres. La remise en cause du darwinisme intégral pour expliquer l'évolution des espèces est venue il y a vingt ans d'Eva Jablonka et de Marion J Lamb[84], deux chercheurs de l'Institut Cohn à l'université de Tel-Aviv et qui, depuis, n'ont cessé de conforter leur message[85]. Puis la critique s'est faite plus acerbe ; elle a gagné les États-Unis[86] et même la Grande-Bretagne, là où le darwinisme a vu le jour, bien qu'il y soit peut-être encore le plus tenace[87]. L'Évolution n'est certes pas tributaire d'un projet, comme les créationnistes l'affirment, pas plus qu'elle n'est *nécessairement* conditionnée par le hasard, même si celui-ci peut intervenir. Il en va de même de la survenue des affections ou maladies. Ce n'est en réalité pas le hasard qui, dans la grande majorité des cas, détermine leur genèse mais l'environnement qui, instruisant l'épigénome, les induit[88]. Ainsi, comme le suggère le chercheur américain Eugene Koonin, compte tenu des découvertes les plus récentes, on doit redéfinir le néo-lamarckisme par les trois propriétés suivantes : 1) l'environnement cause directement l'acquisition de changements héréditaires ; 2) ces changements mettent en jeu un nombre limité de composants cellulaires qui, fonctionnellement, les permettent ; 3) les changements procurent une adaptation spécifique à l'environnement[89].

Il y a quelques années, lors d'un colloque scientifique en Italie, en réponse à une question que je lui avais posée concernant les retombées éventuellement critiques au sein de la communauté médico-scientifique internationale que pourrait avoir la réhabilitation de Jean-Baptiste Lamarck en biologie, Ernesto Burgio me répondit : « Vous autres Français, vous ne reconnaissez pas la qualité de vos savants et aujourd'hui, trop souvent vous vous contentez d'appliquer ce que les autres ont découvert et de penser comme eux. Le darwinisme occupe aujourd'hui une place démesurée en biologie et en médecine, incompatible avec les observations et faits d'expérience ayant démontré le rôle de l'épigénétique. Jean-Baptiste Lamarck a sa part de vérité. »

Il me revint en mémoire Galilée et son *Dialogue sur les grands systèmes du monde*[90]... son excommunication et son procès... Je restai confondu... Ce n'est plus contre la religion que la science doit aujourd'hui livrer son combat, mais contre l'intransigeance des préjugés et l'emprise de la pensée unique.

TROISIÈME PARTIE

Mélodie perdue, parole retrouvée : que notre joie demeure !

« S'il y a lieu de secourir un homme étranger et pauvre, c'est surtout le cas d'intervenir ; car où est l'amour des hommes est aussi l'amour de l'art. »

Hippocrate (460-377 av. JC)

« Quand le peuple ne parle pas, ne crie pas ou ne chante pas, il ferme les yeux. Il a tort de fermer les yeux. »

Jean Giono (1895-1970), *Le Hussard sur le toit*

« Refuser les yeux ouverts ce que d'autres acceptent les yeux fermés. »

René Char (1907-1988)

Compte tenu de ce qui précède, que faire pour éviter la survenue des affections et maladies ? J'ai longtemps cherché non pas les réponses techniques à cette question qui, très tôt, me sont apparues évidentes, mais dans quelles conditions on pourrait les mettre en œuvre et comment je pouvais agir personnellement pour qu'il en soit ainsi : refuser d'accepter ce que beaucoup d'autres acceptent les yeux fermés ? Convaincre le corps médical, les hommes de science et les autorités politico-administratives de notre pays qu'ils se trompent lorsqu'ils nient le rôle de l'environnement dans la genèse des maladies ? Essayer de persuader les médias qu'ils ont ici la responsabilité morale de relayer le message avec compréhension et lucidité, mais en le positivant, c'est-à-dire sans alarmisme ni fatalisme ? Et finalement, envisager l'avenir encore avec espoir ?

Car bien qu'elles soient indéniablement scientifiques et médicales, les données du problème sont également sociétales et politiques. Sans minimiser la situation de gravité pour les générations à venir, ni refuser le formidable défi qui nous échoit, c'est dans le chant de la Terre que des solutions me sont apparues et m'apparaissent toujours possibles grâce à un combat sans merci, livré en pleine conscience scientifique et morale, et avec la sérénité de la parole retrouvée et le bonheur d'agir pour autrui. C'est *L'Éthique* en lien avec la nature de Baruch Spinoza, l'éloge du retour à celle-ci et *Le Contrat social* de Jean-Jacques Rousseau ; la *Critique de la raison pure* et la morale universelle d'Emmanuel Kant, le *Principe Responsabilité* de Hans Jonas et la philosophie de Hannah Arendt préconisant la désobéissance civile qui m'ont mis sur la voie[1] : annoncer ce qu'il convient de faire pour préserver notre santé et celle de nos enfants, en montrant non pas seulement l'intérêt évident de le faire, mais surtout les conséquences roboratives et jubilatoires qu'on peut retirer d'un retour à la nature, afin que nous retrouvions l'harmonie et la joie de vivre que nous avons perdues. Quitte à désobéir civiquement, tout en prônant la non-violence.

Je me suis donc demandé quel titre donner à cette troisième partie. Celui-ci m'est venu, lors d'un court séjour passé chez mon ami avocat Étienne Riondet, en Haute Provence, près de Manosque[2]. Les clefs en sont Jean Giono, un écrivain qu'il admire, et son roman *Que ma joie demeure*, le livre de chevet que ma défunte mère lisait et relisait, y goûtant avec bonheur la vie simple des paysans de cette région de France ; un titre qui me rappelle aujourd'hui les leçons de piano qu'elle me donnait, en m'invitant à jouer la transcription du célèbre Choral de Jean-Sébastien Bach. Les temps sont révolus, mais malgré les difficultés actuelles, que *notre* joie demeure !

Bien évidemment la médecine et la santé publique ne se résument pas à une théorie. Elles sont aussi et avant tout une pratique. Et cette dernière a deux versants : rationnel d'une part, intégrant les données scientifiques les plus pertinentes ; et émotionnel d'autre part, tenant compte de ceux à qui elles s'adressent, du ressenti d'autrui. En médecine, c'est la rencontre d'une âme et d'une conscience, dans le cadre du colloque singulier entre le malade et son médecin, tel que l'a défini jadis le Conseil de l'Ordre des médecins, en se référant à la morale hippocratique; en matière de santé, c'est la mise en œuvre d'une politique compréhensive et adaptée aux souffrances des uns et des autres, certes dans le cadre des contraintes sociétales qu'elles soient budgétaires et économiques, mais sans brader pour autant la préservation de la dignité humaine. Or la première entorse à cette dignité est de négliger la souffrance des autres, la mauvaise santé qui affecte aujourd'hui une frange croissante de la population, et de refuser de considérer les avancées scientifiques qui permettraient d'y remédier. En médecine comme en santé publique, réalisme scientifique et compassion ont partie liée et il est devenu un devoir citoyen d'en tenir compte.

Le panorama sanitaire tel que je l'ai exposé et la théorie qui en est la justification scientifique constituent à n'en pas douter un changement radical dans la façon de concevoir, de traiter et surtout de prévenir les affections et maladies de notre temps. À plus d'un titre, c'est une véritable révolution qui s'annonce. La thèse classique, en restreignant la prévention au dépistage et aux seuls facteurs de risques liés au mode de vie s'avère en réalité largement insuffisante, puisqu'il n'est pas tenu compte du paradigme environnementaliste. Dans ces conditions, quelles mesures concrètes proposer?

CHAPITRE XV

Que faire pour se protéger ?

> « Sans la théorie, la pratique n'est que la routine donnée par l'habitude. La théorie seule peut faire surgir et développer l'esprit d'invention. »
>
> Louis Pasteur (1822-1895)

> « Ceux auxquels nous devons rendre compte de nos travaux, la société, ne nous demandent pas tant de tracer des aperçus généraux que de trouver quelque chose qui soit pratique pour le diagnostic, la prévention et le traitement des maladies. »
>
> Charles Nicolle (1866-1936)

Les modifications liées au paradigme environnementaliste ne concernent pas tant la pratique des soins, dont on doit reconnaître qu'ils sont aujourd'hui parvenus à la limite du possible, que le nouveau type de prévention à mettre en œuvre dans le cadre d'une politique de santé rénovée. Après avoir rappelé les préjugés et les freins doctrinaires s'opposant à un tel changement, j'analyse dans ce chapitre les différents moyens individuels pour se protéger. Après les trois types de pollution que nous avons investigués et les cinq continents que nous avons explorés, ce sont neuf catégories de mesures concrètes que je propose.

Le temps des préjugés et des doctrines

Comme le dénonçait déjà Claude Bernard, en médecine les préjugés sont tenaces[1]. Certes, depuis l'introduction de la méthode expérimentale les temps ont changé : d'un art essentiellement discursif, la médecine est devenue à la fois une science et une technique. Mais la science progresse et trop souvent le corps médical peine à s'adapter à l'acquisition des nouvelles connaissances ainsi procurées. Alors fleurissent les opinions et les doctrines. Ce qui différencie une théorie d'une doctrine, c'est que la première est réfutable, tandis que la seconde ne l'est pas. Toute théorie ne persiste que dans la mesure où aucun fait nouveau ne vient la contredire. Il n'en est pas de même d'une doctrine qui, parce qu'elle relève d'un système de pensée ou d'une idéologie, n'est pas falsifiable. C'est au philosophe des sciences allemand Karl Popper que nous devons cette distinction fondamentale[2].

Or il s'avère que la thèse classique lorsqu'elle incrimine le mode de vie, le vieillissement des populations et les effets du dépistage pour expliquer les actuels fléaux de santé, se comporte comme une doctrine. En raison de sa non-validation scientifique, du contexte sociétal actuel et de la doxa qu'elle génère, il est très difficile si ce n'est impossible de la falsifier. Parce qu'elle est aujourd'hui propagée dans le but de préserver les intérêts du système économique et d'innocenter les activités industrielles polluantes, elle est en effet abondamment relayée dans l'opinion.

Comme nous l'avons vu, il y a cependant deux exceptions à l'égarement de la thèse classique : le rôle amplement démontré du tabagisme et de l'alcoolisme qui, même s'ils n'expliquent pas l'incidence croissante des affections et maladies de notre temps, n'en sont pas moins des facteurs de risques impliqués dans la survenue de différentes pathologies. D'où la nécessité de poursuivre la lutte contre ces addictions. Mais hormis ces deux exceptions, la thèse classique se fourvoie.

Affirmer d'un côté que les affections ou maladies sont liées à la vieillesse, et de l'autre que pour y remédier il faut faire de l'exercice physique, c'est oublier qu'avec l'âge, les rhumatismes, notamment l'arthrose, empêchent de le faire[3]. De même, affirmer que pour éviter l'une ou l'autre de ces affections ou maladies, il convient de restreindre son alimentation en sucre pour ne pas devenir obèse et/ou diabétique ; en sel, pour ne pas avoir d'hypertension artérielle ; ou encore en graisses animales et en viande rouge pour ne pas être atteint de cancer ; autrement dit ne manger que des fruits et légumes, cela revient à être végétarien ou à ne presque rien manger ; et oublier qu'aujourd'hui à l'exception des produits bio, les fruits et légumes sont contaminés. Or, comme le recommandait déjà Hippocrate, si, du point de vue de l'hygiène alimentaire, il apparaît raisonnable d'avoir recours à un régime équilibré et diversifié et de faire un minimum d'exercice physique lorsqu'on en a la possibilité, il n'a jamais été prouvé que les végétariens ou les sportifs sont moins souvent malades et vivent plus vieux. En outre, concernant le risque de cancer et contrairement à ce qu'affirme là encore le discours ambiant, les recherches dans ce domaine dont l'étude européenne EPIC[4] ont démontré que manger chaque jour cinq portions de fruits ou de légumes différents ne protège aucunement ou très peu contre le cancer[5]. Ce qui conduit à admettre que lorsqu'ils ont soutenu cette recommandation à destination du grand public, les experts de l'OMS se sont trompés[6]. Amenée à tenir compte du paradigme environnementaliste, un jour ou l'autre l'OMS sera donc obligée de concéder son erreur et d'admettre que la pollution, qu'elle soit physique, chimique ou microbienne, intervient *causalement* dans la survenue des fléaux de notre temps, et que la main de l'homme y est pour quelque chose! Ce qu'elle a déjà fait pour les pollutions atmosphériques et nosocomiales[7].

Ainsi, plutôt que de se présenter comme une théorie falsifiable, la thèse classique n'est autre qu'un égrenage de « vérités fantomatiques » dont aucune, sauf le tabagisme et l'alcoolisme, n'est en réalité scientifiquement prouvée.

La médecine de soins aux portes de l'impossible

Autre déconvenue : contrairement au discours actuel et aux fantasmes de certains apprentis sorciers, la médecine de soins, telle qu'on la promeut aujourd'hui, a ses propres limites. Au cours de notre voyage, nous en avons recueilli de nombreux témoignages. La baisse de mortalité par cancer globalement piétine, tout simplement parce que les cancers décelés à un stade avancé résistent à la plupart des traitements, y compris les plus sophistiqués ; et que si grâce aux progrès médicaux, on augmente l'espérance de vie des malades qui en sont atteints, on ne parvient toujours pas à les guérir[8].

Certes, on ne doit pas noircir le tableau à l'excès. L'*oncologie médicale*, créée il y a plusieurs décennies en tant que discipline à part entière, a fait faire de nombreux progrès, et grâce au dépistage et aux méthodes thérapeutiques qu'elle préconise, on guérit aujourd'hui la plupart des malades atteints de petits cancers, ceux détectés au tout début. Et si on considère l'ensemble des cas de cancer, c'est aujourd'hui presque un malade sur deux qui guérit. Mais demain, pourra-t-on faire mieux, en l'absence de prévention ciblée sur une réduction de la pollution ? On peut en douter et cela malgré les éventuels progrès à venir dans les moyens du dépistage et la découverte de nouveaux traitements. Tout simplement parce que le dépistage a lui aussi ses propres limites[9] et qu'un cancer évolué contient un si grand nombre de cellules cancéreuses qu'il s'avère illusoire de les détruire toutes.

Autre exemple : l'obésité. Nous avons vu l'impossibilité du régime alimentaire à en venir à bout, et l'extrême difficulté à traiter les complications qui lui sont associées. Là aussi la prévention s'impose, mais pas seulement par la restriction calorique et l'exercice physique comme on l'a vu, mais en luttant contre la pollution*.

Il en est de même du diabète, qu'il soit insulinodépendant ou non. En l'état actuel, on n'en guérit jamais définitivement. Au mieux la médecine parvient-elle à le maîtriser, non pas tant par le régime alimentaire ou l'exercice physique que grâce à un traitement à vie.

Même constat pour les affections et maladies cardiovasculaires. Malgré les traitements, l'hypertension artérielle n'est réductible que dans un cas sur deux – ce qui par conséquent n'empêche pas la survenue des complications qui lui sont liées**.

Enfin, autre exemple caricatural : celui des pathologies touchant le système nerveux, qu'il s'agisse d'autisme chez l'enfant, ou encore de maladie d'Alzheimer ou de Parkinson chez les personnes âgées. Lorsque les neurones sont détruits, la perte est définitive car ceux qui ne le sont pas, incapables de se diviser, se trouvent dans l'impossibilité de les remplacer. Sauf cas extrêmement rares, une fois apparues ces affections ou maladies sont donc définitives. Et on ne peut attendre des traitements proposés qu'un effet palliatif.

Ainsi, compte tenu de la sévérité des pathologies que nous avons explorées, la médecine de soins est-elle en réalité le plus souvent dans l'impossibilité d'obtenir un retour biologique *ad integrum*, autrement dit la guérison des malades. Elle ne peut que tendre vers un adoucissement des souffrances et une prise en charge sociétale, dont nous avons pourtant vu la lourdeur et les

* *Voir le chapitre III.*
** *Voir le chapitre IV.*

éventuels dysfonctionnements. Dans ces conditions, que peut-on faire ?

De la nécessité de la prévention

La médecine de soins ayant ses limites, seule la prévention peut être envisagée pour enrayer les fléaux actuels. Prévenir a communément un double sens : celui d'informer autrui sur la survenue possible d'un événement, quel qu'il soit ; et celui d'agir en amont pour éviter qu'il ne survienne. Dans le domaine de la santé, informer le public par des recommandations ciblées, proposer des traitements préventifs, détecter le plus tôt possible les affections et maladies, et surtout mettre en place une politique de santé innovante visant à éviter que les affections et maladies ne surviennent sont les moyens possibles. La prévention, telle qu'on la conçoit aujourd'hui, consiste à supprimer les facteurs de risques individuels présumés être à l'origine des différentes pathologies*. Or, à l'exception du tabagisme et de l'alcoolisme, ce type de prévention a révélé ses faiblesses et son impuissance à juguler les fléaux actuels.

C'est en effet, comme je l'ai indiqué, une *prévention environnementale* qu'il faut mettre en œuvre, elle-même basée sur le principe de précaution lorsque le risque est présumé grave[10]. Ici, le concept est tout autre, puisqu'il s'agit de protéger les personnes exposées aux agents toxiques présents dans l'environnement ; et d'éviter que ces agents polluent l'environnement, par des actions de politique générale visant à réduire à leur source les différents types de pollution. Ce sont ces deux aspects que j'envisage aux plans individuel et collectif, respectivement dans ce chapitre et dans celui à venir : comment se protéger de la pollution et que faire pour la diminuer.

* Il s'agit de la prévention primaire. *Voir le chapitre II.*

Comment se protéger ?

C'est un chapelet de mesures individuelles que tout un chacun peut décider de mettre en œuvre, en fonction de ses possibilités, pour éviter d'être contaminé. En outre, lors des consultations de médecine environnementale *(voir le chapitre XVI),* les médecins peuvent apporter une aide pratique non négligeable en conseillant les personnes qui le demandent et ainsi, contribuer à réorienter leur façon de vivre.

Les mesures de protection dépendent non seulement du type d'agents en cause, mais aussi des voies de contamination de l'organisme. Celles-ci sont respiratoires, digestives et cutanées. S'y ajoute la voie sanguine en cas de transfusions, et surtout, lors des grossesses, en cas de passage des polluants au travers du placenta, avec donc la possibilité de contamination du fœtus par la mère. Les recommandations qui vont suivre ne sont pas toutes couvertes par des normes réglementaires tenant compte du paradigme environnementaliste. C'est donc souvent à chacun d'agir pour éviter d'être contaminé.

1. Choisir son lieu de vie

Il convient, dans la mesure du possible, de décider de l'emplacement de son habitation, avec l'objectif d'éviter la contamination par les poussières et polluants chimiques contenus dans l'air extérieur. Il y a plusieurs recommandations qui, malheureusement, ne sont pas toujours réalisables en pratique, en raison des enjeux sociétaux actuels et d'une législation insuffisante : se mettre à distance des sources polluantes est cependant la règle essentielle.

On conseillera donc : (1) de ne pas habiter à proximité d'une voie à grande circulation (l'air contient de nombreux HAP et poussières très toxiques, dont celles émises par les véhicules fonctionnant au diesel[11]) ; (2) de ne pas résider près d'un garage ou d'une station à essence (à moins de 200 mètres, les vapeurs de benzène augmentent le risque de leucémie aiguë chez l'enfant) ; (3) de s'éloigner d'un aérodrome (l'air est pollué par les produits de combustion du kérosène) ; (4) d'habiter à plus de 20 kilomètres d'un incinérateur (malgré les filtres, le panache contient des poussières et de très nombreuses substances toxiques dont certaines sont cancérigènes ou inductrices de malformations congénitales chez l'enfant[12]) ; (5) enfin de façon générale, de ne pas demeurer dans les grandes métropoles ni en zone industrielle (poussières, HAP), mais plutôt en région rurale, à condition d'être à distance des zones d'agriculture intensive (pesticides)[13]. Mais on en conviendra, tout cela n'est pas facile en pratique.

À ces différentes précautions s'ajoute la nécessité de se protéger des rayonnements. J'aborderai plus loin les mesures de protection à l'encontre de la radioactivité. Concernant plus particulièrement les champs électromagnétiques et la possibilité d'effluves toxiques associés aux centrales électriques, on conseillera d'éviter le voisinage d'une centrale thermique, qu'elle soit thermonucléaire, à charbon ou à gaz (risque de leucémies aiguës et de cancers) ; d'habiter à plus de 600 mètres d'une ligne à haute ou très haute tension, pour éviter en particulier le risque de leucémie chez l'enfant[14] ; enfin, de ne pas demeurer à proximité d'un transformateur électrique, d'une éolienne, d'une voie de chemin de fer électrique ou d'un pylône comportant plusieurs antennes relais (risque d'électro-hypersensibilité)[15].

Compte tenu de l'étendue et du nombre des sources polluantes, habiter en toute sécurité relève donc aujourd'hui d'un défi quasi insurmontable. D'où la notion de « niches de sécurité » et la nécessité d'instituer au plan politique des *zones protégées*.

2. Aménager son habitation avec discernement

Choisir son lieu de vie n'est pas suffisant : il faut encore l'aménager et y vivre de façon appropriée. Toute pollution de l'air intérieur doit être évitée grâce à un dépoussiérage régulier et à une aération suffisante, à condition que l'air extérieur ne soit pas lui-même trop pollué. On fera en sorte de réduire la pollution causée par les composés organiques volatils, les fameux COV, et le formaldéhyde (dont on sait qu'il est un cancérigène certain), en privilégiant les peintures intérieures à l'eau plutôt que celles à l'huile, en évitant les vernis nocifs, leur préférant les encaustiques naturelles, et en limitant au maximum les agglomérés et les meubles, tentures ou moquettes, qui utilisent des colles contenant des COV ou du formaldéhyde ; car sous l'effet de la chaleur ceux-ci se vaporisent. Ainsi, dans une étude réalisée en Alsace a-t-on pu mettre en évidence des taux de formaldéhyde très élevés, bien au-dessus des normes réglementaires, dans 40 % des écoles[16] !

En raison des risques de saturnisme, on vérifiera que la tuyauterie n'est pas en plomb et que les moyens utilisés pour le chauffage, qu'ils soient au fioul domestique, au gaz ou au bois, sont aux normes et entretenus régulièrement, afin d'éviter l'émission d'oxyde de carbone. On veillera aussi à ce que la cuisine soit correctement ventilée, afin d'empêcher l'accumulation de vapeurs toxiques et pour la cuisson des aliments, on préférera l'utilisation d'une cuisinière à gaz ou en vitrocéramique plutôt que celle comportant des plaques à induction, qui sont sources de champs électromagnétiques. Concernant l'éclairage, on vérifiera que toutes les prises de courant sont mises à la terre, et on préférera les classiques ampoules à filament plutôt que celles dites « à basse consommation[17] » : l'utilisation de ces dernières pour les lampes de chevet doit être formellement prohibée, en raison de l'intensité du champ électromagnétique qu'elles émettent[18].

De façon générale, on limitera l'utilisation des détergents et autres produits ménagers mis sur le marché en privilégiant les produits bio; en cas d'intolérance aux produits chimiques, on pourra utiliser, pour l'entretien ménager, le vinaigre blanc, et pour la toilette ou le linge, le savon de Marseille. On n'utilisera qu'exceptionnellement les parfums d'intérieur, et on ne fera pas usage d'herbicides pour les plantes, ni d'insecticides pour les animaux domestiques, sauf exceptions. Si aérer son lieu de vie reste la clef des actions à mener, on veillera néanmoins, s'il s'agit d'un local ancien, à économiser les dépenses énergétiques en calfeutrant les portes et fenêtres; ou, s'il est en construction, à faire appel aux nouveaux procédés d'écoconstruction. Dans tous les cas, bien qu'il soit très difficile à mettre en œuvre dans le contexte socio-économique actuel, c'est un retour au naturel sous toutes ses formes qu'il convient de favoriser.

3. *Se protéger sur son lieu de travail*

Une même analyse concerne la santé au travail qui, certes, bénéficie de normes déjà établies en matière d'aménagement des postes de travail *intra-muros*, mais qui en réalité éludent les influences néfastes de l'environnement extérieur. Étant donné l'ampleur des risques liés aux innovations technologiques, ces normes nécessitent d'être étendues aux nouveaux polluants. Il existe des professions plus exposées que d'autres aux différentes pollutions. Pour certaines d'entre elles, les pathologies qui en relèvent ne sont toujours pas prises en compte et donc non encore inscrites au Tableau des maladies professionnelles. Un exemple caricatural est, comme on l'a vu, le cas des intolérances et hypersensibilités, qu'elles soient chimiques ou électromagnétiques. La réglementation actuelle concerne principalement les lieux clos. On rappelle la nécessité d'aérer les locaux à usage professionnel, afin d'éviter l'accumulation des vapeurs toxiques et de se prémunir contre les effets des poussières et gaz toxiques.

La proximité d'antennes relais, de lignes à haute ou très haute tension ou dans les espaces de travail, l'absence de prise de terre et de câbles électriques protégés par des gaines appropriées sont à proscrire. Étant donné l'extension du Wi-Fi, les informaticiens et électroniciens sont les premières victimes concernées par les risques des affections et maladies liées aux champs électromagnétiques. De même l'utilisation abusive de la téléphonie mobile ou du DECT à usage professionnel par les travailleurs exerçant une profession commerciale doit être réduite le plus possible sous peine de voir naître et se développer ces pathologies. Le retour au filaire est vivement conseillé, pour diminuer les effets délétères de toute exposition prolongée. De façon générale, dans ce domaine comme dans d'autres la santé au travail est en retard dans la reconnaissance des nouvelles pathologies liées à l'environnement professionnel, et malgré les recommandations en provenance de l'Europe, l'édiction d'une réglementation appropriée par le *Code du travail* est devenue insuffisante pour protéger efficacement les travailleurs vis-à-vis de ces nouvelles technologies.

4. Comment s'alimenter ?

Lutter contre la pollution alimentaire est un autre combat, plus simple en apparence puisqu'il dépend du choix de nos aliments et de notre mode de vie, mais qui en réalité présente là aussi un certain nombre de limites. Aujourd'hui, comme on l'a vu, les mesures diététiques promues par la thèse classique sont inefficaces ou tout au moins insuffisantes, car en réalité la pollution se trouve dans notre assiette. Celle-ci consiste en la présence de deux types de résidus chimiques : des *contaminants* tels que nitrates, pesticides, dioxines etc., reflétant essentiellement la pratique de l'agriculture intensive ; et des *additifs* tels que colorants, conservateurs nitrités, exhausteurs de goût, etc., introduits dans nos aliments par l'industrie agroalimentaire pour en accroître les qualités organoleptiques[19].

Or, dans l'un ou l'autre cas et contrairement à ce que pensait Paracelse[20], ce ne sont pas les fortes doses de ces résidus qui sont le poison, mais les très faibles doses et leur répétition au fil du temps ; autrement dit, la durée d'exposition de l'organisme à ces résidus : ainsi, plus cette durée est prolongée et plus le risque d'affections ou de maladies est élevé. C'est donc la toxicité chronique qui est ici concernée, non la toxicité aiguë. Par ailleurs, les substances chimiques peuvent être l'objet d'*effets cocktails*, et ainsi se trouver être à l'origine de phénomènes de potentialisation biologique, liés à l'action toxique conjuguée de plusieurs d'entre elles. Ce qui signifie en clair que les normes de protection réglementaires, dont on sait qu'elles ont été établies pour chaque substance à partir des résultats de toxicité aiguë obtenus chez l'animal, ne nous protègent nullement contre la multitude des polluants présents dans l'environnement et de l'ensemble des effets délétères qu'ils provoquent.

À la question « que faire ? », la réponse est la suivante : on privilégiera la cuisson thermique des aliments plutôt que celle utilisant le four à micro-ondes, et on cuira les aliments, notamment les légumes, à la vapeur plutôt que directement dans l'eau[21], en veillant à ce que l'eau de cuisson ne soit pas polluée. On recommandera aussi de ne pas trop cuire la viande et donc de la manger plutôt « saignante », d'en manger de façon modérée et de ne pas abuser des grillades, notamment cuites au barbecue[22]. On recommandera de limiter l'ingestion des charcuteries, car celles-ci contiennent des conservateurs nitrités dont on a démontré qu'ils étaient certainement cancérigènes[23]. Ainsi, à moins d'avoir vérifié qu'elles ne contenaient pas de tels conservateurs, en d'autres termes, à moins qu'elles ne soient bio, on évitera de donner du jambon ou du saucisson aux enfants, en tout cas jamais de jambon ou de poisson fumé. De même, on choisira son vin en veillant à ce qu'il soit sans sulfites, le cas échéant en y mettant le prix. C'est la qualité qu'il faut privilégier, et non la quantité. On préférera les bouteilles en verre ; on évitera en effet d'acheter des boissons en canettes (elles sont enduites d'un revêtement interne contenant du bisphénol A), ou contenues dans des bouteilles en plastique (présence de phtalates). Et pour bébé, c'est un biberon en verre et non en plastique qu'on utilisera.

Mêmes précautions pour les aliments. Dans la mesure du possible, manger bio se révèle une solution. Il y a en effet théoriquement trois intérêts à s'alimenter de la sorte : l'absence de contaminants, en particulier de pesticides et de nitrates artificiels ; l'absence d'additifs alimentaires, en particulier de colorants et de conservateurs ; et la présence d'un taux d'antioxydants trois à quatre fois plus élevé que pour les aliments non bio[24]. Une étude scientifique récente, ayant analysé rétrospectivement les effets du bio sur la santé, semble en avoir démontré l'intérêt[25]. Certes la limite d'un tel type d'alimentation est avant tout financière, car de façon générale les produits bio sont plus chers que les non-bio ; mais la croissance du marché et l'extension de l'agriculture bio dans notre pays devraient permettre un certain nivellement des prix et donc l'accès de ces produits à un plus grand nombre de consommateurs[26]. Mais attention aux aliments étiquetés « bio » et qui n'en sont pas ! A priori, la corruption de notre système marchand n'épargne aucun produit. C'est donc auprès des petits commerçants de proximité, là où, de façon générale, l'éthique est encore préservée, qu'il est conseillé de s'approvisionner.

5. Qu'utiliser pour sa toilette et comment se vêtir ?

Aux pollutions respiratoires et alimentaires s'ajoute la pollution cutanée. Elle concerne principalement les cosmétiques : parfums, crèmes, lotions, vernis, savons, shampooings, etc.

Ceux-ci comportent de très nombreuses substances chimiques artificielles mises sur le marché sans que le plus souvent les études toxicologiques aient été suffisantes. Contrairement à ce qu'on pourrait penser, la peau n'est pas une barrière protectrice : elle est une voie de passage des substances chimiques dans le sang[27]. Il est donc clair que nombre de ces substances pénètrent ainsi dans l'organisme. Le risque concerne plus particulièrement les femmes enceintes et les nourrissons, puisque chez eux la peau est beaucoup plus fine et donc propice à une telle pénétration.

Que faut-il faire ? Contrairement aux effets de mode actuels, les considérations précédentes invitent à limiter l'usage des cosmétiques et autres produits artificiels, donc là aussi à revenir au naturel et, compte tenu de la vulnérabilité particulière du fœtus et des bébés, à utiliser chez ces derniers ainsi que chez les femmes enceintes des produits d'origine naturelle, si possible bio.

Comment se vêtir ? Les allergies et intolérances cutanées sont de plus en plus fréquentes. Bon nombre de textiles à base de polymères fabriqués par l'industrie sont toxiques pour la peau et donc source d'intolérance cutanée. On évitera donc impérativement le contact direct de tels textiles avec la peau et, pour cela, on préférera l'usage du coton. De même, de très nombreux colorants artificiels sont toxiques. On évitera donc, dans la mesure du possible, de s'habiller avec des vêtements qui en contiennent et en tout cas on ne les appliquera jamais directement sur la peau. Là aussi, retour au naturel.

6. Comment se protéger de la radioactivité ?

Tous les rayonnements sont susceptibles de pénétrer dans l'organisme par la peau. Faisant suite aux travaux de Marie Curie, Roentgen et Becquerel, des mesures de protection contre la radioactivité ont été établies. Le drame ici est que les centrales nucléaires peuvent être l'objet d'accidents, tels celui de Tchernobyl en 1986 et de Fukushima en 2011 ; et que dans ces cas, les populations avoisinantes ont été très fortement contaminées. Du reste, au mépris des données scientifiques actuelles, les estimations alléguées par l'AIEA, l'Agence internationale de l'énergie atomique, concernant la radioactivité terrestre sont en général erronées, et les normes réglementaires, proposées par l'OMS, insuffisantes, de même que les moyens de protection préconisés. À cela s'ajoutent les effets à long terme du millier d'explosions nucléaires, souterraines et surtout atmosphériques réalisées pour mettre au point l'arme nucléaire.

Contrairement à ce qui est affirmé, il n'est pas possible que ces explosions n'aient pas contribué à augmenter la radioactivité terrestre et donc, ne se soient pas soldées (et ne se soldent pas encore) par des effets sanitaires retardés, incluant l'augmentation d'incidence des leucémies et cancers (en particulier les cancers du corps thyroïde), ou d'autres affections, y compris la survenue de stérilité et de malformations congénitales[28]. Il s'agit donc d'un problème de santé publique majeur, non résolu et qui fait toujours débat au plan politique ; en ce qui concerne notamment la sécurité des centrales nucléaires et celle du stockage des déchets ; des débats qui malheureusement, le plus souvent, ne considèrent pas la facture sanitaire à sa juste valeur. De surcroît, compte tenu de l'ampleur de la contamination terrestre et des messages faussement rassurants des autorités publiques, y compris de l'OMS[29], il est extrêmement difficile de proposer des mesures à prendre au plan individuel. Indiquons cependant qu'à l'évidence mieux vaut ne pas habiter à proximité d'une centrale nucléaire (il y a une augmentation démontrée du risque de leucémies aiguës[30]) ; isoler son lieu d'habitation en cas de présence naturelle de radon (c'est le cas dans les pays granitiques et tertiaires : Bretagne, Ardennes, Massif central) ; comprendre que les éléments radioactifs peuvent voyager sur de très longues distances (ils s'agrègent aux poussières[31]), et qu'on peut les retrouver en faible quantité dans l'eau de boisson et dans certains aliments. D'où les précautions à prendre. Mais on le comprendra : là encore, ce n'est pas chose facile.

7. Comment se protéger des champs électromagnétiques ?

Autre difficulté : comment éviter les effets sanitaires des rayonnements liés à l'utilisation démesurée des technologies sans fil, et comment s'affranchir des nouvelles addictions qu'elles génèrent, notamment chez les jeunes ? Il n'est pas possible ici de supprimer l'utilisation des téléphones portables, mais seulement de recommander d'en limiter l'usage. Il apparaît en outre que dans de très nombreux cas, le Wi-Fi peut être remplacé par une connexion filaire; Ainsi la généralisation du Wi-Fi dans les lieux publics, en particulier dans les écoles, lycées et collèges et l'utilisation *larga manu* des ordinateurs ou des tablettes équipés en Wi-Fi apparaissent-elles une aberration scandaleuse du point de vue sanitaire, étant donné la très grande vulnérabilité des enfants et adolescents aux champs électromagnétiques.

Dans la société il y a trois catégories de personnes auxquelles s'adressent par priorité les limitations d'usage des technologies sans fil et même, pour certaines d'entre elles, l'obligation de les éviter : 1. d'abord et avant tout les femmes enceintes, en raison de l'extrême vulnérabilité du fœtus ; 2. mais aussi les enfants et adolescents et même les adultes jeunes, en raison pour les uns (les enfants et adolescents) de la persistance des phénomènes d'épigenèse neuronale* et d'une croissance non terminée ; et pour les autres (les adultes jeunes), d'une maturité organique non finalisée ; 3. enfin les malades atteints de neuropathies ou de cardiopathies, en raison de l'effet délétère des champs électromagnétiques, sur le système nerveux et le cœur[32] (*voir plus loin*).

* *Voir le chapitre XIV.*

En période de grossesse, on conseillera donc de n'avoir recours au téléphone portable que de façon exceptionnelle et de ne jamais utiliser d'ordinateurs fonctionnant en Wi-Fi. Et il doit en être de même ultérieurement : tout bébé doit être tenu le plus loin possible des sources électromagnétiques. Par conséquent, ne jamais utiliser de *babyphone* pour la surveillance des nourrissons !

Chez l'enfant, on interdira l'usage du portable avant 12 ans et, bien que cela soit difficile, on fera en sorte que les adolescents en restreignent l'usage, et surtout n'utilisent pas d'ordinateur équipé en Wi-Fi.

À noter que les adultes jeunes ne sont pas épargnés. Les risques sont liés principalement à l'abus du téléphone portable et du DECT, et consistent dans la survenue possible de tumeurs cérébrales ou d'une électro-hypersensibilité. Or cette dernière, comme on l'a vu, peut évoluer vers une atteinte dégénérative du système nerveux. Les mesures de prévention sont ici catégoriques : utiliser le moins possible à l'oreille un téléphone portable (ou un DECT) – dans tous les cas pas plus de 20 minutes par jour par séquences de six minutes ; choisir un téléphone portable ayant le débit d'absorption spécifique (DAS) le plus faible possible ; ne pas se contenter des oreillettes, mais se servir du haut-parleur ; ne jamais utiliser un téléphone portable dans le train ou en voiture, car l'intensité du champ électromagnétique est démultipliée ; ne jamais utiliser de Bluetooth ; contrairement aux pratiques actuelles, limiter l'usage des smartphones, plus précisément ne jamais les porter à l'oreille, et pour les recherches sur internet, préférer l'utilisation d'ordinateurs filaires. Concernant ces derniers, on utilisera un écran plat à la place des anciens tubes cathodiques (l'intensité des champs électromagnétiques émis est beaucoup plus élevée que pour les écrans plats) et la connexion se fera par câble plutôt que par Wi-Fi ; et cela pas plus de six à huit heures par jour, en se ménageant dans la mesure du possible des pauses ; de plus, on veillera à ne jamais placer l'ordinateur sur les genoux (risque testiculaire ou ovarien).

Enfin chez les sujets épileptiques, atteints de SEP ou de maladie de Parkinson, confirmant en quelque sorte les observations cliniques du docteur Maschi*, on recommandera là aussi, par précaution, de ne pas faire appel aux technologies sans fil et notamment de ne pas employer de téléphone portable ou de DECT, en raison du possible déclenchement d'une rechute de leur neuropathie. De même ces technologies sont formellement contre-indiquées chez les sujets atteints de troubles du rythme cardiaque, et cela d'autant plus s'ils sont porteurs d'un pacemaker.

Étant donné la pression des lobbies et l'engouement actuel suscité par ces nouvelles technologies, les recommandations précédentes risquent de ne pas être appliquées à la lettre. C'est pourtant une règle de santé indispensable à la préservation des facultés cognitives chez les sujets jeunes, surtout chez les enfants. Il faut en effet savoir qu'en matière de champs électromagnétiques, toutes les expositions s'additionnent les unes aux autres, voire se potentialisent entre elles au plan biologique : Wi-Fi, WiMax, téléphone portable, DECT, console de jeu, ordinateur, tablette, télévision, réveil électronique, plaques à induction, ampoules à basse consommation, exposition solaire, etc. En fait, c'est vers l'éducation des jeunes qu'il faut se tourner ; et lutter contre les nouvelles addictions que constituent l'utilisation d'un téléphone portable plusieurs heures dans la journée ; et celle de l'ordinateur, parfois jusqu'à plus de douze heures par jour ! Et cela malgré l'incompréhension en la matière des pouvoirs publics, et en particulier de notre système éducatif.

* *Voir le chapitre VI.*

8. *Les femmes et les enfants d'abord !*

S'il y a dans la société des sujets auxquels doivent s'adresser les recommandations précédentes, ce sont avant tout les femmes et les enfants. Cela parce que celles-ci apparaissent plus souvent que les hommes, vulnérables aux différentes formes de pollution, et parce que le stade fœtal et plus tard la période de croissance chez l'enfant constituent des états de très forte susceptibilité, à tel point que leur protection est un impératif catégorique.

Rappelons brièvement les faits : c'est dès le stade fœtal qu'a lieu la première étape de nombreuses affections et maladies, et c'est la future mère qui, à son insu, contamine le fœtus. Cela pour trois raisons : d'abord, parce qu'avant la grossesse, elle a pu accumuler dans son tissu graisseux un grand nombre de polluants ; ensuite parce que ceux-ci passent au travers de la barrière placentaire et peuvent donc perturber le développement normal du futur bébé ; enfin parce que la contamination du bébé par la mère se poursuit lors de l'allaitement, puisque nombre des polluants, en raison de leur affinité pour les graisses, passent dans le lait. D'où les multiples recommandations s'adressant prioritairement aux femmes et aux enfants : d'abord et avant tout concevoir le plus tôt possible ses enfants, cela afin de limiter autant que faire se peut l'accumulation de produits toxiques dans les tissus ; dans la mesure du possible, manger bio avant et pendant la grossesse, et au cours de l'allaitement ; et surtout, en période de grossesse et d'allaitement ne prendre aucun médicament et ne pas se faire vacciner.

9. *Comment se soigner ?*

Un autre aspect concerne la médecine et sa pratique. Si le paradigme environnementaliste oblige à respecter la nature, il n'est pas question ici de tomber dans le piège des médecines dites naturelles ou alternatives, ou encore parallèles. Je me suis déjà expliqué sur la tromperie et les faux espoirs qu'elles suscitent[33]. Les médecins et autres professionnels de santé feraient bien de se demander pourquoi on assiste actuellement à l'essor de telles « médecines »[34].

La réponse est pourtant claire : c'est parce qu'il y a une perte de confiance à l'égard du corps médical en général qu'elles prolifèrent aujourd'hui. Que la raison en soit les difficultés pour les médecins à faire face à la demande des malades et de leur famille, étant donné la lourdeur des pathologies rencontrées et l'échec trop fréquent des traitements ; ou l'actuelle formation insuffisante des médecins en matière de santé et d'environnement, cette méconnaissance ne leur permettant pas de répondre de façon précise aux nombreuses questions qui leur sont posées sur l'origine des maladies qu'ils sont censés reconnaître et traiter. Être malade est une chose, savoir pourquoi en est une autre, tout aussi essentielle. C'est cette non-réponse des médecins aux questions pressantes des malades qui crée la frustration et, dans le public, la confusion. En se rappelant les vertus hippocratiques : *primum non nocere* (« avant tout ne pas nuire »), les médecins et pharmaciens et plus spécifiquement les Conseils de l'Ordre de l'une et l'autre profession de santé, devraient donc être amenés à reconsidérer les conditions de l'exercice médical et les bases morales et pragmatiques sur lesquelles il est fondé. Il y a aujourd'hui trop de médicaments inutiles prescrits ; trop de risques encourus en raison de dérapages prescriptionnels inacceptables, liés à la mise sur le marché de médicaments trop souvent toxiques et, en outre n'ayant pas fait la preuve d'une efficacité suffisante ; trop de pression de l'industrie pharmaceutique, vis-à-vis des instances de régulation ; et sur le terrain, trop de marketing à l'attention des médecins ; et finalement trop d'incompétence des pouvoirs publics.

Ainsi, à titre individuel, sera-t-on amené d'abord et avant tout à choisir un bon médecin généraliste : il y en a de très nombreux et qui exercent très correctement leur métier : la vocation, cela existe toujours, y compris chez les jeunes ! À moins que l'avenir soit à même de créer une rupture dans cette vocation… Comme nous le verrons… On veillera donc à ce qu'un nombre limité de médicaments soit prescrit : exceptionnellement plus de trois ou quatre ; et seulement une fois qu'un examen clinique approfondi aura été effectué par le médecin. Dans la mesure du possible, et sauf cas particuliers, il est recommandé de limiter le plus possible la réalisation des scintigraphies (utilisation de marqueurs radioactifs) et de ne pas abuser des radiographies (rayons X). C'est en particulier le cas des mammographies de dépistage ou de suivi thérapeutique qui doivent être renouvelées dans des conditions bien précises c'est-à-dire, sauf exception, jamais annuellement étant donné la très grande vulnérabilité de la glande mammaire à toute forme de rayonnement et le risque inhérent de cancer. De même devra-t-on économiser la pratique des scanners et IRM, bien qu'ici ce risque soit extrêmement faible. Au plan dentaire, on ne se fera jamais poser d'amalgames métalliques à cause de l'extrême toxicité du mercure, mais des amalgames constitués de matériaux inertes (céramique ou résine) dont la compatibilité en bouche aura été testée au préalable ; chez les femmes enceintes, le risque est en effet que les vapeurs de mercure, en contaminant le fœtus, soient une cause d'autisme ; mais en période de grossesse on ne réalisera jamais la dépose de ces amalgames .

Au-delà de la médecine de soins telle qu'on la pratique aujourd'hui et compte tenu de la théorie environnementale proposée, c'est en réalité l'ensemble de l'exercice médical qu'il nous faut aujourd'hui réviser.

Chapitre XVI
Prescriptions sociétales en vertu d'un serment

> « Ne faites jamais rien contre votre conscience, même si l'État vous le demande. »
>
> Albert Einstein (1879-1955)

> « Le secret – ce qu'on appelle diplomatiquement « la discrétion ou encore *arcana imperii*, « les mystères du pouvoir » –, la tromperie, la falsification délibérée et le mensonge pur et simple employés comme moyens légitimes pour parvenir à la réalisation d'objectifs politiques font partie de l'histoire aussi loin qu'on remonte dans le passé. »
>
> Hannah Arendt (1906-1975),
> *Du mensonge à la violence*

Délaisser le mensonge utilisé comme moyen politique et inventer les meilleures réponses possibles déduites du paradigme environnementaliste : voilà ce que j'analyse ici en matière de médecine et de politique de santé.

Après avoir défini ce qu'est la médecine environnementale, récemment fondée pour répondre aux différents problèmes de santé posés, c'est à l'échelon politique que j'envisage ce qu'il convient de faire.

Introduction à la médecine environnementale

Si les mesures de protection précédentes peuvent théoriquement être prises par chacun d'entre nous, leur mise en œuvre requiert des explications et une coordination dans le cadre d'une attitude générale de prévention et de précaution que seul un médecin, grâce à ses conseils, peut orienter. Impliquant le fait que nombre d'affections et de maladies sont causalement liées à l'environnement, la théorie proposée crée une situation nouvelle au plan médical, en ce que les malades à risque de ces pathologies nécessitent d'être reconnus le plus tôt possible et surtout, traités préventivement, afin d'éviter l'apparition de lésions anatomiques irréversibles et celle des manifestations cliniques qui en découlent. C'est donc avant que ne surviennent réellement ces affections et maladies que se situent les actions médicales à mener. Ainsi est née la *médecine environnementale*, un nouveau type de médecine que j'ai été amené à créer sur des bases scientifiques solides, qu'il convient impérativement de distinguer de la « santé environnementale », et qui se développe dans d'autres pays, surtout en Allemagne et aux États-Unis.

Le concept est relativement simple. Grâce à un interrogatoire complet, analysant du point de vue environnemental le cadre de vie privé et professionnel des patients, à un examen clinique axé sur les organes cibles de la pollution[1], et à l'utilisation de marqueurs biologiques, annonciateurs de l'affection ou de la maladie potentiellement à venir, il s'agit de porter le diagnostic d'atteinte fonctionnelle de l'organisme par les différents polluants environnementaux, avant que ne se constitue l'une ou l'autre des pathologies que nous avons rencontrées. C'est donc au plan moléculaire et non pas lésionnel, c'est-à-dire tissulaire, comme l'envisage la médecine contemporaine, qu'est établi un tel diagnostic – cela grâce à de nouvelles explorations d'imagerie médicale et à la réalisation de tests biologiques adaptés, basés sur la mesure de certains biomarqueurs[2].

Un tel diagnostic n'aurait cependant qu'une valeur limitée s'il n'était assorti de la mise en œuvre de mesures de protection et traitements préventifs. Or le point capital ici est qu'au lieu de traiter les lésions pathologiques des affections ou maladies une fois survenues, dans un premier temps, on recherche leurs causes dans l'environnement ; puis dans un second temps on investigue les conséquences pathologiques ainsi générées par l'étude des mécanismes moléculaires d'amont ; avant, dans un troisième temps, de traiter les malades selon le dérèglement ainsi mis en lumière, afin d'éviter l'apparition de telles affections ou maladies[3]. On voit tout l'intérêt de cette nouvelle approche médicale, qui, en raison de son caractère prédictif et préventif, devrait contribuer, en complémentarité avec l'essor d'une véritable politique de santé environnementale[4], à la maîtrise des fléaux actuels et à venir.

Une santé publique à la dérive

Les mesures individuelles de protection et même la prise en charge des malades par la médecine environnementale seraient insuffisantes si elles n'étaient assorties d'une véritable politique de santé publique visant à protéger les populations à risques et à réduire toute pollution à sa source. Une telle réduction est, du point de vue sanitaire, incontournable. Pourtant la très grande difficulté ici est que, de purement médical, le problème est devenu sociétal et donc économique et politique, puisque remettant en cause les activités humaines et leurs conséquences sur la santé. Nous ne sommes plus au temps de Pasteur où les microbes étaient considérés être présents *naturellement* dans l'environnement. Depuis, l'industrialisation des pays s'est considérablement développée et avec le libéralisme et la mondialisation, notre système économique s'est profondément modifié. Or celui-ci n'a cure des problèmes sanitaires et de la facture humaine qu'il faut payer à cause de la pollution, que beaucoup d'entre nous payons déjà au prix fort et que demain il nous faudra payer à un prix encore plus fort. Tant que la politique n'abordera les problèmes de santé que sous l'angle financier, en se référant aux dépenses publiques générées par les soins et la prise en charge sociétale des malades, en limitant les mesures de prévention à celles promues par l'ancien paradigme, et en niant les liens existant entre environnement et santé, notre milieu de vie se dégradera inexorablement, et les affections et maladies qui en résultent ne pourront que naître et prospérer.

Au-delà des partis politiques

La santé et l'environnement sont des biens communs qui n'appartiennent à aucun parti politique en particulier. Nul ne peut se les approprier : ils sont l'un et l'autre patrimoine de l'humanité. Si on peut *a priori* penser que les partis de droite et de gauche puissent se démarquer les uns des autres sur la façon de défendre le caractère durable de ces biens, en pratique ce n'est pas le cas. Le résultat est toujours le même : quelles qu'en soient les raisons (maintien du pouvoir d'achat, lutte contre le chômage, baisse des impôts, développement technologique, croissance, etc.), ce sont les revenus économiques immédiats qu'on privilégie et les problèmes de santé et d'environnement qu'on brade ou même qu'on évacue. Or en matière d'environnement, le déni politique est si fort que certains politiciens vont jusqu'à remettre en question l'existence même du principe de précaution. Bien qu'il soit reconnu au plan international et désormais inclus dans la Constitution de notre pays, ce principe est trop souvent ignoré ou négligé.

Si, en tant que citoyen, il est légitime de se consacrer à la politique de son pays, et si, comme l'écrit Albert Jacquard : « en faire, c'est courir le risque de se tromper mais ne pas en faire, c'est être sûr de se tromper », c'est en tant que médecin que pourtant je choisis dans cet essai de ne pas en faire, afin de préserver mon indépendance de jugement. Car au-delà de la médiocrité de nombre de discours politiciens, c'est un regard neutre et impartial que tout médecin doit proposer en matière de santé, au nom d'Hippocrate et de son serment.

Quelle politique de santé publique ?

Comme je l'ai indiqué en début d'ouvrage, fin 2009 c'était un de nos concitoyens sur sept atteint d'affection chronique justifiant une reconnaissance en tant qu'ALD ; fin 2010, un sur six[5] ; aujourd'hui, c'est un sur cinq. Il n'y a aucune raison que la progression s'arrête là. Dans ces conditions, que faire ?

Réformer la médecine de soins, est-ce possible ?

C'est sans nul doute le premier chantier qu'il conviendrait de mettre en œuvre, dans le cadre d'une politique de santé réellement efficace, l'idée de base étant de réduire les gaspillages et d'assurer la meilleure qualité possible dans la dispensation des soins. Notre médecine est exercée dans un cadre public ou privé. Clairement, il y a ici nécessité de rapprocher l'un et l'autre secteurs afin de supprimer les doublons. Après plus de trente années passées à l'Assistance publique-Hôpitaux de Paris à soigner des malades atteints de cancer, ce n'est que récemment que j'ai découvert la qualité exceptionnelle de la médecine libérale effectuée en institution privée, en particulier à la clinique Alleray-Labrouste à Paris où j'exerce actuellement. Les équipes soignantes, les médecins et chirurgiens travaillant en particulier dans cette clinique, n'ont certainement pas à rougir de la qualité de leur pratique, si on la compare à celle du secteur public. Pour assurer une meilleure offre de soins, que ce soit à l'hôpital, en clinique ou en pratique de ville, sans doute convient-il de revaloriser la médecine de base, en tenant compte du rôle essentiel des infirmières, des sages-femmes et des médecins généralistes[6]. Mais contrairement à la politique actuelle, sans décider de tuer le caractère libéral de ce type de médecine[7]. En effet, confier à l'État la responsabilité des soins, réduire la liberté prescriptionnelle des médecins et généraliser le tiers payant, bref fonctionnariser la pratique médicale, ne pourraient mener qu'à une détérioration gravissime de la qualité de notre système de soins, et à la perte de toute déontologie, dont on sait qu'elle est cosubstantielle du secret médical. Finalement ce sont les malades qui en seraient les premières victimes, puisque ce serait divulguer à tous, en particulier aux assurances, leur état de santé, leur interdire le libre choix de leur médecin, et restreindre la liberté d'action et les compétences de ce dernier pour les soigner[8].

En outre, en supprimant le paiement des médecins à l'acte, en proposant une médecine gratuite pour tous et en généralisant le tiers payant[9], il y aurait trois conséquences immédiates : celle d'augmenter le nombre des consultations non médicalement justifiées, et donc, quoi qu'on en dise, d'accroître les dépenses de santé ; en favorisant les consultations inutiles et donc en diminuant le temps des médecins consacré aux vrais malades, celle inéluctable de nuire à la qualité des soins ; enfin, celle de dissuader les jeunes de s'orienter vers des études médicales déjà longues et difficiles, en raison de l'évolution vers une médecine étatisée, alors que notre pays manque déjà de médecins !

La politique de santé actuelle est donc délétère. Elle est en outre réductrice et perverse, car elle conduit à confier la gestion de la prise en charge médicale des malades aux Agences régionales de santé (ARS), et pour la gestion financière, à l'assurance-maladie et aux complémentaires santé, c'est-à-dire dans ce dernier cas, aux assurances et mutuelles privées. Ce qui reviendrait en fait, après avoir supprimé le caractère libéral de la pratique médicale, à la reprivatiser en partie en la faisant dépendre des complémentaires santé, tout en l'étatisant par le biais de la Sécurité sociale et des ARS ; ce qui, finalement, aboutirait à confier la responsabilité de la pratique des soins à des organismes financiers ou non, exempts de toute déontologie. Il fut un temps où notre médecine était considérée comme la meilleure du monde. Aujourd'hui, elle est encore d'un bon niveau et toujours enviée par les malades de l'étranger qui viennent se faire soigner en France. Demain, que deviendra-t-elle si elle doit être inféodée à une administration déjà pléthorique et à des organismes financiers le plus souvent déshumanisés ? Au total, si l'actuelle loi de modernisation de la santé qui vient d'être votée par l'Assemblée Nationale était réellement appliquée, ce seraient les malades qui en pâtiraient. Et on peut se demander ce qu'il adviendrait alors du Conseil de l'Ordre des médecins dont on sait qu'il est en réalité devenu aujourd'hui le seul gardien de la qualité des soins et de l'éthique médicale.

Réformer la Sécurité sociale, est-ce possible ?

Dans le contexte de crise actuelle, préserver l'acquis social que représente la Sécurité sociale devrait être une priorité. Mais en a-t-on les moyens ? Symbole emblématique des luttes sociales, notre Sécurité sociale est devenue du point de vue administratif une colosse aux pieds d'argile ; ce qui explique que jusqu'à ce jour les responsables politiques de droite comme de gauche ne se soient pas aventurés à la réformer, et cela d'autant plus que l'Europe libérale pousserait à sa suppression. Pourtant, si on veut éviter sa disparition, la réformer en profondeur pour la rendre plus efficiente s'avère indispensable. C'est en particulier le cas de l'assurance-maladie en raison de ses multiples défauts de fonctionnement : inégalité des niveaux de remboursement d'une caisse à l'autre ; retard dans les remboursements ; perpétuation des fraudes et détournements ; déclarations inappropriées en matière de reconnaissance des accidents du travail, alors qu'à l'inverse certains accidents du travail sont injustement non reconnus ; déficit de formation des médecins-conseils et à pathologie identique, décisions différentes d'une caisse à l'autre ; non-reconnaissance au tableau des maladies professionnelles des nouvelles pathologies ; etc. Or confier la gestion financière aux complémentaires santé ne résoudra rien. Bien au contraire, vu la complexité des problèmes.

La santé ne se gère pas comme une banque. Annoncer la possibilité d'une médecine gratuite, alors que les recettes liées au chômage baissent ; que le nombre des malades nécessitant une prise en charge augmente ; que les médicaments sont de plus en plus nombreux et coûtent de plus en plus cher ; que les coûts générés par les fléaux de santé sont exorbitants ; tout cela relève de l'imposture politicienne. En effet, que ce soit en matière de santé, d'environnement ou encore d'équilibre financier, les problèmes sont de nature structurelle, en lien direct avec le contexte socio-économique et le paradigme environnementaliste qui lui est associé. C'est dire qu'une telle réforme, pour réellement aboutir, ne pourrait se concevoir que dans le cadre d'une véritable politique de santé environnementale. Mais qui aura le courage de la mettre en œuvre ?

Lutter contre les dérapages médico-pharmaceutiques et les dysfonctionnements des instances de régulation

L'affaire du Mediator® n'est que la partie émergée d'un iceberg, cristallisant les dérapages de l'industrie pharmaceutique et l'absence de réalisme des agences ou autres structures de régulation en matière de reconnaissance des nouvelles pathologies, de pharmacovigilance et de mise sur le marché des nouveaux médicaments. L'appât du gain, le manque de transparence, la dépendance de certains experts vis-à-vis de l'industrie pharmaceutique, les conflits d'intérêts sont, hélas, autant de conséquences d'un système économique aveugle et en grance partie corrompu.

Ainsi, revoir à la baisse le nombre des nouveaux médicaments mis sur le marché sans supprimer ceux plus anciens, mais présentant un intérêt clinique démontré et, pour cela, réformer en profondeur les procédures d'Autorisation de mise sur le marché (AMM); restreindre l'usage de la vaccination aux vaccins réellement efficaces et inoffensifs; lutter contre les dérives prescriptionnelles en rendant la formation des médecins indépendante de l'industrie; restreindre la pratique des thérapeutiques coûteuses et faiblement efficientes: voilà les grandes lignes à proposer dans le cadre d'une politique de santé rénovée.

Promouvoir la prévention environnementale

Sans entrer dans le détail des 164 mesures que nous avions proposées dans le *Mémorandum de l'Appel de Paris*[10], rappelons les sept propositions du corps médical en matière de santé environnementale, telles qu'elles avaient été formulées dans le cadre de la plate-forme médicale nationale que l'ARTAC avait constituée lors du « Grenelle de l'environnement », mais en les réactualisant compte tenu des découvertes scientifiques et des prises de décision qui ont eu lieu depuis[11].

Les sept mesures préconisées sont les suivantes: 1. Protéger les femmes enceintes et les enfants en proposant des mesures déduites du paradigme environnementaliste, dans le cadre d'une loi et donc, à cet effet, remettre à jour les objectifs et fonctions des centres de Prévoyance maternelle et infantile (PMI). 2. Inscrire nommément la santé et ses liens avec l'environnement dans l'article 5 de la charte annexée à la Constitution définissant les conditions d'application du principe de précaution, en vue d'éviter la mise en danger d'autrui. 3. Renforcer les mesures d'inspection vérifiant que le règlement REACH[12], qui concerne l'utilisation des produits chimiques mis sur le marché, est réellement appliqué. 4. Faire en sorte que le nouveau règlement européen concernant les pesticides soit revu dans ses modalités d'application, et soit moralisé. En particulier, réviser les procédures de commercialisation des pesticides[13]; et concernant notre pays, tenir compte de ce qui avait été décidé au Grenelle de l'environnement en matière de réduction des quantités de pesticides utilisés en agriculture, ce qui n'est toujours pas le cas. 5. Instituer un moratoire concernant la construction des nouveaux incinérateurs d'ordures ménagères et la délivrance des autorisations de co-incinération, et mettre en place les procédés alternatifs actuellement disponibles de traitement des déchets. 6. Renforcer la loi Abeille relative aux mesures de protection vis-à-vis des champs électromagnétiques. 7. Réorienter les recherches dans les domaines de la santé et de l'environnement, en développant la toxicologie, l'épidémiologie et, au plan biologique, l'épigénétique; et surtout former les médecins et l'ensemble des filières médicales et paramédicales à la médecine et à la santé environnementales en inculquant les notions de prévention, de dépistage et de diagnostique précoce.

De la misère droit dans les yeux : lutter contre l'abandon pur et simple des malades

S'il ne peut y avoir de bonne santé sans un minimum de confort et d'hygiène de vie, il ne peut non plus y avoir de politique de santé efficace sans lutte contre les inégalités sociales, l'insalubrité et la pauvreté. Or, nous allons au devant d'une crise financière, économique et sociétale sans précédent, qui n'est pas seulement limitée à notre pays, mais beaucoup plus profonde qu'on le pense habituellement, en raison de sa mondialisation. Dans toute crise, et d'autant plus qu'elle est sévère et étendue, ce sont d'abord et avant tout les pauvres qui trinquent. C'est là l'un des enseignements que la médecine nous a légués à partir de l'expérience acquise au cours des siècles, en réponse à la survenue des disettes, des famines et des épidémies, et qu'elle nous livre encore aujourd'hui mais sous une autre forme : celle d'un accroissement de la pauvreté et des problèmes de santé qui lui sont socialement liés, en raison du libéralisme non régulé de notre système économique. D'où la nécessité d'appréhender la situation actuelle en dehors des doctrines et faux espoirs, en luttant par tous les moyens possibles contre la pauvreté, en restaurant l'hygiène par l'éducation des enfants dès l'école maternelle, et en faisant en sorte que les jeunes et l'ensemble de nos concitoyens se réapproprient la morale républicaine. Ainsi devrait-on mettre en place des actions de solidarité par des politiques moralement responsables et réellement adaptées aux problèmes de société posés. L'actuelle course effrénée à la croissance a plusieurs conséquences : depuis les Trente Glorieuses, la paupérisation n'a fait que croître au sein d'une frange croissante de la population. Dans notre pays, près de deux millions d'enfants vivraient sous le seuil de pauvreté ! Et selon la Cour des comptes, des dizaines de milliers de nos concitoyens seraient sans domicile[14].

En outre, notre système de santé est immoral. Il abandonne ceux qui souffrent et, parmi eux, les plus démunis. Un exemple caricatural est, comme on l'a vu, celui des personnes électro-hypersensibles. Chez ces malades, les retentissements psychosociaux sont considérables : pertes d'emplois, déménagements itératifs pour se mettre à l'abri des antennes relais, recherche de zones blanches (certains malades dorment dans leur cave ou en pleine nature, dans une caravane ou sous une tente), incompréhension familiale, conflits au sein du couple aboutissant à une séparation ou à un divorce, extrême pauvreté, misère de certains, mise en danger des enfants, etc. Tout cela dans un climat de non-reconnaissance de ces affections par les employeurs, les médecins du travail – mais il y a fort heureusement des exceptions –, la Sécurité sociale, les mutuelles et assurances, les responsables administratifs, les décideurs politiques et même encore une partie du corps médical, bref dans le cadre plus générale d'une tromperie de l'opinion publique à cause d'intérêts économiques au premier plan et d'une méconnaissance de cette nouvelle pathologie.

Au Moyen Âge, on isolait les lépreux. Mais saint Louis les aidait en leur portant de la nourriture et en essayant de les soulager. Aujourd'hui on enferme les malades atteints de pathologies émergentes dans une sorte de ghetto social sans les reconnaître ni leur porter secours, ce qui est éthiquement contraire au message hippocratique et moralement indigne de la part de nos sociétés.

Morale sans justice et justice sans morale

En raison de son immoralité, ce siècle appelle au secours[15]. En matière de santé, l'éthique médicale est peut-être encore le seul bastion capable de résister aux dérives sociétales actuelles. C'est en vertu du serment d'Hippocrate que tout médecin doit intervenir. Conséquence des dérapages actuels, les affaires de santé, comme on l'a vu, se multiplient.

Marc Girard est revenu sur la campagne de vaccination contre le virus de l'hépatite B, orchestrée à l'époque par les industriels du médicament et les pouvoirs publics de notre pays. Il a décortiqué les entorses à la rigueur scientifique et à la morale[16]. Ce type d'analyse s'applique aussi à la plupart des affaires de santé que nous avons vécues et, malheureusement, à celles qui, immanquablement, surviendront à l'avenir, si nous ne changeons pas radicalement de politique de santé. Dans l'affaire du vaccin en question, il y a eu, selon ce pharmacologue, au moins trois types de manquements : d'abord celui des experts, qui ont dissimulé les conflits d'intérêts et n'ont pas dit officiellement ce qu'ils savaient, alors que certains d'entre eux se sont en outre aventurés en dehors de leur champ de compétence ; ensuite, celui des industriels qui ont manqué à leurs obligations en recourant à des études statistiquement arrangées, permettant la mise sur le marché du vaccin[17] ; enfin, la manipulation de l'information, en sélectionnant parmi les données disponibles celles en faveur de la vaccination et en ignorant ou critiquant celles contraires aux intérêts du (ou des) laboratoire(s) pharmaceutique(s) en question. Au total, ce sont donc à la fois les industriels, les pouvoirs publics et leurs conseillers qui portent la responsabilité de l'existence des très nombreuses victimes.

Or le drame ici est la procrastination de certains juges – fort heureusement, des exceptions existent –, les possibles manquements de la justice faits d'ajournements, de temporisation et de non-lieux, la quasi-non-réparation des victimes, et finalement l'oubli de la société à leur égard. Cela en raison d'une justice à deux niveaux. D'une part celle à l'égard des tout-puissants qui aboutit le plus souvent à un non-lieu, éventuellement en vertu de l'argument fallacieux selon lequel être responsable n'est pas nécessairement être coupable[18] ; et d'autre part celle vis-à-vis des plus faibles, celle qui, après avoir désigné et condamné un bouc émissaire pour donner le change – l'impression que la morale est effectivement sauve –, se traduit le plus souvent par le fait que les victimes ne font que subir, sans possibilité d'être indemnisées à la hauteur du préjudice subi. C'est donc là encore qu'est le diable.

Mais la perversion du système ne concerne pas seulement notre pays. Bien que créée avec l'objectif d'être une institution responsable, nécessaire à la préservation de la santé partout dans le monde, l'OMS, en recueillant l'avis d'experts ayant des accointances avec l'industrie pharmaceutique et même parfois en dissimulant une telle perte d'indépendance, se fourvoie. « Si je savais quelque chose... qui fût utile à l'Europe et préjudiciable au genre humain, je la regarderais comme un crime », affirme Montesquieu[19], qui, au XVIIIe siècle, fixe déjà les limites morales à toute action humaine. Malheureusement, la méthode qu'emploie parfois l'OMS pour tenter de résoudre les problèmes de santé n'est utile ni à l'Europe ni au genre humain. C'est la raison pour laquelle, si elle veut récupérer la crédibilité qu'elle a désormais perdue, elle doit se réformer en profondeur. Ce ne sont pas des discours apaisants ou au contraire alarmistes qu'attendent les peuples, encore moins des manœuvres grossières visant à enrichir l'industrie, mais en fin de compte un langage scientifique de vérité et des décisions indépendantes mettant les laboratoires de recherche et l'industrie pharmaceutique au service de l'humanité, et non l'inverse.

Métamorphose ou révolution

Louis-Ferdinand Céline l'écrit : « Rien n'est gratuit en ce bas monde. Tout s'expie, le bien comme le mal se paie tôt ou tard. Le bien, c'est beaucoup plus cher, forcément. » Un jour ou l'autre, il faudra bien payer la conséquence de l'allégeance au diable qui est en nous. Notre système économique, issu principalement du courant utilitariste anglais, a perdu tout repère éthique. Tous les moyens sont bons pour le profit, y compris la corruption. Et celle-ci n'est pas seulement financière ; elle est aussi idéologique et donc tout aussi grave ou même encore plus grave : en raison des mensonges qu'elle génère, elle trompe l'opinion. Comment sortir du piège dans lequel nos sociétés se sont enfermées et, au-delà, l'humanité ? C'est la question que se posent avec effroi un nombre croissant de personnalités partout dans le monde, tels les milliers de celles qui ont signé l'Appel de Paris. Certains pensent qu'en vertu du sacro-saint développement durable, on pourra réconcilier l'écologie et la santé avec l'économie. Ils se trompent lourdement. Dans le meilleur des cas, la préservation de l'environnement et de la santé ne peut récupérer que les miettes laissées par la croissance économique. L'alliance entre la santé et l'économie, c'est en réalité celle de la carpe et du lapin.

Si, au delà des contingences, on envisage le destin de l'humanité, a priori deux hypothèses sont possibles : soit nous réformons progressivement étape après étape notre système économique en l'adaptant réellement à nos besoins, autrement dit en régulant le libéralisme effréné dont il est l'objet, et en le rendant plus moral ; soit, après un certain temps d'évolution, la croissance tendant elle-même vers une limite en raison de l'effondrement des ressources terrestres, le système de lui-même s'effondrera. À moins que d'ici là un changement de cap ne survienne brutalement, l'économie se mettant alors au service des hommes et de leurs valeurs et non l'inverse – comme c'est le cas aujourd'hui.

C'est donc d'une mutation profonde de notre système de pensée qu'il s'agirait, agrandissant *de facto* la place réservée à la santé et à l'écologie, et simultanément diminuant l'emprise de la croissance économique. En réalité, ce serait une véritable révolution concernant la façon de concevoir notre civilisation, une révolution dont les conséquences en matière de violence humaine seraient incalculables. Mais un jour ou l'autre, condamnée à choisir, l'humanité n'aura que l'une ou l'autre de ces solutions pour s'en sortir : soit la métamorphose, soit la révolution. C'est là notre espoir. Notre seul et dernier espoir.

ÉPILOGUE

« Si par son attitude intérieure, l'homme vit dans un état de non-violence, il peut désarmer la violence des autres. »

Gandhi (1869-1948)

« Gandhi n'est pas seulement pour nous le guide héroïque de son immense peuple... Dans les tempêtes où le vaisseau croulant de notre civilisation menace de se perdre corps et biens, il est l'étoile qui nous montre la route, la seule route qui nous reste ouverte vers le salut. »

Romain Rolland (1866-1944)

Bombay, février 2014. C'est dans une chambre d'hôtel proche de l'aéroport, quelques jours avant mon retour sur Paris, que je mets un point final à cet essai. Grâce à mon ami indien Kiran Vyas, dont le père était un proche de Gandhi, je suis venu en Inde dans le cadre d'une mission d'étude exploratoire en partie commanditée par l'Institut Pasteur et avec le soutien de Luc Montagnier, pour analyser les possibilités d'y découvrir le virus du cancer du sein. Il y a très longtemps que, de façon comparable à ce qui est connu chez la souris, je soupçonne que certains de ces cancers sont d'origine virale. Si tel était le cas, la découverte en incomberait à la mise en évidence du virus à partir d'échantillons prélevés chez les femmes parsies[1], en raison de leur importante susceptibilité génétique acquise au fil du temps, liée à l'endogamie d'origine religieuse perpétuée pendant environ 12 siècles par des mariages consanguins[2].

Mais au-delà de cette aventure scientifique, c'est l'Inde et en particulier sa côte ouest qui se révèlent à moi. Avec un milliard d'habitants, soit environ le quinzième de la population terrestre, sa tradition culturelle millénaire, son peuplement hétérogène, ses divers dialectes, ses différentes religions, ses castes persistantes, ses distances, ce que je découvre est un véritable continent.

La pauvreté la plus extrême voisine avec de très riches et opulentes constructions modernes, érigées dans le plus grand désordre et qui témoignent apparemment du formidable dynamisme économique de cet immense pays.

Ce qui m'émeut le plus est la misère dans laquelle se trouvent les femmes et les enfants, non seulement aux abords des grandes villes mais aussi, quoique de façon moindre, dans les zones rurales. Selon l'OMS, 20 % de la population vit en dessous du seuil de pauvreté. Toutefois, celle-ci n'occulte pas la dignité des uns et des autres, ni l'élégance des femmes avec leurs saris multicolores, ni la pratique des religions, ni une certaine force de vivre et finalement la naissance de très nombreux enfants – certes, souvent dans le plus grand dénuement et le manque d'hygiène – mais sans que la population générale en paraisse affectée. Ce qui me frappe aussi est la très importante pollution chimique et électromagnétique qui maintenant environne les habitants.

Je peine à m'adapter à la vision de ces misérables abris garnis de vieux papiers de tôles ondulées ou de plastiques qui me rappelle les favelas de Rio de Janeiro. Le fait que les deux mondes, celui des riches et celui des pauvres se côtoient sans réellement se rencontrer, chacun acceptant de vivre à sa façon, me paraît étrange.

Nul doute que l'Inde figure parmi les grands pays du monde où les problèmes démographiques sont encore mal résolus et jouxtent ceux inhérents au modèle économique actuel, qui, dans cette région de la planète, comme ailleurs, que ce soit en Asie ou en Afrique, enrichit les riches et appauvrit les pauvres, et finalement, engraisse les uns et amaigrit les autres.

Je revois comme dans un miroir l'ensemble de nos observations et recherches ayant abouti à la théorie scientifique développée dans cet ouvrage, pour expliquer l'origine des affections et maladies ; et les problèmes de santé publique qui en sont la conséquence et qui, inéluctablement, ne cesseront de se poser à l'avenir. Transposés à l'Inde, ils m'amènent à interroger la véracité de la théorie que j'ai proposée. Les faits et principes généraux que j'ai dégagés, l'interprétation que j'ai fournie, tout cela est-il applicable à cette partie du monde et à toutes ses régions ? En d'autres termes, regardée au travers du prisme de l'Orient, l'origine des maladies serait-elle différente ?

Rappelons ce que j'ai tenté de mettre en évidence à partir de notre expérience de l'Occident : la pollution croissante de notre environnement et son rôle très probablement déterminant dans la genèse des affections et maladies, dont la plupart sont en réalité réfractaires aux traitements ; l'impasse dans laquelle se trouvent nos systèmes de santé et de sécurité sociale pour venir à bout de ces réels fléaux. Cela à l'échelle de notre pays, mais aussi à celle de l'Occident ; les tromperies et faux espoirs communiqués au grand public ; l'illusion qu'en poursuivant le chemin actuellement tracé, privilégiant les soins au détriment de la prévention, les progrès de la biologie et de la médecine pourront régler tous les problèmes de santé, et éradiquer l'ensemble des fléaux qui nous étranglent aujourd'hui ; l'illusion que la génétique explique tout et que l'environnement y joue un rôle négligeable, alors que, nous l'avons vu, l'épigénétique rend compte au plan moléculaire de son rôle déterminant dans l'origine de la plupart des affections et maladies ; et que plutôt que la vieillesse, c'est la durée d'exposition aux différents polluants présents dans l'environnement qui importe, que ces polluants soient de nature physique, chimique ou microbienne ; et par conséquent qu'au plan de la politique de santé publique, le temps des demi-mesures est révolu. Car ce sont bien des actions de prévention environnementale qu'il faut mettre en œuvre le plus rapidement possible, dans le cadre d'une véritable politique de protection et de précaution sanitaire et sociale.

J'en réalise les enjeux et me demande avec effroi si tout cela est encore possible, car au regard des intérêts économiques et politiques, les savants d'aujourd'hui ne sont plus écoutés ni même considérés, et la science respectée.

Ce que je perçois en Inde m'interpelle, parce que la contemplation juxtaposée du monde des riches et des pauvres met en relief des différences sanitaires et sociales que n'explique pas seulement la pollution environnementale sauvage et galopante liée au développement industriel. Nul doute qu'ici, à l'origine des affections et maladies, mode de vie et environnement se rejoignent, la classe sociale et le degré de pauvreté en étant le lien indissoluble.

Les deux versants de la médecine, celui de la raison, de la science, et celui du cœur, de la compassion sont unis. Tout développement économique spoliant les pauvres est contraire à toute éthique. Car n'étant pas profitables à tous, le libéralisme économique actuel et la fracture sanitaire et sociale qu'il génère sont contraires au serment d'Hippocrate et finalement transgressent les droits de l'homme. Dans le contexte actuel, c'est l'homme et ses valeurs qui sont au service de l'industrie et de l'économie, alors que ce devrait être l'inverse. Un changement est-il encore possible ?

Je pense à Simone Weil, plus particulièrement à l'un de ses livres, *L'Enracinement*, que j'ai lu et relu maintes fois, et au combat sans concession qu'elle a mené, mêlant vie et œuvre pour faire aboutir la cause ouvrière, jusqu'à en mourir. Je pense à Gandhi, dont j'ai visité la demeure, à ses grèves de la faim itératives, à ses emprisonnements répétés, à son combat par la non-violence pour le respect de l'autre, pour la dignité humaine ; certes pour libérer l'Inde du carcan anglais, mais aussi pour faire sortir le pays de l'extrême pauvreté dans lequel il se trouvait. Je pense à Sœur Theresa et à son combat contre les morts de Calcutta, à Martin Luther King et son rêve de voir la cause noire aboutir, à Nelson Mandela pour son combat contre l'apartheid, et plus proche de nous en France, à l'abbé Pierre. Ces prophètes de l'absolu humain n'ont jamais hésité à mettre leur vie en danger. Certes des gouttes d'eau à l'échelle de la planète, mais des témoignages qui vont dans le même sens. Sans doute trop de pureté effraie-t-elle ceux qui sont conscients de n'en avoir pas assez.

« Agis de façon que les effets de ton action soient compatibles avec la permanence d'une vie authentiquement humaine sur Terre, ou inclus dans ton choix actuel l'intégrité future de l'homme comme objet secondaire de ton vouloir. » Je me remémore cette recommandation du philosophe Hans Jonas, issue de son "Principe Responsabilité", et aussi la réflexion de Hannah Arendt sur le mensonge politique et la nécessité de la désobéissance civile lorsque celle-ci s'avère nécessaire. Désobéir en pleine conscience est-ce possible ? C'est également ce que conseillait Albert Einstein. Alors que faire ?

Je pense à Stéphane Hessel, et aux millions d'indignés que sa pensée a fait naître ; à Jean Ziegler et à son *Empire de la honte*, un livre que j'ai aussi lu et relu ; à Matthieu Ricard, devenu moine bouddhiste, avec qui j'ai eu l'occasion de discuter de son

Plaidoyer pour l'altruisme; à Rachel Carson et son *Printemps silencieux*; et à Theo Colborn qui nous a récemment quittés, deux femmes extraordinaires à qui la communauté scientifique doit beaucoup; je pense à James Lovelock en Grande-Bretagne et à son hypothèse « Gaia »; je pense au pape François qui a compris les enjeux actuels concernant l'évolution de notre planète, et qui diffuse *urbi et orbi* son message christique d'amour des uns envers les autres, en invitant les grands de ce monde à plus de sagesse et de moralité. Et dans notre pays, toute proportion gardée, je pense à Pierre Rabhi et à son « Insurrection des consciences »; à Jean-Marie Pelt qui lui aussi vient de nous quitter, pour le combat qu'il a mené sans concession pour la protection de la faune et de la flore; à Allain Bougrain-Dubourg pour le respect des animaux et leur droit; à l'ex-juge Marie-Odile Bertella-Geffroy pour faire reconnaître toute atteinte massive et présumée grave à la santé, comme un crime contre l'humanité; à d'autres encore. Ces femmes et ces hommes d'exception, ces nouveaux encyclopédistes comme je les appelle, transcendent la condition humaine et la subliment avec pour objectif la préservation de la vie sous toutes ses formes. Agissant à leur façon pour que notre monde change, ils nous donnent l'espoir; mais auront-ils le temps de convaincre l'ensemble des hommes de cette Terre? Avant qu'il ne soit trop tard? Puisse ce nouvel essai contribuer à éveiller les consciences. En nous référant à Gandhi et à sa non-violence, espérons que demain soit un autre jour.

Post-scriptum

Réponse à ceux qui nient l'origine environnementale des maladies

> « Évidemment je souffre du déni de certains. Oui, cette obstination dans le refus, la volontaire incompréhension, la haine m'est parfois extrêmement douloureuse. »
>
> André Gide (1869-1951)

28 novembre 2015, Saint-Julien-d'Olargues.

Je revois une dernière fois le manuscrit de cet essai, en espérant que l'ensemble sera accessible à tous. Toute nouvelle théorie n'est contestable que si les arguments contradictoires sont scientifiquement étayés. Compte tenu de la relative nouveauté du message et des collusions socio-économiques qu'il dénonce, sans doute me faudra-t-il répondre à des critiques.

Je ne serai sensible à aucune d'entre elles, sauf dans le cas particulier où elles émaneraient de personnalités scientifiques avisées me démontrant clairement que je me suis trompé. Mais si, assorties de polémiques, ces critiques provenaient de personnes défendant des intérêts contradictoires, qu'ils soient financiers, économiques, politiques ou autres, le plus souvent inavouées car inavouables, et en réalité illusoires, comme le grand exégète et penseur Érasme de Rotterdam l'a fait écrire sur son tombeau en l'Église de Lausanne: «Concedo nulli» – *je ne le cèderai en rien*. Car c'est à partir de considérations purement scientifiques et morales qu'a été forgé ce nouvel essai.

ANNEXES

ANNEXE I

Identification des principaux microorganismes et des rayonnements dont les effets cancérigènes sont certains ou probables chez l'homme en fonction de leurs propriétés carcinogéniques*

Effets	*Mutagénique*	*Promoteur*	*Cocarcinogénique*
Microorganismes			
VEB	**M**		
VHB/VHC	**M**	**P**	
HHMMTV	**M**		
VHH-8			**C** (?)
VIH		**P**	
HTLV-1	**M**		
VPH	**M**		
Helicobacter Pylori			**C**
Radiations			
Radioactivité	**M**	**P**	
UV	**M**	**P**	
CEM	**M**	**P** (?)	**C**

EB = Virus d'Epstein Barr ; VHB/VHC = Virus de l'hépatite B/C ; HHMMTV = Virus humain homologue de la tumeur mammaire de la souris ; VHH-8 = virus herpès humain de type 8 ; VIH – Virus de l'immunodéficience humaine ; HTLV-1= virus de la leucémie/lymphome T type 1 ; VPH = Virus du papillome humain ; Helicobacter Pylori : il s'agit d'une bactérie impliquée dans la genèse des cancers de l'estomac et de certains lymphomes ; UV = Ultraviolets ; CEM = Champs électromagnétiques.

Identification des principaux produits chimiques en fonction de leurs propriétés carcinogéniques et/ou cocarcinogéniques*

Effets	*Mutagénique*	*Promoteur*	*Cocarcinogénique*
Particules fines			**C**
Amiante	**M**		**C**
Colorants azoïques	**M**		
Bisphenol A	**M** (?)	**P**	
b Naphylamine	**M**		
Benzène et ses dérivés	**M**		**C**
DEHP, BBP	**M**	**P**	
Dioxines		**P**	
Formaldehyde et ses dérivés	**M**		
Résidus hormonaux		**P**	
Métaux, Metalloïdes	**M**		**C**
Nitrosamines	**M**		
Composés nitrés		**P**	**C**
Organochlorés	**M**	**P**	
HAP	**M** ($\geq$5 noyaux)	**P** ($<$5 noyaux)	**C**
PCB	**M**	**P**	
Pesticides	**M**	**P**	
Chlorure de Vinyl (monomères)	**M**		

DEHP = di(2-ethylhexyl) phthalate/ BBP = Butyl benzyl phthalate ; HAP =Hydrocarbures Aromatiques Polycycliques ; PCB = Polychlorobiphényles

ANNEXE II

Lors du colloque « Technologie sans fil, un nouvel enjeu sanitaire » organisé le 23 mars 2009 au Sénat, quatre chercheurs les plus en pointe en Europe en matière de recherche sur les liens entre champs électromagnétiques et santé, ont lancé un appel solennel afin de mettre en garde les pouvoirs publics contre l'utilisation sans limitation des technologies sans fil.

* Ces tableaux sont issus de l'article suivant : Belpomme D, Irigaray P, Hardell L, Clapp R, Montagnier L, Epstein S, Sasco AJ. *The multitude and diversity of environmental carcinogens.* Environ Res. 2007 Nov;105(3):414-29.

Déclaration de Paris du 23 mars 2009 : champs électromagnétiques et santé

L'évolution darwinienne s'est faite en présence de champs électromagnétiques naturels. La magnétoréception est l'un des mécanismes biologiques permettant aux oiseaux migrateurs et aux abeilles de se diriger. Nul scientifique ne peut aujourd'hui affirmer que la couverture de nos territoires européens par de multiples champs électromagnétiques artificiels n'a pas, n'aura pas, de retentissements majeurs sur les comportements et la préservation de la faune.

Les effets des champs électromagnétiques sur notre santé sont démontrés par l'observation clinique de très nombreuses investigations toxicologiques et biologiques et certaines études épidémiologiques. Il existe aujourd'hui en Europe un nombre croissant de malades qualifiés d'« électrohypersensibles », devenus intolérants aux champs électromagnétiques.

Bien que les mécanismes biologiques de l'électrosensibilité soient encore incompris, celle-ci est reconnue légalement comme un handicap en Suède.

Nous, médecins, agissant en vertu du serment d'Hippocrate, nous, chercheurs, agissant au nom de la vérité scientifique, nous tous, médecins ou chercheurs de différents Etats membres de l'Union européenne, affirmons en toute indépendance de jugement, qu'existe un nombre croissant de malades devenus intolérants aux champs électromagnétiques, que cette intolérance leur créé un préjudice grave au plan de leur santé et de leur vie professionnelle et familiale, qu'on ne peut exclure chez eux l'évolution vers une maladie dégénérative du système nerveux, voire certains cancers, et par conséquent, que ce préjudice nécessite d'être reconnu et réparé par les systèmes de protection sociale des différents Etats membres de la communauté européenne.

Nous prévenons les pouvoirs publics qu'en l'état actuel de nos connaissances, on ne peut exclure qu'après une période d'exposition suffisante, cette intolérance puisse concerner aussi les enfants et donc être à l'origine d'un problème de santé publique majeur dans les années à venir dans tous les pays utilisant sans restriction les technologies modernes faisant appel aux champs électromagnétiques.

Malgré des connaissances scientifiques encore insuffisantes et même l'existence de controverses sur certains points, la communauté scientifique internationale est unanime pour reconnaître la possibilité d'un risque de santé publique présumé grave, requérant d'urgence l'application du principe de précaution. Faire le jeu de certains lobbies et brader l'existence même des problèmes de santé et d'environnement au nom d'intérêts économiques et financiers à court terme ne pourrait être que nuisible à l'ensemble de nos concitoyens.

Pr Franz Adlkofer, European Reflex program coordinator, Verum Foundation, Munich (Germany)

Pr Dominique Belpomme, Université Paris-Descartes, Département d'oncologie médicale, Hôpital Européen Georges Pompidou, Paris (France)

Pr Lennart Hardell, MD PhD, Department of oncology, University Hospital, Orebro (Sweden) Pr Olle Johansson, Department of neuroscience, Karolinska Institute, Royal Institute of Technology, Stockholm (Sweden)

Annexe III

A la suite du 5e Colloque de l'Appel de Paris qui s'est déroulé le 18 mai 2015 à l'Académie Royale de Médecine de Belgique, à Bruxelles :

Déclaration scientifique Internationale sur l'Electrohypersensibilité et la sensibilité aux produits chimiques multiples

Bruxelles, 2015

Considérant le travail pionnier de l'allergologue américain Theron G. Randolph à qui nous devons la première description clinique en 1962 de ce qui est aujourd'hui communément appelée la sensibilité chimique multiple.

Considérant les conclusions du séminaire scientifique sur la sensibilité aux produits chimiques multiples organisé en 1992 à la demande de l'Agence de Protection de l'Environnement des Etats-Unis.

Considérant le rapport technique de l'OMS « Critères de santé environnementale 137 : Champs électromagnétiques (300 Hz à 300 GHz) », publié sous l'égide collective du Programme des Nations Unies pour l'Environnement, l'Association Internationale de Protection contre les Radiations et l'Organisation Mondiale de la Santé, à Genève, 1993.

Considérant le rapport du séminaire international sur la sensibilité aux produits chimiques multiples qui s'est tenu du 21 au 23 février 1996 à Berlin, Allemagne.

Considérant la convention de la Commission Economique pour l'Europe des Nations Unies (UNECE) sur l'accès à information, la participation du public au processus de décision et l'accès à la justice en matière d'environnement, adoptée le 25 juin 1998 à Aarhus, Danemark.

Considérant les conclusions du séminaire international COST 244 bis, sur les champs électromagnétiques et les symptômes de santé non-spécifiques, qui s'est tenu les 19 et 20 septembre 1998, Graz, Autriche.

Considérant le Consensus de 1999 sur la sensibilité aux produits chimiques multiples, adopté à la suite de la Conférence d'Atlanta organisée en 1999 par l'Institut National de la Santé américain sur l'impact sur la santé d'expositions chimiques au cours de la Guerre du Golfe, Etats-Unis.

Considérant la déclaration internationale de l'Appel de Paris sur les dangers sanitaires de la pollution chimique proclamée le 7 mai 2004 au siège de l'UNESCO à Paris.

Considérant le rapport du séminaire de l'OMS sur la Sensibilité des Enfants à l'Exposition aux champs électromagnétiques. Istanbul, Turquie. 9-10 Juin 2004.

Considérant le rapport du séminaire de l'OMS sur l'orientation des politiques de santé publique dans les domaines d'incertitude scientifique. Ottawa, Canada. 11 au 13 juillet 2005.

Considérant la fiche d'information de l'OMS N°296, décembre 2005 « Champs Electromagnétiques et santé publique : « Hypersensibilité Electromagnétique ».

Considérant le Rapport de Margaret E. Sears intitulé « Perspectives médicales et sensibilités environnementales » réalisé pour la Commission Canadienne des Droits de l'Homme, publié en 2007.

Considérant le Rapport Bioinitiative de 2007/2012/2014 : arguments biologiques en faveur de normes d'exposition du public aux champs électromagnétiques (extrêmement basses et hyper fréquences).

Considérant la résolution du Parlement Européen du 02 Avril 2009 sur les « Préoccupations de santé associées aux champs électromagnétiques ».

Considérant le « panel d'experts scientifiques sur les risques sanitaires des champs électromagnétiques : points de consensus, recommandations, et arguments», qui s'est tenu du 17 au 21 novembre 2009 à Seletun, en Norvège.

Considérant la réunion qui s'est tenue le 13 mai 2011 au siège de l'OMS, à Genève, à l'initiative de scientifiques et d'ONG demandant la reconnaissance du MCS et de l'EHS comme maladies environnementales et leur inclusion dans la Classification Internationale des Maladies CIM-10.

Considérant la plateforme virtuelle créée par l'OMS à l'issue de cette réunion, dans le but de définir un code CIM pour le MCS et l'EHS.

Considérant la résolution N° 1815 de l'Assemblée Parlementaire, Conseil de L'Europe, adoptée le 27 Mai 2011 sur «Les dangers potentiels des champs électromagnétiques et leur effets sur l'environnement».

Considérant le Rapport d'Etape sur la période juin 2013-2014 du Projet International sur les CEM lancé par l'OMS en 1996.

Considérant la fiche d'information de l'OMS N°193 «Champs électromagnétiques et santé publique: la téléphonie mobile», octobre 2014.

Considérant le récent Appel Scientifique International sur les CEM adressé le 11 Mai 2015 à l'ONU, appelant à protéger les humains, la faune et la flore des champs électromagnétiques et des technologies sans fil.

Considérant que l'environnement chimique et électromagnétique se détériore à l'échelle mondiale et que l'hypersensibilité aux champs électromagnétiques (EHS) et la sensibilité aux produits chimiques multiples (MCS) représentent un problème de santé mondial croissant, affectant aussi bien les pays industrialisés que ceux en voie de développement.

Nous, médecins, agissant conformément au Serment d'Hippocrate, nous, scientifiques, agissant au nom de la vérité scientifique, nous tous, médecins et chercheurs travaillant dans différents pays dans le monde entier, déclarons par la présente en toute indépendance de jugement,

– Qu'il y a un nombre élevé et croissant de personnes souffrant d'EHS et MCS dans le monde.

– Que l'EHS et le MCS affectent des femmes, des hommes, et des enfants.

– Que sur la base des preuves scientifiques revues par des pairs aujourd'hui disponibles et quant aux effets sur la santé des champs électromagnétiques (CEM) et de divers produits chimiques, ainsi que sur la base d'examens cliniques et biologiques effectués sur des patients, l'EHS est associée à une exposition à des champs électromagnétiques et le MCS à des produits chimiques.

– Que beaucoup des fréquences du spectre électromagnétique (radio et hyper-fréquences aussi bien que basses et extrêmement basses fréquences) et les produits chimiques multiples dans leur ensemble sont impliqués dans l'apparition respectivement de l'EHS et du MCS.

– Que le déclenchement de la maladie peut être dû à une exposition courte de forte intensité ou à une exposition chronique de très faible intensité.

– Que les études épidémiologiques cas-contrôle et les tests de provocation actuels visant à reproduire l'EHS et / ou le MCS sont scientifiquement difficiles à établir et, en raison de défauts de conception, ne sont en fait pas appropriés pour prouver ou réfuter la causalité ; en particulier car les critères objectifs d'inclusion / exclusion objectifs et les critères d'évaluation doivent être plus clairement définis ; parce que les réponses à des CEM /Produits chimiques sont fortement individuelles et dépendent d'une variété de paramètres d'exposition ; et finalement parce que les conditions de tests réduisent souvent le ratio signal-bruit masquant ainsi la preuve d'un possible effet.

– Que l'effet nocebo n'est pas une explication pertinente, ni valide lorsque l'on considère les études de provocation en aveugle scientifiquement valables, puisque des marqueurs biologiques objectifs sont identifiables aussi bien chez les patients que chez les animaux ;

– Que de nouvelles approches émergent pour le diagnostic clinique et biologique et pour le suivi de l'EHS et MCS, incluant l'utilisation de biomarqueurs,

– Que l'EHS et le MCS peuvent être deux variantes d'une même pathologie associée à l'hypersensibilité et que ce désordre implique des conséquences sérieuses en terme de santé, de vie professionnelle et familiale ;

– Enfin, que l'EHS et le MCS devraient donc être entièrement reconnus par les institutions nationales et internationales dans la responsabilité qu'elles endossent vis-à-vis de la santé humaine

Au vu de nos connaissances scientifiques actuelles, nous appelons instamment tous les organismes et institutions nationaux et internationaux, plus particulièrement l'OMS (Organisation Mondiale de la Santé), à reconnaître l'EHS et le MCS comme de vraies pathologies considérées comme des maladies sentinelle annonciatrices d'un problème de santé publique majeur dans les années à venir dans le monde entier : c'est-à-dire dans tous les pays autorisant l'utilisation sans restriction de technologies électromagnétiques sans fil et la commercialisation de substances chimiques.

L'inaction a un coût pour la société et n'est plus une option désormais.

Bien que nos connaissances scientifiques demeurent incomplètes, unanimement nous déclarons que cette situation représente un danger sérieux pour la santé publique, et exigeons d'urgence la reconnaissance de cette pathologie à tous les niveaux, et en particulier international, pour que les personnes puissent bénéficier d'outils de diagnostic adaptés, de traitements innovants et par-dessus tout, que les mesures majeures de prévention primaires soient adoptées et priorisées, dans la perspective de cette pandémie mondiale.

Sur la base des connaissances scientifiques actuelles, et appliquant le principe de précaution, nous recommandons unanimement qu'une information sur l'utilisation des technologies sans fil soit accessible au public et, que des mesures réglementaires réelles de précaution s'appliquant aux enfants et aux autres sous-groupes de population vulnérables soient prises d'urgence, comme cela devrait être le cas concernant les produits chimiques en application de la règlementation européenne REACH (Enregistrement, Evaluation, Autorisation et Restriction des Produits Chimiques).

Pour atteindre ces objectifs, nous demandons unanimement que les comités institutionnels dont la mission est d'évaluer les risques des champs électromagnétiques et des produits chimiques soient constitués de scientifiques agissant en toute indépendance scientifique, en excluant de fait, tout expert ayant des liens avec l'industrie.

Nous appelons donc tous les organismes et institutions nationaux et internationaux à prendre conscience de ce problème majeur de santé environnemental et à prendre d'urgence leur responsabilité, plus spécifiquement l'OMS, en mettant à jour ses déclarations de 2005 et 2014 sur l'EHS et en reconnaissant l'EHS et le MCS comme incluses dans la classification internationale des maladies (CIM) comme cela est déjà le cas en particulier en Allemagne et au Japon qui ont classé le MCS sous un code spécifique. L'EHS et le MCS devraient apparaître sous des codes séparés dans cette classification afin de sensibiliser la communauté médicale et le grand public, favoriser la recherche sur les populations qui ont acquis ces syndromes pathologiques ; et former des médecins à des traitements médicaux efficaces.

Signataires

Igor Belyaev, Ph.D, Dr.Sc, Directeur, Laboratoire de Radiobiologie, Institut de recherche sur le Cancer, Académie des Sciences Slovaques– Slovaquie.

Dominique Belpomme, MD, Ms, Professeur de cancérologie, Université Paris Descartes – France, directeur de l'European Cancer and Environment Research Institute (ECERI) – Belgique

Ernesto Burgio, MD, Pédiatre, Comité scientifique de l'International Society of Doctors for the Environment (ISDE) – Italie, European Cancer and Environment Research Institute (ECERI) – Belgique

Christine Campagnac, MPH, Directrice d'hôpital, Association pour la Recherche Thérapeutique Anti-Cancéreuse (ARTAC)-France, ECERI– Belgique

David O. Carpenter, MD, Professeur de Santé Publique, Directeur de l'Institut de la Santé et L'Environnement, Université d'Albany, États-Unis.

Janos Frühling, MD, Professeur en médecine nucléaire, ancien directeur de l'institut Jules Bordet, secrétaire perpétuel honoraire de l'Académie Royale de Médecine – Belgique.

Yuri Grigoriev, DMedSC, Comité national russe de protection contre les radiations Non – Ionisantes – Russie

Lennart Hardell, MD, Ph.D., Oncologiste, Hôpital Universitaire, Örebro, Suède.

Magda Havas, Ph.D Professeur Associé d'études Environnementales & Ressources à l'Université de Trent – Canada

Jean Huss Membre Honoraire du Parlement Luxembourgeois et de l'Assemblée du Conseil de l'Europe, fondateur de l'association AKUT – Luxembourg

Philippe Irigaray Ph.D, Docteur en Biochimie, Association pour la Recherche Thérapeutique Anti- Cancéreuse (ARTAC) – France, ECERI – Belgique

Elizabeth Kelley, MA, Electromagnetic Safety Alliance, Inc. Arizona – États-Unis

Michael Kundi, Ph.D, Université Médicale de Vienne, École de Santé Publique, Institut de Santé Environnementale – Autriche.

Pierre Le Ruz, Ph.D, Criirem - France

Philip Michael, MD, Secrétaire Honoraire de L'IDEA, pour IDEA – Irlande

Jean A Monro, MB BS, MRCS – Grande Bretagne

SMJ Mortazavi, Ph.D, Professeur en Physique médicale, Président du Centre de recherche sur la Protection contre les Radiations Ionisantes et Non-ionisantes (INIRPRC), Université des Sciences Médicales de Shiraz – Iran

Hanns Moshammer, MD, ISDE Autriche, (AerztInnen fuer eine gesunde Umwelt, AeGU) – Autriche

Joachim Mutter, M.D, Centre de Santé Environnementale – Allemagne

Enrique A. Navarro, Ph.D, Professeur, Départment de Physique Appliquée & Electromagnetisme, Université de Valence- Espagne

Peter Ohnsorge, M.D, Académie Européenne de Médecine Environnementale – Allemagne

William J. Rea, M.D, F.A.C.S, F.A.A.E.M, Centre de Santé Environnementale, Dallas, Texas – USA

Roberto Romizi, MD, International Society of Doctors for the Environment (ISDE), pour l'ISDE – Italie

Cindy Sage, M.A, Coéditeur, Rapports « Bioinitiative » – États-Unis.

Cyril W. Smith, Ph.D., D.I.C. Professeur, Université de Salford – R.U.

Louise Vandelac, Ph.D. Professeure titulaire, Institut des sciences de l'environnement, Département de sociologie et Chercheure au CINBIOSE, Université du Québec à Montréal – Québec / Canada.

André Vander Vorst, Ph.D, Professeur émérite, Laboratoire des micro-ondes de l'Université Catholique de Louvain (ULC) – Belgique.

Notes

NOTES DE L'AVERTISSEMENT

1. « Déclaration historique sur les dangers sanitaires de la pollution chimique », présentée le 7 mai 2004 à l'UNESCO. www.appel-de-paris.com.

2. Sous le terme générique d'affections, on entend toutes les manifestations pathologiques possibles touchant l'organisme humain, alors que les maladies sont des entités spécifiques bien définies aux plans clinique, anatomo-pathologique et biologique : ce qui leur confère un statut particulier au sein des différentes affections pathologiques. Ainsi le cancer, l'obésité ou la dépression sont des affections, tandis que l'infarctus du myocarde, la tuberculose ou la maladie d'Alzheimer sont des maladies.

L'INVITATION AU VOYAGE

1. Rapport de la Caisse Nationale d'assurance-maladie (CNAM). *Voir l'article de Vincent Collen dans le journal* Les Échos *du 29 juin 2011 :* « Diabète, cancer : un Français sur six pris en charge au titre d'une maladie chronique. »

2. L'ALD est définie par l'article L. 324 du Code de la Sécurité sociale. Les soins des patients atteints sont pris en charge à 100 % par l'assurance-maladie. Plusieurs catégories de maladies peuvent donner lieu, pour le patient qui en est atteint, à une exonération du ticket modérateur : il s'agit des affections comportant un traitement prolongé et une thérapeutique particulièrement coûteuse.

3. Les *symptômes* sont des signes cliniques ou biologiques. Leur regroupement constitue un *syndrome*, lequel correspond à des manifestations communes à plusieurs maladies ou affections. Les *maladies* sont définies par des critères cliniques, anatomo-pathologiques et biologiques précis. On parle d'affections et non de

maladies, lorsque ces critères sont plus généraux et moins précis et concernent non pas nécessairement un organe particulier mais un groupe d'organes ou l'organisme en entier. Les différentes *pathologies* correspondent chacune à un cadre basé sur l'existence de mécanismes physiopathologiques spécifiques qui permettent de les distinguer. Chaque pathologie concerne plusieurs maladies ou affections qui se réfèrent aux mêmes mécanismes. Plusieurs causes à l'origine des maladies, affections ou pathologies sont possibles.

4. Association pour la Recherche Thérapeutique Anti-Cancéreuse. À sa création en 1984, l'ARTAC avait pour vocation la découverte de traitements anticancéreux ; depuis une dizaine d'années, elle concentre ses efforts de recherche sur les causes environnementales des cancers, en particulier sur le rôle des pesticides et des champs électromagnétiques.

5. ECERI : European Cancer and Environment Research Institute (Institut européen de recherche sur le cancer et l'environnement). Créé en mai 2011 à Bruxelles à l'initiative de l'ARTAC en collaboration avec des chercheurs et des parlementaires européens, il a pour vocation de conduire des projets de recherche transnationaux sur la santé et l'environnement, et de peser sur les décideurs publics et politiques au niveau européen. L'ECERI a aussi noué des relations avec plusieurs équipes aux États Unis.

6. Le 7 mai 2004 lors du colloque « Cancer, environnement et société » organisé par l'ARTAC à l'UNESCO, se sont réunis des scientifiques internationaux de renom, des médecins, des représentants d'associations environnementales. De cette union entre scientifiques et ONG est né l'Appel de Paris, déclaration historique sur les dangers sanitaires de la pollution chimique. http://appel-de-paris.com

CHAPITRE 1

1. Émile Littré, *Œuvres complètes d'Hippocrate*, tome 2, p. 13. JB Baillière, 1839.

2. Évelyne Deher, *Louis Pasteur et le développement de la vaccination*, LUGD Lyon 1995.

3. René Dubos a vécu une grande partie de sa vie aux États Unis, où il y est mort. C'est à lui qu'on doit en fait la découverte du premier antibiotique, la *gramicidine*, alors qu'il travaillait à la Fondation Rockefeller à New York. Jean-Paul Escande s'est fait le porte-parole de René Dubos en France, au travers de différents livres.

4. René Dubos, *La leçon de Pasteur*, Albin Michel, 1987.

5. C'est le terme qu'utilise Claude Bernard dans son *Introduction à l'étude de la médecine expérimentale* pour désigner le milieu extérieur, autrement dit notre environnement.

6. René Dubos, *Louis Pasteur, franc-tireur de la science*, La Découverte, 1995.

CHAPITRE II

1. Dans l'ensemble du *Corpus*, le terme « cancer » n'est cité que 12 fois (*voir le tome 10 de l'édition des œuvres complètes d'Hippocrate* d'Émile Littré) et il n'existe aucune

description précise de la maladie. Les cancers mentionnés concernent ceux de la « mamelle » et ceux de la « matrice », donc du sein et de l'utérus, et un « polype » du nez ayant évolué en cancer. L'interprétation est que s'il s'agissait réellement de cancers, ceux-ci auraient pu être à l'époque d'origine microbienne.

2. Par contre la cirrhose hépatique, l'angine de poitrine, l'asthme et les infections de l'époque sont amplement décrits. Armand Trousseau, *Clinique médicale de l'Hôtel-Dieu de Paris*, JB Baillière et fils, 1877, tomes 1 à 3.

3. BW Stewart, CP Wild Editors (2014) World Cancer Report 2014. Lyon, France: International Agency for Research on Cancer (IARC).

4. « 15th congress of the European Cancer Organisation (ECCO) », 20-24 September 2009 ; interview du Dr Joseph Saba, directeur général d'Axios, 22 septembre 2009.

5. Ferlay J, Steliarova-Foucher E, Lortet-Tieulent J, Rosso S, Coebergh JW, Comber H, Forman D, Bray F, « Cancer incidence and mortality patterns in Europe : estimates for 40 countries in 2012 », *Eur. J. Cancer*, 2013 Apr ; 49(6):1374-403

6. De 280 000 cas par an en 2000 on est passé à 320 000 en 2003, à 350 000 en 2009 et à 365 000 en 2012. L'augmentation globale est de 109 %, soit 107,6 % chez l'homme et 111,4 % chez la femme.

7. Communiqué de presse du 11 juillet 2013 de l'INCa (l'Institut National du Cancer).

8. 4 types de facteurs expliquent la baisse de mortalité : (1) la lutte contre le tabagisme et l'alcoolisme engagée depuis plus de 30 ans dans notre pays, avec à la clef, chez l'homme la baisse d'incidence et de mortalité des cancers qui leur sont liés, notamment les cancers ORL (oto-rhino-laryngologiques) et de l'œsophage ; (2) chez la femme la poursuite du dépistage du cancer du col de l'utérus, mis en œuvre il y a plusieurs décennies avec pour conséquence une baisse d'incidence et de mortalité. À cela s'ajoute l'organisation du dépistage des cancers du sein ; chez l'homme, le rôle des généralistes dans le dépistage des cancers de la prostate ; et pour l'un et l'autre sexes, celui des gastro-entérologues dans le dépistage des cancers du gros intestin. Or les deux premiers plans n'avaient absolument pas prévu cette pratique qui, liée au pur savoir médical, a été du seul ressort des médecins concernés ; (3) la quasi-disparition des cancers de l'estomac, dont on sait qu'ils sont favorisés par la bactérie *Helicobacter pylori*, et dont l'instauration de la chaîne du froid pour la conservation des aliments et le traitement préventif par des antibiotiques ont sans aucun doute permis de lutter efficacement contre ce cancer ; (4) enfin les progrès réalisés en *oncologie médicale*, avec en particulier la mise en place de thérapeutiques adjuvantes post-opératoires dans différents types de cancers dont celui du sein, il y a plus de 35 ans. Au total, on avouera que ces résultats dus à la mise en place de mesures de prévention ciblées et aux progrès de l'oncologie médicale étant bien antérieurs à la mise en œuvre des premier et second « plans cancer », ceux-ci ne leur doivent rien, et confirment donc ce que j'avais indiqué dès 2006.

9. La *prévention primaire* consiste à supprimer toutes les causes à l'origine des cancers ; la *prévention secondaire,* à reconnaître très tôt la maladie afin de l'éviter ou, en tout cas, d'en améliorer le pronostic : c'est ce que réalise le dépistage lorsque des tests existent ; enfin, la *prévention tertiaire* consiste à éviter que la maladie une fois traitée, rechute. C'est le cas par exemple des cancers du sein où la pratique d'une

chimiothérapie ou d'une hormonothérapie adjuvante postopératoire permet en principe d'éviter les rechutes.

10. Dominique Belpomme, *Guérir du cancer ou s'en protéger*, Fayard, 2005. Soulignons cependant qu'aujourd'hui, tous cas de cancers confondus, on guérit environ un cancer sur deux grâce aux progrès thérapeutiques, et il s'agit de vraies guérisons.

11. En particulier ceux du poumon, du gros intestin et du corps thyroïde, les leucémies et lymphomes et les mélanomes. Les *lymphomes* sont des tumeurs des ganglions; les *mélanomes*, des tumeurs cutanées résultant souvent de la «dégénérescence» d'un grain de beauté. L'exposition solaire en est le facteur favorisant principal. Les mélanomes peuvent aussi toucher la rétine. Ils sont en réalité eux aussi d'incidence croissante. Lorsqu'ils sont décelés à un stade tardif, le pronostic demeure sombre .

12. «Le plan cancer: dépistage et prévention». Le concours médical 14-03-1981 n° 11, p. 1585.

13. On lira avec intérêt le livre de la cancérologue américaine Devra Lee Davis, *The Secret History of the War on Cancer (l'histoire secrète de la guerre contre le cancer)*, Hardcover Edition, Basic Books, 2007.

14. À l'époque, je dirige un laboratoire de recherche en biologie cellulaire et immunologie tumorale, à l'Institut de Cancérologie et d'Immuno-Génétique (ICIG) où je réalise ces expériences, alors que j'ai 24 ans. On doit à Georges Mathé l'essor de la cancérologie expérimentale en France et la création de l'oncologie médicale (ou cancérologie médicale) en tant que nouvelle discipline clinique. Avec lui et d'autres membres de l'équipe, je fus donc l'un des tout premiers médecins reconnus par le Conseil de l'Ordre comme pouvant exercer cette nouvelle spécialité. C'est aussi à Georges Mathé qu'on doit la réalisation des premières greffes de moelle osseuse chez l'homme et le concept de traiter les cancers par immunothérapie. L'ICIG, situé à l'hôpital Paul-Brousse (Villejuif), a malheureusement disparu.

15. Percivall Pott, *Court exposé sur le cancer du scrotum ou le cancer des ramoneurs* in *Œuvres chirurgicales* de M. Percivall Pott, tome 2, p. 295-298. P. Fr. Didot jeune, librairie de la Faculté de médecine de Paris, 1777. En quelques pages, Percivall Pott décrit magistralement les cancers de la peau recouvrant les testicules (le scrotum) des petits ramoneurs qui, au XVIIIe siècle en Angleterre, pénétraient dans les cheminées pour y enlever la suie. On doit donc à Percivall Pott non seulement la première description des cancers induits par des produits chimiques, mais aussi la première mention implicite selon laquelle certains cancers peuvent être d'origine professionnelle.

16. Katsaburo Yamagiwa, Koichi Ichikawa, «Experimental study of the pathogenesis of carcinoma», *CA Cancer J Clin*, 1977 May-Jun; 27(3):174-81.

17. Belpomme D, Carde P, Oldham RK, Mathé G, Jacquillat C, Bernard J, «Malignancies possibly secondary to anticancer therapy», *Recent results in cancer research* 1974, 49: 115-123.

18. Francis Peyton Rous a reçu le prix Nobel de médecine en 1966 à l'âge de 87 ans pour une découverte réalisée en 1911, alors qu'il n'avait que 32 ans. Rous P, «A Sarcoma of the Fowl transmissible by an agent separable from the Tumor Cells», *J. Exp. Med.* 1911;13:397-411. Au début, on considérait sa découverte comme une curiosité anecdotique, ce qui l'avait conduit à se désintéresser du sujet. Cependant en 1941, sous l'impulsion de plusieurs de ses collègues du Rockefeller Institute (New York), il

reprend ses recherches et propose une théorie virale des cancers. L'utilisation du *virus du sarcome de Rous* permettra ultérieurement de très nombreuses découvertes, dont celle concernant les *rétrovirus*, et en 1970 celle de la *rétrotranscriptase* (ou transcription inverse) par les biologistes américains Temin et Baltimore, permettant ainsi de comprendre comment les *rétrovirus*, s'intègrent dans l'ADN des cellules.

19. Dominique Belpomme, *Cancérologie générale*, JB Baillière, 1979. L'*étiologie* est l'étude des causes des phénomènes, ici des maladies.

20. À noter que les classifications nosologiques (la *nosologie* est l'étude des caractères distinctifs permettant de définir et de classer les maladies et affections. En pratique clinique ces classifications ne peuvent être basées que sur la mise en évidence de différents marqueurs biologiques caractérisant les cellules cibles des agents en cause, et non sur l'identification de ces agents. Belpomme D, Mathé G, Davies AJS, « Clinical significance and prognostic of the T-B immunological classification of human primary acute lymphoid leukemias », *Lancet* 1977, 1 : 555-558. Belpomme D *et al.* « Immunological diagnosis of leukemia and lymphoma: A world Health Organisation/international Union of Immunological Societies Technical Report », *Brit. J. Hematology*, 1978, 38 : 85-98. Dominique Belpomme, *Guérir du cancer ou s'en protéger*, Fayard, 2005.

21. L'hôpital Boucicaut (Paris 15e) est aujourd'hui fermé et transformé en une école et des logements sociaux. En 2003, la majorité de ses équipes médicales a été transférée à l'Hôpital Européen Georges-Pompidou (HEGP). Après avoir pratiqué la cancérologie pendant plusieurs années à la tête d'une unité de soins à l'hôpital Boucicaut, puis à l'HEGP, je l'exerce maintenant à la clinique Alleray-Labrouste (Paris 15e).

22. Ce que confirmeront ultérieurement plusieurs publications dont en particulier les nombreux articles relatant l'étude européenne EPIC, « European Prospective Investigation into Cancer and Nutrition » (Investigation européenne prospective sur les liens entre cancer et nutrition) qui, en outre et contrairement aux premières affirmations de l'OMS à ce sujet, et à ce que pensent encore nombre de cancérologues, montreront que manger des fruits et légumes ne protège pas (ou protège très peu) contre la survenue des cancers. On lira en particulier l'article de Paolo Boffetta *et al.* « Fruit and vegetable intake and overall cancer risk in the European Prospective Investigation into Cancer and Nutrition », *J Natl Cancer Inst. 2010*, Apr 21 ;102(8):529-37.

23. Il s'agit essentiellement de leucémies et lymphomes (tumeurs des ganglions), de tumeurs cérébrales et de tumeurs embryonnaires, telles que les neuroblastomes, médulloblastomes, hepatoblastomes, dysembryomes et néphroblastomes.

24. Le CIRC, ou Centre international de recherche sur le cancer, est aussi appelé IARC, (International Agency for Research on Cancer), ou Agence internationale de recherche sur le cancer.

25. Steliarova-Foucher E, Stiller C, Kaatsch P, Berrino F, Coebergh JW, Lacour B, Parkin M, « Geographical patterns and time trends of cancer incidence and survival among children and adolescents in Europe since the 1970s (the ACCIS project) : an epidemiological study », *Lancet* 2004 Dec 11-17 ;364(9451):2097-105; Kaatsch P, Steliarova-Foucher E, Crocetti E, Magnani C, Spix C, Zambon P, « Time trends of cancer incidence in European children (1978-1997) : report from the Automated Childhood Cancer Information System project. », *Eur J Cancer* 2006 Sep; 42(13):1961-1971;

Kaatsch P, « Epidemiology of childhood cancer », *Cancer Treat Rev.* 2010 Jun ; 36(4):277-85.

26. Le Prix Nobel de médecine 2008 a été décerné à Luc Montagnier et à Françoise Barré-Sinoussi pour l'isolement et la caractérisation du premier virus du SIDA isolé – le virus de l'immunodéficience humaine ou VIH.

27. Dominique Belpomme, « La part de l'environnement physico-chimique dans la genèse des cancers : quelle amplitude et comment la mesurer », Bull Mem Acad R Med Belg. 2005 ; 160(3-4):163-180. Belpomme D, « Cancer et environnement : le nouveau paradigme scientifique et de santé publique », *Encyclopædia Universalis* 2005. *Ces maladies créées par l'homme*, Albin Michel, 2004.

28. Pierre Potier a obtenu la médaille d'or du CNRS. Il s'agit de la plus haute distinction décernée par cet organisme. On lui doit notamment la découverte et la caractérisation de différents médicaments anticancéreux utilisés aujourd'hui couramment en cancérologie dont la vinorelbine (Navelbine®) et le docetaxel (Taxotère®).

29. Belpomme D, Irigaray P, Sasco AJ, Newby JA, Howard V, Clapp R, Hardell L, « The growing incidence of cancer : role of lifestyle and screening detection » *Int J Oncol.* 2007 May ; 30(5):1037-49. Belpomme D, Irigaray P, Hardell L, Clapp R, Montagnier L, Epstein S, Sasco AJ, « The multitude and diversity of environmental carcinogens », *Environ Res.* 2007 Nov ; 105(3):414-29.Irigaray P, Newby JA, Clapp R, Hardell L, Howard V, Montagnier L, Epstein S, Belpomme D, « Lifestyle-related factors and environmental agents causing cancer : an overview », *Biomed Pharmacother*, 2007 Dec ; 61(10):640-58.

30. L'*écologie sanitaire* part de l'environnement physique, chimique et biologique et de son éventuelle dégradation en y recherchant les causes des maladies. La *santé environnementale*, quant à elle, part des maladies elles-mêmes pour remonter à leur source causale par la méthode clinique. En fait, les deux approches sont complémentaires et doivent donc être menées de front, Dominique Belpomme, *Avant qu'il ne soit trop tard*, Fayard, 2007.

31. Soto AM, Sonnenschein C, « Environmental causes of cancer : endocrine disruptors as carcinogens », *Nat Rev Endocrinol.* 2010 Jul ; 6(7):363-70. Les perturbateurs endocriniens sont des substances chimiques le plus souvent dérivées par synthèse des hormones naturelles, et qui sont mises sur le marché pour différents usages. En fait ces substances ont la propriété de perturber le système hormonal (endocrinien) non seulement de l'adulte, mais aussi et de façon plus grave, de l'enfant et de l'adolescent, et de façon encore plus grave, du fœtus.

32. Il s'agit de cancers familiaux à forte pénétrance génétique, autrement dit apparaissant de génération en génération et de même type. Garber J.E., Offit K., « Hereditary cancer predisposition syndromes », *J clin oncol*, 2005 Jan 10 ; 23(2) : 276-92.

33. Cette estimation a été remise en question dans un article récent : Cristian Tomasetti et Bert Vogelstein, « Cancer etiology. Variation in cancer risk among tissues can be explained by the number of stem cell divisions. », *Science* 2015 Jan 2 ; 347(6217):78-81. Bien que publié dans une revue prestigieuse, cet article a créé un tollé général au sein de la communauté scientifique internationale en raison d'assertions non scientifiquement validées et d'une fausse interprétation des données actuelles. Nous avons nous-mêmes contribué à réfuter le contenu de cet article : Dominique Belpomme et

Philippe Irigaray. « Replicative random mutations as an improven cause of cancer : A technical comment. » *Mol clin oncol* 4 : 497-99, 2016.

34. Dominique Belpomme et Philippe Irigaray, « Mechanisms of Environmental Carcinogenesis », *Encyclopedia of Environmental Health*, Jerome Nriagu, Ed. 2011. pp. 655-665.

35. Knudson AG, « Antioncogenes and human cancer », *Proc. Natl Acad. Sci.*, USA 1993 Dec 1 ; 90(23):10914-21. Knudson AG. Karnofsky Memorial Lecture, « Hereditary cancer : theme and variations », *J Clin Oncol.* 1997 Oct ; 15(10):3280-7.

36. Les carcinogènes exogènes incluent ceux liés au tabagisme et ceux présents dans l'environnement.

37. La cancérogenèse exogène (phénomène acquis) est tributaire non seulement de la présence éventuelle de gènes de susceptibilité liée au *polymorphisme génétique*, mais aussi et surtout à des *altérations épigénétiques* induites par l'exposition aux carcinogènes exogènes, y compris lorsqu'il n'y a pas de susceptibilité génétique. Dans ce dernier cas, on parle de « cancers sporadiques » *(voir la deuxième partie de l'ouvrage).*

38. Il s'agit des gènes de susceptibilité génétique.

39. Dominique Belpomme et Philippe Irigaray, « Basic properties and molecular mechanisms of exogenous chemical carcinogens », *Carcinogenesis* 2010 Feb ; 31(2):135-48.

40. Il s'agit de la *prévention primaire* qui consiste à éviter la survenue des maladies par la suppression des facteurs de risques et leurs causes. Ainsi, la lutte contre le tabagisme et l'alcoolisme font partie de la prévention primaire. De même la lutte contre toute forme de pollution, qu'elle soit chimique, physique ou biologique s'inscrit dans le cadre de la prévention primaire.

41. De façon générale, la lutte contre toute forme de pollution, qu'elle soit chimique, physique ou microbienne (en particulier virale) s'inscrit dans le cadre de la prévention primaire. Ce type de prévention, que j'ai dénommée « prévention environnementale », consiste à soustraire de l'environnement l'émission de tout polluant à sa source, mais aussi à s'en protéger. On en mesure les difficultés sociétales. La prévention primaire se distingue donc de la *prévention secondaire* qui, elle, consiste à dépister les cancers ou précancers à un stade précoce. La prévention secondaire intervient donc quand la maladie est déjà là, alors que la prévention primaire agit en amont, autrement dit avant qu'elle ne survienne.

42. Ce type d'études multifactorielles est à l'évidence complexe, mais il permet la découverte de corrélations statistiques insoupçonnées, et l'établissement de relations non seulement associatives, mais souvent causales entre tel ou tel facteur de l'environnement, et tel ou tel effet sanitaire. Tout cela, à la différence de ce qui est généralement obtenu par les études épidémiologiques, de façon approfondie, c'est-à-dire étroitement adaptée au problème posé. En réalité la méthode utilisée concernant les « études écologiques » s'apparente pour partie à celle préconisée par Bradford Hill, qui a défini 9 critères permettant d'estimer l'existence d'un lien de cause à effet à partir des études épidémiologiques classiques. Hill A.B, « The environment and disease : Association or causation ? », *Proc. R. Soc. Med.* 1965, 58 : 295–300.). Malheureusement, ce type d'approche est rarement utilisé par les épidémiologistes, car il leur demande des connaissances qui dépassent le plus souvent largement le cadre de leur discipline.

43. De même doit-on bénéficier de données correspondantes dans d'autres pays ou lieux géographiques, afin d'effectuer des comparaisons objectives.

44. Belpomme D, « Rapport d'expertise et d'audit externe concernant la pollution par les pesticides en Martinique. Conséquences agrobiologiques, alimentaires et sanitaires et proposition d'un plan de sauvegarde en cinq points », 23 juin 2007. *Voir le site* www.eceri-institute.org

45. La Martinique détient le record du monde d'incidence des cancers de la prostate. Un homme sur 4 ou 5 en est atteint. Belpomme D, Irigaray P, Ossondo M, Vacque D, Martin M, « Prostate cancer as an environmental disease : an ecological study in the French Caribbean islands, Martinique and Guadeloupe ». *Int J Oncol.*, 2009 Apr ; 34(4):1037-44; Landau-Ossondo M, Rabia N, Jos-Pelage J, Marquet LM, Isidore Y, Saint-Aimé C, Martin M, Irigaray P, Belpomme D, « Why pesticides could be a common cause of prostate and breast cancers in the French Caribbean Island, Martinique. An overview on key mechanisms of pesticide-induced cancer », *Biomed Pharmacother*, 2009 Jul ; 63(6):383-95; Belpomme D, Irigaray P, : « Prostate cancer diagnosis and treatment after the introduction of prostate-specific antigen screening : 1986-2005 », *.J Natl Cancer Inst.* 2010 Apr 7 ; 102(7):506-7; Belpomme D, Irigaray P, « Environment as a potential key determinant of the continued increase of prostate cancer incidence in Martinique » *Prostate Cancer* 2011 ; 2011:819010.

46. Cancerogenic, Mutagenic and Reprotoxic (cancérigène, mutagène et toxique pour la reproduction).

47. Ce tableau est issu de Belpomme D, Irigaray P, Ossondo M, Vacque D, Martin M, « Prostate cancer as an environmental disease : An ecological study in the French Caribbean islands, Martinique and Guadeloupe », *Int J Oncol.* 2009 Apr ; 34(4):1037-44. Le groupe 2B correspond à des pesticides possiblement cancérigènes, le groupe 3 à des pesticides a priori sans risque cancérigène. L'*aldrine*, la *dieldrine* et la *simazine*, bien que classés dans le groupe 3, ont été prouvés comme augmentant le risque de cancers de la prostate. Le groupe 2B rassemble des molécules possiblement cancérigènes pour l'être humain.

48. Cette figure est tirée de Dominique Belpomme et Philippe Irigaray. « Environment as a potential key determinant of the continued increase of prostate cancer incidence in Martinique », *Prostate Cancer* 2011 ; 2011:819010. À noter que les 2 courbes de croissance d'incidence répondent à un modèle de type exponentiel et que la courbe concernant la Martinique (◘ en haut) est significativement différente de celle concernant la métropole (● en bas). Étant donné que les 2 courbes présentent le même type de croissance exponentielle, il est clair que le facteur « environnement » existe réellement en association au facteur de susceptibilité génétique d'origine ethnique.

49. Belpomme D, *La part de l'environnement physico-chimique dans la genèse des cancers : quelle amplitude et comment la mesurer ?* Bull Mem Acad R Med Belg. 2005 ; 160(3-4):163-180.

50. Dominique Belpomme, *Guérir du cancer ou s'en protéger*, Fayard, 2005 ; Philippe Irigaray et Dominique Belpomme « Basic properties and molecular mechanisms of exogenous chemical carcinogens », *Carcinogenesis.* 2010 Feb ; 31(2):135-48.

51. C'est au botaniste hollandais Hugo De Vries qu'on doit en 1901, après les travaux du moine autrichien Gregori Mendel (1822 - 1884), la création du mot « mutation » pour rendre compte de l'existence de variations brusques, discontinues et héréditaires au sein des espèces. Les mutations sont définies par l'altération de structure des gènes qui, comme on le sait, sont les unités constitutives de l'ADN, chaque cellule possédant dans son ADN nucléaire environ 22000 gènes, lesquels composent ce qu'il est convenu d'appeler le génome. Les mutations peuvent intéresser un ou plusieurs gènes. Elles peuvent être soit *intragèniques* et se révéler alors être *ponctuelles* ; soit être *intrachromosomiques* et donc plus importantes, réalisant alors des *translocations* ou des *transpositions* ; soit enfin porter sur un large segment de chromosome ou même sur un chromosome entier dans le cadre de ce qu'on appelle des *anomalies clastogéniques*.

52. Les modifications *épigénétiques* concernent l'*épigénome*, autrement dit les protéines situées autour de l'ADN nucléaire, dans le cytoplasme, ou même dans la membrane des cellules. Pour définir l'altération de l'épigénome, on évoque la possibilité d'*épimutations* pour traduire le fait que ce sont les protéines cellulaires et non les gènes qui sont structurellement modifiées *(voir la deuxième partie de l'ouvrage et plus particulièrement le chapitre XIV)*.

53. Les cellules qui se divisent le plus rapidement sont celles qui occupent une place prépondérante dans la tumeur, au détriment des autres *(voir la deuxième partie de l'ouvrage)*. Ceci aboutit à une descendance unique. Les mutations concernent l'ADN situé dans le noyau cellulaire. Elles s'accumulent dans les cellules du clone. À noter que lors de la *promotion*, la multiplication cellulaire est encore entièrement dépendante de l'organisme au plan informationnel et donc est encore réversible, et que de nombreuses nouvelles mutations et modifications épigénétiques sont susceptibles de survenir, liées à la déstabilisation progressive du génome.

54. En réalité, il ne s'agit pas de n'importe quel type de mutations. Il faut que ces mutations soient clonogéniques, autrement dit capables de donner naissance à la prolifération d'un clone cellulaire par divisions successives. Les anglophones parlent alors de « driver mutations », c'est-à-dire de mutations directrices qui, en raison de leur capacité à générer un clone prédominant par sélection darwinienne, possèdent elles-mêmes les propriétés cancérigènes.

55. Les modifications épigénétiques sont principalement le support de l'organisation tumorale des cancers dans le cadre de la théorie néo-organique que j'ai proposée. Dominique Belpomme, *Guérir du cancer ou s'en protéger*, Fayard, 2005. En effet, la néo-organisation tumorale, à la différence des phénomènes relevant de la *théorie somatique des mutations*, obéit à des mécanismes *épigénétiques* analogues à ceux intervenant dans l'organisation, le développement et la croissance de l'embryon et du fœtus. *Voir le chapitre XIII concernant « la révolution épigénétique »*.

56. Ce concept repose sur de nombreuses données expérimentales. Il s'agit de *la théorie somatique mutationnelle de la cancérogénèse*. Hanahan D, Weinberg RA. « The hallmarks of cancer », *Cell.* 2000 Jan 7 ; 100(1):57-70. Hanahan D, Weinberg RA. « Hallmarks of cancer : the next generation ». *Cell.* 2011 Mar 4 ; 144(5):646-74 . Cette théorie a été en partie confirmée par le séquençage du génome. Sjöblom T, Jones S, Wood LD, Parsons DW, Lin J, Barber TD, Mandelker D, *et al.* « The consensus coding sequences of human breast and colorectal cancers ». 2006. *Science* 314 :

268-274; Greenman C, Stephens P, Smith R, Dalgliesh GL, Hunter C, Bignell G, *et al.*, « Patterns of somatic mutation in human cancer genomes », 2007, *Nature* 446: 153-158. Elle n'a jusqu'à ce jour jamais été contredite de façon scientifiquement crédible, même si de très nombreux cancers sont en outre liés à une composante épigénétique. Dans ce cas le processus de cancérisation entre dans le cadre de ce que nous avons appelé la « mutagénèse indirecte », pour la distinguer de la « mutagenèse directe » causée par l'insertion directe d'un virus cancérigène ou d'une substance chimique dans l'ADN nucléaire, ou par la cassure de cet ADN par les rayonnements.

57. Ce qui revient à dire que la cellule se divise alors de façon autonome au plan informationnel, en d'autres termes sans tenir compte de l'ensemble des systèmes de régulation de l'organisme. Hanahan D, Weinberg Ra, « The hallmarks of cancer » *Cell.* 2000 Jan 7; 100(1):57-70. Hanahan D, Weinberg RA, « Hallmarks of cancer: the next generation », *Cell.* 2011 Mar 4; 144(5):646-74

58. Il s'agit essentiellement des cancers des bronches (poumons), des cancers ORL (cavité buccale, larynx, pharynx, amygdale, sinus, etc.), des cancers de la vessie et même des cancers du col de l'utérus pour lesquels les substances cancérigènes liées au tabagisme potentialiseraient l'effet mutagène du *papillomavirus* en cause.

59. Lorsqu'il y a des mutations décelables, celles-ci sont en nombre insuffisant et, surtout, leurs caractéristiques sont inadéquates pour générer un cancer et rendre compte de la fréquence du processus et de la multitude des localisations dans l'organisme. Il s'agit en effet de *mutations ponctuelles*, autrement dit non clonogéniques et donc incapables de déstabiliser l'ADN. Belpomme D, Irigaray P, Hardell L, Clapp R, Montagnier L, Epstein S, Sasco AJ, « The multitude and diversity of environmental carcinogens », *Environ Res.* 2007 Nov; 105(3):414-29.

60. Initialement, notre estimation basée sur des études épidémiologiques réalisées en France était de 25 %. Compte tenu de la poursuite de la régression du tabagisme chez l'homme et simultanément de l'augmentation d'incidence des cancers qui n'y sont pas liés, l'estimation actuelle est de 20 %.

61. Autrement dit au mieux par un effet promoteur ou par d'autres mécanismes (cas de l'alcoolisme, du surpoids et de l'obésité), ou encore plus simplement en permettant la mise au contact de l'organisme avec les agents cancéreux.

62. Wu S, Powers S, Zhu W, Hannun Y.A. « Substancial contribution of extrinsik risk factors to cancer development ». Nature, 2016, January 7; 529 : 43-47.

63. Rachel Carson, *Le printemps silencieux*, Plon, 1963. En anglais *The silent spring.*

64. Pour *la déclaration de Wingspread*, voir Dominique Belpomme, *Avant qu'il ne soit trop tard*, Fayard, 2007.

65. Colborn T, Dumanowski D; Peterson Myers J, « Our Stolen Future: Are We Threatening Our Fertility, Intelligence, and Survival? », *A Scientific Detective Story*, New York: Dutton, 1996 (« Le vol de notre avenir : sommes-nous en train de menacer notre fertilité, notre intelligence et notre survie ? »).

66. Il s'agit du système hormonal concernant les glandes endocrines. WHO (OMS), *Global assessment of the state of the science of endocrine disruptors.* HO- IPCS/UNEP/ILO-2002. Disponible à l'adresse suivante: http://www.who.int/ipcs/publications/new_issues/endocrine_disruptors/en/

67. Colborn T. « Environmental estrogens: health implications for humans and wildlife », *Environ Health Perspect*, 1995 Oct; 103 Suppl 7: 135-6. On doit aussi à Theo Colborn (avec Dianne Dumanoski et John Peterson Myers) la publication en 1996 du livre *Our Stolen Future*, « Notre futur volé ».

68. Il s'agit principalement des œstrogènes (l'hormone dite « des amoureuses », de la progestérone (l'hormone dite « de grossesse ») et des androgènes (l'hormone du sexe male). Les perturbateurs endocriniens agissent par 3 types de mécanismes: *mimétique* ou *agoniste*, ayant pour conséquence de stimuler l'effet de l'hormone naturelle concernée; *antagoniste*, ayant pour conséquence d'en bloquer l'effet ou encore à proprement parler de perturber le métabolisme hormonal.

69. CMR: *Carcinogenic, Mutagenic and Reprotoxic* (cancérigènes, mutagènes et toxiques pour la reproduction).

70. On lira avec intérêt les enquêtes EXPPERT (EXposition aux Pesticides PERTurbateurs endocriniens) de l'ONG Générations Futures, œuvrant dans le cadre du Rassemblement pour la planète, et en particulier l'enquête EXPPERT 3 concernant l'exposition des enfants aux pesticides perturbateurs endocriniens (avril 2014).

71. REACH (*Registration, Evaluation, Authorization and Restriction of Chemicals*) est le règlement européen sur « l'enregistrement, l'évaluation, l'autorisation et les restrictions des substances chimiques », entré en vigueur en 2007.

72. Tatiano Santos, *REACH: the long road to a toxic free Europe* in Hiltrud Breyer: *Giftfreies Europa*, un livre édité par Die Grünen / Europäische Freie Allianz im Europäisches Parlament, 95-98.

73. L'environnement est ici pris au sens large des généticiens et donc inclut les facteurs de risque liés au mode de vie. J. Higginson, C.S. Muir, « Détermination de l'importance des facteurs environnementaux dans le cancer humain: rôle de l'épidémiologie », *Bull Cancer* (Paris) 1977; 64 365-384.

74. Lichtenstein P, Holm HV, . Nerkasalo PK, *et al.* «Environmental and heritable factors in the causation of cancer – analyses of cohorts of twins from Sweden, Denmark and Finland », *N. Engl., J. Med* 2000, 393: 78-85.

75. Deux vrais jumeaux ont initialement la même structure génétique, le même génome. Les différences observées entre l'un et l'autre sont donc liées à un environnement différent. En effet, compte tenu du fait que pour l'un et l'autre les gènes de *susceptibilité génétique* sont identiques, on peut en déduire le rôle de l'environnement. Le pourcentage de 65 % des cas attribuables à l'environnement tel que déterminé par Lichtenstein et son équipe concerne l'environnement au sens large et donc inclut le mode de vie, y compris le tabagisme. Bien qu'il soit de même grandeur et compatible avec notre théorie, ce pourcentage ne correspond pas à celui que nous avons estimé à partir de nos propres travaux. En effet, les deux tiers des cancers que nous pensons être d'origine environnementale sont en addition de ceux liés au tabagisme. L'explication en est que dans l'étude effectuée par Lichtenstein, les cancers qu'il attribue à la génétique sont en réalité aussi pour une grande part, liés à l'environnement, en raison du fait que ce qu'il identifie comme « génétique » inclut en fait la susceptibilité génétique, liée au polymorphisme génétique.

76. C'est-à-dire aux éventuels gènes à forte pénétrance héréditaire, et surtout aux gènes de susceptibilité génétique.

77. Le polymorphisme génétique détermine à la fois les mécanismes de détoxification de l'organisme et ceux impliqués dans l'activation d'un très grand nombre de polluants environnementaux, notamment ceux d'entre eux qui sont cancérigènes ou procancérigènes. Un tel polymorphisme, lorsqu'il accroît le risque de cancer, constitue donc un argument supplémentaire en faveur du rôle de l'environnement dans la genèse des cancers. Dominique Belpomme et Philippe Irigaray, « Basic properties and molecular mechanisms of exogenous chemical carcinogens », *Carcinogenesis* 2010 Feb ; 31(2):135-48.

78. Hoover RN, « Cancer – nature, nurture or both », *N. England, J. Med* 2000 ; 343:135-135.

79. Doll R, Peto R, « The causes of cancer : quantitative estimates of avoidable risks of cancer in the United States today », *J Natl Cancer Inst.* 1981 Jun ; 66(6):1191-308.

80. Né en 1929 et décédé en 2007, Lorenzo Tomatis fut directeur du CIRC (ou IARC) de 1982 à 1993. Ses premiers travaux sur la cancérogenèse chimique remontent à 1961 alors qu'il a 32 ans ! Or, même lorsqu'il dirigera pendant 12 ans le CIRC à Lyon, ce chercheur poursuivra sans relâche son combat scientifique visant à prouver l'effet cancérigène des substances chimiques présentes dans l'environnement et – découverte capitale –, à montrer que cet effet se transmet de génération en génération. En outre, c'est à lui qu'on doit les prestigieuses monographies du CIRC, qui constituent toujours un outil de recherche incomparable pour ceux désireux d'en savoir plus sur le rôle des substances chimiques ou autres agents à l'origine des cancers. Pendant les dernières années de sa vie, il n'a cessé de militer au plan scientifique pour l'origine environnementale des cancers. Paolo Tomatis, son fils, poursuit sous une autre forme le combat de son père. Tomatis L, Della Porta G, Shubik P, « Urinary bladder and liver cell tumors induced in hamsters with o-aminoazotoluene », *Cancer Res.* 1961 Dec ; 21:1513-7. Tomatis L, Hilfrich J, Turusov V, « The occurrence of tumours in F1, F2 and F3 descendants of bd rats exposed to N-nitrosomethylurea during pregnancy », *Int J Cancer.* 1975 Mar 15 ; 15(3):385-90.

81. On lira avec intérêt le livre de Geneviève Barbier et Armand Farrachi, *La Société cancérigène. Lutte-t-on vraiment contre le cancer ?* La Martinière, p. 190.

82. Le CIRC dépend de l'OMS, notamment au plan financier.

83. Nous verrons en fait au chapitre XI les dangers réels de ces deux types de vaccination.

84. Tomatis L, Melnick RL, Haseman J, Barrett JC, Huff J, « Alleged misconceptions distort perceptions of environmental cancer risk », *FASEB J* 2001 15 : 195-203 ; Tomatis L, « Primary prevention of cancer in relation to science, sociocultural trends and economic pressures », *Scand J. work Environ Health* 2005, 31(3) 227-232; Tomatis L, « Identification of carcinogenic agents and primary prevention of cancer », *Ann. N.Y Acad Sc* 2006 1076: 1-14.

85. En novembre 2010, j'ai tenu à rendre solennellement hommage à Lorenzo Tomatis pour sa vision scientifique prémonitoire. Dominique Belpomme *The first Lorenzo Tomatis Lecture* European congress SREH - EPH Bruxelles, Environment and Public Health in modern society. « The Paris Appeal on cancer and the environment », 10 novembre 2010. On pourra lire le texte sur www.eceri-institute.org. J'ai par ailleurs tenu à dédier à Lorenzo Tomatis le 4e colloque de l'Appel de Paris le 14 novembre

2014 à l'UNESCO. « Faire reconnaître les atteintes à la santé et à l'environnement comme crime contre l'humanité : Quelle stratégie ? Et comment s'organiser ? » Ce colloque a eu pour objectif d'étendre l'Appel à la pollution électromagnétique et microbienne et aussi de promouvoir les mesures à prendre au plan juridique pour combattre toute forme de pollution.

86. Rapport du President's Cancer Panel : *2008-2009 Annual Report President's Cancer Panel, Reducing Environmental Cancer Risk, What We Can Do Now*, avril 2010. Sous l'égide des deux coordinateurs du President's Cancer Panel, le chirurgien, LaSalle D. Leffall, professeur au Harvard University College of medicine de Washington, et une biologiste, Margaret L. Kripke, professeur émérite au M.D. Anderson Cancer Center de l'université du Texas ; ce rapport a été cosigné non seulement par le ministère de la santé américain, mais aussi par les National Institutes of Health – les instituts américains de la santé – et, de façon essentielle, par le NCI – le fameux Institut du cancer américain.

87. Ces avertissements ne sont pas toujours fondés scientifiquement. Rappelons ce que l'Institut national de veille sanitaire (InVS) annonçait au moment de l'affaire des Antilles : que l'augmentation d'incidence des cancers de la prostate était purement d'origine ethnique, liée au fait que les Antillais sont d'origine africaine, alors que nos propres travaux et ceux qui ont suivi, confirmant mon rapport de 2007, ont montré que c'était essentiellement les pesticides et en particulier la *chlordécone*, un pesticide CMR très toxique, qui étaient en cause. Rappelons aussi la prise de position de l'INCa, l'Institut national du cancer, affirmant que dès le premier verre de vin, le risque de cancer était augmenté ; et le tollé général que cette annonce, là encore non scientifique, a provoqué dans les médias, obligeant la Haute Autorité de santé à infirmer ce qu'avait annoncé sans précaution l'INCa au grand public. Ainsi Sandrine Blanchard dans son article du *Monde* du 27 juillet 2009, intitulé « Alcool et cancer : nouvelle controverse », écrit-elle : « En déconseillant de boire de l'alcool, alors que le message actuel de prévention s'appuie sur des niveaux de consommation à ne pas dépasser, la brochure de l'INCa brouille la communication en direction du public. » Et la Haute Autorité de santé de conclure : « Cette discordance dans le message dessert, voire décrédibilise les objectifs de santé publique. »

CHAPITRE III

1. Les nutritionnistes distinguent le surpoids de l'obésité en se référant à un indice de masse corporelle (IMC). Lorsque la prise de poids excède les limites supérieures de la normale, mais reste voisine de celle-ci, on invoque un surpoids ; celui-ci est en règle générale en partie réversible. Alors que si ces limites sont nettement dépassées, autrement dit si la prise de poids est importante, voire massive, il s'agit d'obésité. l'IMC est défini par le rapport du poids exprimé en kg sur la taille mesurée en mètres et élevée au carré : IMC= poids/taille^2. L'IMC s'exprime donc en kg/m^2 et doit normalement être inférieur à 25. Un IMC compris entre 25 et 30 définit le surpoids ; au-delà, c'est-à-dire lorsqu'il est supérieur à 30, il s'agit d'obésité. Et encore pour cette dernière, distingue-t-on l'obésité modérée de l'obésité sévère, dont les indices sont respectivement

inférieurs à 34 et à 40 et cette dernière de l'obésité massive, dont l'indice est supérieur ou égal à 40.

2. En 1997, l'OMS a reconnu l'obésité comme une véritable maladie. Rapport d'une consultation de l'OMS : *Obésité : prévention et prise en charge de l'épidémie mondiale*, 2003. L'obésité y est désignée comme une « maladie chronique ».

3. http://gamapserver.who.int/mapLibrary/Files/Maps/Global_Obesity_BothSexes_2008.png

4. McKinsey Global Institute, « Overcoming obesity! An initial economic analysis », November 2014. Available at : http://www.mckinsey.com/insights/economic_studies/how_the_world_could_better_fight_obesity

5. ObÉpi Roche 2012, « Enquête épidémiologique nationale sur le surpoids et l'obésité ». Une enquête Inserm/TNS, healthcare (Kantar Health) / Roche.

6. En France l'augmentation de prévalence de l'obésité atteint près de 6 % par an depuis 15 ans ! Alors que le pourcentage de sujets en surpoids reste relativement stable. La *prévalence* est le nombre total de personnes concernées par une affection (ou une maladie) dans une population donnée, en un lieu défini et à un instant donné. On l'évalue soit en nombre absolu, soit en pourcentage rapporté à l'ensemble de la population, soit encore rapporté à 100 000 individus de cette population.

7. La France est championne du monde en matière de consommation des médicaments psychotropes (tranquillisants, hypnotiques, neuroleptiques et antidépresseurs), alors que nous n'avons aucune raison d'être déprimés ou plus malades que les autres. À ce sujet on lira avec intérêt le livre du psychiatre Edward Zarifian : *Le Prix du bien-être. Psychotropes et société*, Odile Jacob, 1996.

8. L'implication des facteurs génétiques dans la genèse des affections ou maladies est souvent mal comprise. Elle doit être envisagée de deux façons : (1) d'une part, l'existence au niveau des cellules sexuelles, de *gènes mutés à forte pénétrance héréditaire*, qui transmettent directement aux descendants, un ou plusieurs caractères les rendant hautement susceptibles à l'affection ou à la maladie concernée ; et (2) d'autre part, l'existence de *gènes de susceptibilité*, entrant dans le cadre du polymorphisme génétique, également de transmission héréditaire, mais dont les gènes, sans qu'ils apparaissent nécessairement mutés, permettent aux cellules somatiques de notre organisme d'exprimer des caractères qui nous distinguent les uns des autres – et en particulier qui nous rendent plus ou moins susceptibles à telle ou telle affection ou maladie, selon que nous avons ou non le ou les gênes capables d'activer les agents présents dans l'environnement, inducteurs de l'affection ou de la maladie concernée.

9. Michèle Guerre-Millo, *Modèle animaux d'obésité*, Obésité. 7(1) : 18-25. 2012.

10. Des chercheurs américains du Genetic Investigation of Anthropometric Traits (GIANT) Consortium ont réalisé la plus vaste étude génétique prospective. À partir des données de 300 000 individus, ils ont pu mettre en évidence environ 140 000 régions du génome jouant un certain rôle dans la genèse de l'obésité et de ses complications. 97 régions seraient directement associées à l'obésité, et plus particulièrement impliquées dans la signalisation cérébrale régulant l'appétit et les dépenses énergétiques. Shungin D, Winkler TW, Croteau-Chonka DC, Ferreira T, Locke AE, *et al.*, « New genetic loci link adipose and insulin biology to body fat distribution. *Nature* 2015 Feb 12 ; 518(7538):187-96; Locke AE, Kahali B, Berndt SI, Justice AE, Pers

TH, *et al.*, « Genetic studies of body mass index yield new insights for obesity biology », *Nature* 2015 Feb 12 ; 518(7538):197-206.

11. Philippe Irigaray, docteur ès sciences en biochimie et membre du Conseil scientifique de l'ECERI, coordonne les recherches de l'ARTAC.

12. On trouve ces polluants dans les fumées d'usine, les gaz d'échappement des voitures ou encore le panache des incinérateurs.

13. Irigaray P. *et al*, « Benzo[a]pyrene impairs beta-adrenergic stimulation of adipose tissue lipolysis and causes weight gain in mice. A novel molecular mechanism of toxicity for a common food pollutant », *FEBS J.* 2006 Apr ; 273(7):1362-72

14. Scinicariello F1, Buser MC, « Urinary Polycyclic Aromatic Hydrocarbons and Childhood Obesity : NHANES (2001-2006) », *Environ Health Perspect.* 2014 Mar ; 122(3):299-303.

15. Rundle A, Hoepner L, Hassoun A, Oberfield S, Freyer G, *et al.* « Association of childhood obesity with maternal exposure to ambient air polycyclic aromatic hydrocarbons during pregnancy », *Am J Epidemiol.* 2012 Jun 1 ; 175(11):1163-72

16. Grün F, Watanabe H, Zamanian Z, Maeda L, Arima K, *et al.* « Endocrine disrupting organotin compounds are potent inducers of adipogenesis in vertebrates », *Molecular Endocrinology*; 2005 ; 20:2141-55; Grün F and Blumberg B. « Endocrine disrupters are obesogens ». *Mol. Cell Endocrin.*2009 ; 304:19-29 ; Dirinck E, Jorens PG, Covaci A, Geens T, Roosens L, *et al.* « Obesity and Persistent Organic Pollutants: Possible Obesogenic Effect of Organochlorine Pesticides and Polychlorinated Biphenyls », *Obesity.* 2011 Apr;19(4):709-14 ; Newbold RR. « Impact of environmental endocrine disrupting chemicals on the development of obesity », *Hormones (Athens)* 2010 Jul-Sep ; 9(3):206-17; Lee DH, Steffes MW, Sjödin A, Jones RS, Needham LL, Jacobs DR Jr. « Low dose organochlorine pesticides and polychlorinated biphenyls predict obesity, dyslipidemia, and insulin resistance among people free of diabetes », *PLoS ONE* 2011 Jan 26;6(1):e15977.

17. Twum, C and Wei. Y, « The association between urinary consentrations of dichlorophenol pesticides and obesity in children », *Reviews on Environ Health*, 2011;26(3):215-9 ; Slotkin, TA, « Does early-life exposure to organophosphate incecticides lead to prediabetes and obesity », *Reproductive Toxicology.* 2011 Apr;31(3):297-301 ; Dirinck E, Jorens PG, Covaci A, Geens T, Roosens L, *et al.* «Obesity and persistent Organic Polluants : Possible Obesogenic Effect of Organochlorine Pesticides and Polychlorinated Biphenyls » *Obesity.* 2010 Jan 26 ; 6(1):e15977. doi: 10.1371/journal.pone.0015977.

18. En 1977, le Distilbène® a été retiré du marché en raison des méfaits sanitaires qu'il a causés : tumeurs vaginales chez la petite fille, obésité et stérilité *(voir les chapitres II, XI et XIV).*

19. Lyons MJ, Faust IM, Hemmes RB, Buskirk DR, Hirsch J, Zabriskie JB, « A virally induced obesity syndrome in mice », *Science* 1982 Apr 2 ; 216(4541):82-5; Carter JK, Ow CL, Smith RE, « Rous-associated virus type 7 induces a syndrome in chickens characterized by stunting and obesity » *Infect Immun.* 1983 Jan ; 39(1):410-22; Dhurandhar NV, Kulkarni PR, Ajinkya SM, Sherikar AA, Atkinson RL, « Association of adenovirus infection with human obesity », *Obes Res.* 1997 Sep ; 5(5):464-9; Dhurandhar NV, Israel BA, Kolesar JM, Mayhew GF, Cook ME, Atkinson RL, « Increased adiposity in animals due to a human virus », *Int J Obes Relat Metab Disord.* 2000

Aug; 24(8):989-96; Dhurandhar NV1, Whigham LD, Abbott DH, Schultz-Darken NJ, Israel BA, *et al.*, « Human adenovirus Ad-36 promotes weight gain in male rhesus and marmoset monkeys » *J Nutr.* 2002 Oct; 132(10):3155-60; Whigham LD, Israel BA, Atkinson RL, « Adipogenic potential of multiple human adenoviruses in vivo and in vitro in animals » *Am J Physiol Regul Integr Comp Physiol.* 2006 Jan; 290(1):R190-4.

20. Les *prions* sont de découverte récente. On les a mis en évidence dans la maladie de Creutzfeldt-Jakob, dont on a montré qu'une variante avait pu être causée par l'ingestion de viande de bovidés nourris par des farines animales lors de l'épisode de la vache folle *(voir le chapitre XI)*. Certains seraient obésogènes. Carp RI1, Meeker H, Sersen E, Kozlowski P, « Analysis of the incubation periods, induction of obesity and histopathological changes in senescence-prone and senescence-resistant mice infected with various scrapie strains », *J Gen Virol.* 1998 Nov; 79 (Pt 11):2863-9.

21. Les polluants chimiques induiraient la vascularisation (l'angiogenèse) du tissu graisseux en activant l'un ou l'autre des deux récepteurs aux œstrogènes (ERa et ERb) présents dans les adipocytes, en réalité plus souvent le récepteur ERa. Clere N, Lauret E, Malthiery Y, Andriantsitohaina R, Faure S, « Estrogen receptor alpha as a key target of organochlorines to promote angiogenesis », *Angiogenesis.* 2012 Dec; 15(4):745-60.

22. En réalité la stimulation de la vascularisation du tissu graisseux, en augmentant l'apport d'oxygène et de nouveaux matériaux nutritifs, induirait non seulement l'*hypertrophie* de ce tissu (les cellules ont un volume augmenté), mais aussi son *hyperplasie* (les cellules sont en nombre augmenté). En outre, ce processus concernerait non seulement l'adulte, mais aussi le fœtus.

23. La lipolyse est l'hydrolyse des graisses (les lipides) présents dans l'alimentation, en acides gras libres et en alcool (le glycérol dans le cas des triglycérides). Irigaray P, Lacomme S, Mejean L, Belpomme D, « Ex vivo study of incorporation into adipocytes and lipolysis-inhibition effect of polycyclic aromatic hydrocarbons »,. *Toxicol. Letters* 2009, 187; 35-39; Irigaray P, Mejean L, Laurent F. « Behavior of dioxin in pig adipocytes », *Food Chem. Toxicol.* 2005 Mar; 43(3):457-60.

24. Didier Panizza, *Grossir c'est surtout mal fonctionner,* 2008, Ed. ResMedica, Collection Matignon. Didier Panizza *Stratégie pour maigrir! Le bilan nutri-métabolique* 2013, Ed. Testez.

25. Qu'elles soient capillaires, veineuses ou en culotte de cheval, les cellulites seraient liées à une perturbation des adipocytes avec constitution d'une fibrose locorégionale.

26. L'obésité de type « Bufallo neck » serait caractérisée par l'accumulation de graisse « chaude ». Le caractère « froid » ou « chaud » des graisses est déterminé par le degré de vascularisation sanguine du tissu adipeux : les graisses chaudes sont très vascularisées, alors que les graisses froides le sont peu. Ce type d'obésité siège aux niveaux du visage, du cou et du haut du dos, la cause invoquée étant un excès de sécrétion de certaines hormones lié à la suralimentation. L'accumulation de graisse est souvent accompagnée d'une rondeur du visage (obésité facio-tronculaire), signe d'une sécrétion excessive d'hormones glucocorticoïdes par la corticosurrénale (syndrome de Cushing) ou d'un traitement prolongé par les corticoïdes.

27. L'obésité abdominale superficielle serait en partie favorisée par le stress et associée à une sécrétion inappropriée d'insuline, laquelle pourrait être à l'origine de crises d'hypoglycémie *(voir le chapitre IV)*.

28. Les graisses froides sont situées essentiellement au niveau intra-abdominal et touchent la veine Porte et les gros vaisseaux du foie. Ce type de graisse favorise l'insulino-résistance par des signaux chimiques conduisant le corps à stocker de la graisse en périphérie et à l'intérieur des organes. On parle alors de *syndrome métabolique*, qui regroupe un tour de taille important, une hypertension artérielle, un diabète de type 2 et des anomalies lipidiques (dyslipidémie).

29. Le *syndrome métabolique* ne constitue pas une affection en soi. Il correspond à un état considéré comme préfigurant plusieurs affections ou maladies graves dont le diabète de type 2, les accidents cardiaques, les AVC, auxquels pourraient s'ajouter certains cancers. Il est caractérisé par une augmentation de la glycémie, du cholestérol, des lipides sanguins (hypertriglycéridémie), et autres anomalies métaboliques liant ce syndrome à l'obésité, au diabète de type 2, aux affections cardiovasculaires et, dans certains cas, au cancer.

30. Car l'*hypertrophie* du tissu graisseux peut elle-même, dans un second temps, engendrer son *hyperplasie*, autrement dit l'augmentation du nombre des adipocytes, en raison de la mise en jeu de mécanismes régulateurs, certes physiologiques, mais agissant ici de façon inappropriée. Le tissu graisseux fait en effet preuve d'une étonnante plasticité. Tout au long de la vie, il reste capable de se développer. Le nombre des adipocytes peut ainsi s'accroître dans de larges proportions. L'augmentation du nombre des adipocytes résulte d'un processus de prolifération et de différenciation des cellules souches de ce tissu, les *préadipocytes* qui se transforment en adipocytes. De nombreux facteurs moléculaires sont impliqués dans le contrôle de ce processus. Selon l'hypothèse dite de la « taille critique », l'adipocyte se chargerait en acides gras jusqu'à atteindre une taille critique au-delà de laquelle il « recruterait » un nouvel adipocyte grâce au processus de prolifération et de différenciation impliquant les cellules souches.

31. Certains pesticides tels la chlordécone, les PCB, dioxines et phtalates, possèdent à la fois la propriété d'être cancérigène et obésogène.

32. P.Vigneri *et al.* « Obesity and cancer, Nutrition, metabolism and cardiovascular diseases » 2006 16:1-7 www.elsevier.com/locate/nmcd ; Adami HO, Trichopoulos D, « Obesity and mortality from cancer », *The New Engl J Med* 2003 348 (17) : 1623-24.

33. Newbold RR, « Prenatal exposure to diethylstilbestrol (DES) » ; *Fertil Steril.* 2008 Feb ; 89(2 Suppl):e55-6 ; Laronda MM1, Unno K, Butler LM, Kurita T, « The development of cervical and vaginal adenosis as a result of diethylstilbestrol exposure in utero », *Differentiation.* 2012 Oct ; 84(3):252-60.

34. Grün F, Watanabe H, Zamanian Z, Maeda L, Arima K, Cubacha R, Gardiner DM, Kanno J, Iguchi T, Blumberg B, « Endocrine disrupting organotin compounds are potent inducers of adipogenesis in vertebrates », *Molecular Endocrinology* 2005 ; 20:2141-2155 ; Smink A, Ribas-Fito N, Garcia R, Torrent M, Mendez MA, Grimalt JO, Sunyer J, « Exposure to hexachlorobenzene during pregnancy increases the risk of overweight in children aged 6 years », *Acta Paediatr.* 2008 ; 97:1465-1469 ; Karmaus W, Osuch JR, Eneli I, Mudd LM, Zhang J, Mikucki D, Haan P, Davis S, « Maternal levels of dichlorodiphenyl-dichloroethylene (DDE) may increase weight and body mass in dex in adult female offspring », *Occup. Environ Med.* 2009 ; 66:143-149; Grün F and Blumberg B, « Endocrine disrupters are obesogens », *Mol. Cell Endocrin.*2009 ;

304:19-29; Rundle A, Hoepner L, Hassoun A, Oberfield S, Freyer G, Holmes D, Reyes M, Quinn J, Camann D, Perera F, Whyatt R, « Association of Childhood Obesity With Maternal Exposure to Ambient Air Polycyclic Aromatic Hydrocarbons During Pregnancy », *American J. Epidemiol.* 2012 ; 175(1):1163-1172.

35. Ceci a été mis en évidence en particulier pour l'hexachlorobenzene et le dichlorodiphényl-dichloroéthylene, un dérivé du DDT. Smink A, Ribas-Fito N, Garcia R, Torrent M, Mendez MA, Grimalt JO, Sunyer J, « Exposure to hexachlorobenzene during pregnancy increases the risk of overweight in children aged 6 years », *ActaPaediatr.* 2008 ; 97:1465-1469 ; Karmaus W, *et al.* « Maternal levels of dichlorodiphenyldichloroethylene (DDE) may increase weight and body mass index in adult female offspring », *Occup Environ Med.* 2009 ; 66:143-149.

36. Twum, C. and Wei. Y, « The association between urinary concentrations of dichlorophenol pesticides and obesity in children », *Reviews on Environ Health.* 2011 ; Slotkin, TA, « Does early-life exposure to organophosphate insecticides lead to prediabetes and obesity », *Reproductive Toxicology.* 2011.

37. Heshka S, Anderson JW, Atkinson RL, Greenway FL, Hill JO, Phinney SD, Kolotkin RL, Miller-Kovach K, Pi-Sunyer FX, « Weight loss with self-help compared with a structured commercial program: a randomized trial », *JAMA* 2003 Apr 9 ; 289(14):1792-8.

38. Il y a 4 types d'actes chirurgicaux possibles. Il s'agit de l'*anneau gastrique ajustable* – une technique restrictive qui diminue le volume de l'estomac et ralentit le passage des aliments, sans perturber leur digestion. L'anneau (dont le diamètre est modifiable) est placé autour de la partie supérieure de l'estomac et délimite ainsi une petite poche. La *gastrectomie longitudinale* est, quant à elle également une technique restrictive qui consiste à retirer environ les 2/3 de l'estomac, et notamment la partie contenant les cellules qui sécrètent l'hormone stimulant l'appétit (ghréline) ; l'estomac est réduit à un tube vertical et les aliments passent rapidement dans l'intestin. Le *bypass gastrique* est aussi une technique restrictive et malabsorptive qui consiste à réduire la taille de l'estomac à une petite poche et permet donc de diminuer à la fois la quantité d'aliments ingérés et l'assimilation de ces aliments par l'organisme, grâce à un court-circuit d'une partie de l'estomac et de l'intestin (aucun organe n'est enlevé) ; les aliments vont directement dans la partie moyenne de l'intestin grêle et sont donc assimilés en moindres quantités. Enfin, la *dérivation biliopancréatique* est une technique complexe qui permet de limiter la quantité d'aliments ingérés et l'assimilation de ces aliments par l'intestin. Les aliments ne sont alors pas digérés par les sucs digestifs et ne sont donc assimilés que sur une courte portion de l'intestin grêle. L'essentiel des aliments passe directement dans le gros intestin sans être absorbé. En réalité, aucune de ces solutions chirurgicales n'est satisfaisante puisque non indemnes de complications nutritionnelles et digestives secondaires. Le mieux, ici, est encore de lutter contre la contamination de l'organisme par des méthodes de prévention primaires, et cela avant, pendant et après la grossesse, donc y compris pendant la petite enfance.

39. On ne peut qu'évoquer ici l'affaire du Mediator® et lire avec intérêt le livre de la pneumologue brestoise Irène Frachon : *Mediator 150 mg. Combien de morts ?* paru aux éditions Dialogues en juin 2010 *(voir le chapitre XI).*

40. Les polluants organiques, en raison de leur structure chimique lipophile, sont solubles dans les graisses et présentent une affinité particulière pour elles. Ils s'accumulent donc dans les adipocytes du tissu graisseux et dans toutes les autres cellules de l'organisme riches en graisses, telles celles du système nerveux. Font partie des polluants lipophiles à la fois obésogènes et cancérigènes, non seulement les hydrocarbures aromatiques polycycliques, mais aussi de très nombreux pesticides organochlorés dont les polychlorobiphényls (PCB) et les dioxines. Irigaray P, Newby JA, Lacomme S, Belpomme D, « Overweight/obesity and cancer genesis: more than a biological link », *Biomed Pharmacother.* 2007 ; 61:665-678.

41. Les systèmes enzymatiques naturels de l'organisme ont été créés par sélection naturelle au cours des 4 à 5 millions d'années nécessaires à l'émergence du phénomène humain. Adaptés aux toxiques naturels, ils sont incapables de détoxifier les produits artificiels.

42. Selon une étude publiée le 9 décembre 2010 par les Centers for Disease Control and Prevention (CDC), l'espérance de vie des Américains avait diminué d'un peu plus d'un mois entre 2007 et 2008. Or on est surpris de constater que ces données à la baisse ne sont plus mentionnées aujourd'hui par les CDC et même seraient reparties à la hausse ! Cependant, d'après le bilan démographique de la France publié par l'INSEE, l'augmentation de l'espérance de vie stagne ; et elle aurait même baissé en 2012 de 2 mois pour les femmes (84,8 ans au lieu de 85 ans en 2011) alors qu'elle aurait néanmoins augmenté mais seulement d'un mois pour les hommes, passant de 78,4 ans à 78,5 ans.

43. Selon l'OMS, sur un total de 59 millions de morts par an dans le monde, 2,8 millions, soit environ 5 %, seraient dus au surpoids et à l'obésité.

44. « Espérance de vie en bonne santé : elle baisse ! » est le titre du dossier central de la revue *Science et Vie* de juin 2013 n°1149, qui cite beaucoup de statistiques, mais n'évoque jamais les causes possiblement environnementales de ce déclin.

CHAPITRE IV

1. Il s'agit de la *polyurie*, qui est le fait d'uriner une quantité beaucoup plus grande que la normale. Dans le diabète sucré, la polyurie est liée à la présence de sucre dans les urines.

2. Lorsque le type du diabète n'est pas précisée, c'est du diabète sucré qu'il s'agit.

3. Frederick Banting recevra le prix Nobel de médecine en 1923 pour la découverte de l'insuline, et Frederick Sauger en 1958 pour la description de sa structure.

4. Il s'agit des cellules ß des « îlots de Langerhans », qui constituent une véritable glande endocrine au sein du pancréas. Cette glande siège dans la queue du pancréas.

5. Il s'agit principalement des cellules graisseuses – les adipocytes –, des cellules du foie et des cellules de la paroi interne de nos vaisseaux – les cellules endothéliales – qui sont directement au contact du sang, mais aussi et surtout des cellules des muscles, afin d'y apporter l'énergie nécessaire à leur bon fonctionnement.

6. L'insuline est aujourd'hui obtenue de façon extrêmement pure par *génie génétique* à partir de cultures de bactéries ou de levures. Il s'agit d'un progrès médical

considérable obtenu grâce à la découverte et à la purification du gène commandant la synthèse de l'hormone, et à l'introduction de ce gène dans une bactérie ou une levure. D'autres progrès ont été accomplis, conduisant à la modification artificielle de l'insuline physiologique afin d'en accroître la vitesse et la durée d'action.

7. Les affections auto-immunes sont caractérisées par le fait que l'organisme fabrique des anticorps contre lui-même, autrement dit des anticorps dirigés contre ses propres déterminants (cellules ou molécules). On les appelle des « autoanticorps ». Dans le cas du diabète de type 1, les autoanticorps, en détruisant les cellules des îlots de Langerhans du pancréas, annulent la production d'insuline.

8. Ce chiffre inclut le diabète de type 1, beaucoup moins fréquent. Selon l'InVS, entre 2000 et 2009 le taux de prévalence n'a cessé d'augmenter. En 2000, il était de 2,6 %, et en 2003 de 3,95 %. En 2009, il a atteint 4,4 %, faisant passer le nombre de personnes diabétiques de 1,6 million à 2,9 millions. *BEH* (n°42-43) de novembre 2010.

9. On estime en outre à 700 000 le nombre de personnes atteintes de diabète de type 2 et qui l'ignorent.

10. En 2000, l'OMS avait prévu une prévalence estimée à 300 millions de cas en 2025. Or ce chiffre était déjà dépassé en 2004, et il est aujourd'hui certainement bien plus élevé ! *Global health risks.* « Mortality and burden of disease attributable to selected major risks ». Geneva, WHO, 2009. Centre des médias Diabètes aide-mémoire n°312 disponible sur http://www.who.int/mediacentre/factsheets/fs312/en/

11. Danaei G, Finucane MM, Lu Y, Singh GM, Cowan MJ, Paciorek CJ *et al.*, « National, regional, and global trends in fasting plasma glucose and diabetes prevalence since 1980: systematic analysis of health examination surveys and epidemiological studies with 370 country-years and 2,7 million participants », *Lancet* 2011, 378(9785):31–40.

12. Magis D *et al.*, « Tabagisme, insulino-résistance et diabète de type 2 » *Rev. Med Liège* 2002 ; 57 :575-581; Willi C, Bodenmann P, Ghali WA, Faris PD, Cornuz J, « Active smoking and the risk of type 2 diabetes: a systematic review and meta-analysis », *JAMA* 2007 Dec 12 ; 298(22):2654-64.

13. Lee DH, Lee IK, Song K, Steffes M, Toscano W, Baker BA, Jacobs DR Jr, « A strong dose-response relation between serum concentrations of persistent organic pollutants and diabetes: results from the National Health and Examination Survey 1999-2002 », *Diabetes Care.* 2006 Jul ; 29(7):1638-44; Kouznetsova M, Huang X, Ma J, Lessner L, Carpenter DO, « Increased Rate of Hospitalization for Diabetes and Residential Proximity of Hazardous Waste Sites », *Environ Health Perspect* 2007 Jan;115(1):75-9 ; Jones OA, Maguire ML, Griffin JL, « Environmental pollution and diabetes: a neglected association ». *The Lancet.* 2008 Jan 26;371(9609):287-8 ; Montgomery MP, Kamel F, Saldana TM, Alavanja MC, Sandler DP, « Incident Diabetes and Pesticide Exposure among Licensed Pesticide Applicators: Agricultural Health Study », 1993-2003 *American Journal of Epidemiology,* 2008 May 15;167(10):1235-46 ; Navas-Acien A, Silbergeld EK, Pastor-Barriuso R, Guallar E, « Arsenic Exposure and Prevalence of Type 2 Diabetes in US Adults », *JAMA* 2008 Aug 20;300(7):814-22 ; Latini G, Marcovecchio ML, Del Vecchio A, Gallo F, Bertino E, Chiarelli F, « Influence of environment on insulin sensitivity », *Environ Intern,* 2009 Aug;35(6):987-93 ; Patel

CJ, Bhattacharya J, Butte AJ, « An Environment-Wide Association Study (EWAS) on Type 2 Diabetes Mellitus », *PLoS ONE* 2010 May 20;5(5):e10746 ; Lee D-H, Steffes MW, Sjödin A, Jones RS, Needham LL, Jacobs DR Jr. « Low Dose of Some Persistent Organic Pollutants Predicts Type 2 Diabetes: A Nested Case–Control Study. *Environ Health Perspect.* 2010 Sep;118(9):1235-42 ; Hectors TL, Vanparys C, van der Ven K, Martens GA, Jorens PG, Van Gaal LF, Covaci A, De Coen W, Blust R, « Environmental pollutants and type 2 diabetes: a review of mechanisms that can disrupt beta cell function », *Diabetologia.* 2011 Jun ; 54(6):1273-90; Airaksinen R, Rantakokko P, Eriksson JG, Blomstedt P, Kajantie E, Kiviranta H, « Association between type 2 diabetes and exposure to persistent organic pollutants », *Diabetes Care* 2011 Sep ; 34(9):1972-9; Thayer KA, Heindel JJ, Bucher JR, Gallo MA, « Role of environmental chemicals in diabetes and obesity: a National Toxicology Program workshop review », *Environ Health Perspect.* 2012 Jun ; 120(6):779-89; Pal S, Blais JM, Robidoux MA, Haman F, Krümmel E, Seabert TA, Imbeault P, « The association of type 2 diabetes and insulin resistance/secretion with persistent organic pollutants in two First Nations communities in northern Ontario », *Diabetes Metab.* 2013 Dec ; 39(6):497-504; Wu H, Bertrand KA, Choi AL, Hu FB, Laden F, Grandjean P, Sun Q. « Persistent organic pollutants and type 2 diabetes: a prospective analysis in the nurses' health study and meta-analysis », *Environ Health Perspect.* 2013 Feb ; 121(2):153-61.

14. Chen H, Burnett RT, Kwong JC, Villeneuve PJ, Goldberg MS, Brook RD, van Donkelaar A, Jerrett M, Martin RV, Brook JR, Copes R, « Risk of incident diabetes in relation to long-term exposure to fine particulate matter in Ontario, Canada », *Environ Health Perspect.* 2013 Jul ; 121(7):804-10.

15. Kusnik-Joinville O, Weill A, Ricordeau P, Allemand H, « Diabète traité en France en 2007 : un taux de prévalence proche de 4 % et des disparités géographiques croissantes », *BEH*: 43 ; 409 – 420, 2008.

16. Manson JE, Willett WC, Stampfer MJ, Colditz GA, Hunter DJ, Hankinson SE, *et al.*, « Body weight and mortality among women », *N. Engl J Med* 1995 ; 333:677-85; Willett WC, Manson JE, Stampfer MJ, Colditz GA, Rosner B,Speizer FE, *et al.*, « Weight, weight change, and coronary heart diseasein women. Risk within the 'normal' weight range », *JAMA* 1995 ; 273:461-5; Lindsted KD, Singh PN, « Body mass and 26 y risk of mortalityamong men who never smoked: a re-analysis among men from theAdventist Mortality Study », *Int J Obes Relat Metab Disord* 1998 ; 22:544-8; Stevens J, Plankey MW, Williamson DF, Thun MJ, Rust PF, Palesch Y, *et al.*, « The body mass index-mortality relationship in white and AfricanAmerican women », *Obes Res* 1998 ; 6:268-77. National Institutes of Health, National Heart Lung and Blood Institute. « Clinical guidelines on the identification, evaluation, and treatment of overweight and obesity in adults: the evidence report », *Obes Res* 1998 ; (Suppl. 2)::51S-209; Calle EE, Thun MJ, Petrelli JM, Rodriguez C, Heath Jr CW, « Body-mass index and mortality in a prospective cohort of U.S. adults », *N Engl J Med* 1999 ; 341:1097-105; Weiderpass E, Persson I, Adami HO, Magnusson C, Lindgren A, Baron JA, « Body size in different periods of life, diabetes mellitus, hypertension, and risk of postmenopausal endometrial cancer (Sweden) », *Cancer Causes Control.* 2000 Feb ; 11(2):185-92; Bianchini F, Kaaks R, Vainio H, « Overweight, obesity, and cancer risk », *Lancet Oncol.* 2002 Sep ; 3(9):565-74.

17. Le lien entre obésité et diabète de type 2 est la résistance à l'insuline : Ford E.S., Williamson D.F., and Liu, S. « Weight change and diabetes incidence: findings from a national cohort of US adults », *Am J Epidemiol.* 1997 ; 146: 214–222; Bianchini F1, Kaaks R, Vainio H. Field, A.E., Coakley, E.H., Must, A. *et al.*, « Impact of overweight on the risk of developing common chronic diseases during a 10-year period », *Arch Intern Med.* 2001 ; 161: 1581–1586; Visscher, T.L. and Seidell, J.C. « The public health impact of obesity », *Annu Rev Public Health.* 2001 ; 22: 355–375. Taubes G. « Insulin resistance. Prosperity's plague ». *Science.* 2009 Jul 17 ; 325(5938):256-60.

18. Larsson SC, Orsini N, Wolk A, « Diabetes mellitus and risk of colorectal cancer: a meta-analysis », *J Natl Cancer Inst* 2005 ; 97:1679-87; Friberg E, Orsini N, Mantzoros CS, Wolk A, « Diabetes mellitus and risk of endometrial cancer: a meta-analysis », *Diabetologia* 2007 ; 50:1365-74; Larsson SC, Mantzoros CS,Wolk A. « Diabetes mellitus and risk of breast cancer: a meta-analysis », *Int J Cancer* 2007 ; 121:856-62; Giovannucci E, Harlan DM, Archer MC, Bergenstal RM, Gapstur SM, Habel LA, Pollak M, Regensteiner JG, Yee D, « Diabetes and cancer: a consensus report », *Diabetes Care.* 2010 Jul ; 33(7):1674-85; Shikata K1, Ninomiya T, Kiyohara Y, « Diabetes mellitus and cancer risk: review of the epidemiological evidence », *Cancer Sci.* 2013 Jan ; 104(1):9-14; Orgel E, Mittelman SD, « The links between insulin resistance, diabetes, and cancer », *Curr Diab Rep.* 2013 Apr ; 13(2):213-22.

19. Tayek JA, « A review of cancer cachexia and abnormal glucose metabolism in humans with cancer », *J Am Coll Nutr.* 1992 Aug ; 11(4):445-56;Tisdale MJ, « Mechanisms of cancer cachexia », *Physiol. Rev.* 2009 Apr ; 89(2):381-410.

20. Thayer KA, Heindel JJ, Bucher JR, Gallo MA, « Role of environmental chemicals in diabetes and obesity: a National Toxicology Program workshop review », *Environ Health Perspect.* 2012 Jun ; 120(6):779-89.

21. Taubes G, « Insulin resistance. Prosperity's plague », *Science* 2009 Jul 17 ; 325(5938):256-60.

22. Au tout début (autrement dit avant que ne survienne une insuffisance de sécrétion d'insuline par les cellules des îlots de Langerhans), la « résistance à l'insuline » s'accompagne d'une *hyperinsulinémie* qui semble jouer un rôle important, si ce n'est essentiel dans la survenue des manifestations cardiovasculaires. Elle serait donc à considérer prioritairement dans la genèse de la partie émergée de l'iceberg ! Pyöräla K, « Relationship of glucose tolerance and plasma insulin to the incidence of coronary heart disease: results from two population studies in Finland », *Diabetes Care.* 1979 Mar-Apr ; 2(2):131-41; Reaven GM, Lithell H, Landsberg L, « Hypertension and associated metabolic abnormalities--the role of insulin resistance and the sympathoadrenal system », *N Engl J Med.* 1996 Feb 8 ; 334(6):374-81; Després JP, Lamarche B, Mauriège P, Cantin B, Dagenais GR, Moorjani S, Lupien PJ, « Hyperinsulinemia as an independent risk factor for ischemic heart disease », *N Engl J Med.* 1996 Apr 11 ; 334(15):952-7; Jeppesen J, Facchini FS, Reaven GM, « Individuals with high total cholesterol/HDL cholesterol ratios are insulin resistant » *J Intern Med.* 1998 Apr ; 243(4):293-8; Yip J, Facchini FS, Reaven GM, « Resistance to insulin-mediated glucose disposal as a predictor of cardiovascular disease », *J Clin Endocrinol Metab.* 1998 Aug ; 83(8):2773-6; Goff DC Jr, Zaccaro DJ, Haffner SM, Saad MF, « Insulin sensitivity and the risk of incident hypertension: insights from the Insulin

Resistance Atherosclerosis Study», *Diabetes Care.* 2003 Mar; 26(3):805-9; Uusitupa MI, Niskanen LK, Siitonen O, Voutilainen E, Pyörälä K, «5-year incidence of atherosclerotic vascular disease in relation to general risk factors, insulin level, and abnormalities in lipoprotein composition in non-insulin-dependent diabetic and nondiabetic subjects». *Circulation.* 1990 Jul; 82(1):27-36; Manucha W, Ritchie B, Ferder L, «Hypertension and insulin resistance: implications of mitochondrial dysfunction», *Curr Hypertens Rep.* 2015 Jan; 17(1):504.

23. Ott A, Stolk RP, Hofman A, van Harskamp F, Grobbee DE, Breteler MM, «Association of diabetes mellitus and dementia: the Rotterdam Study», *Diabetologia.* 1996 Nov; 39(11):1392-7; Liolitsa D, Powell J, Lovestone S, «Genetic variability in the insulin signalling pathway may contribute to the risk of late onset Alzheimer's disease», *J Neurol Neurosurg Psychiatry* 2002 Sep; 73(3):261-6; Steen E, Terry BM, Rivera EJ, Cannon JL, Neely TR, Tavares R, Xu XJ, Wands JR, de la Monte SM, «Impaired insulin and insulin-like growth factor expression and signaling mechanisms in Alzheimer's disease--is this type 3 diabetes?», *J Alzheimers Dis.* 2005 Feb; 7(1):63-80; Pilcher H, «Alzheimer's disease could be "type 3 diabetes"», *Lancet Neurology* 2006 May; 5(5):388-9; Sima AA, Li ZG. «Diabetes and Alzheimer's disease - is there a connection?»*Rev Diabet Stud.* 2006 Winter; 3(4):161-8; De la Monte SM, Wands JR, «Alzheimer's disease is type 3 diabetes-evidence reviewed», *J Diabetes Sci Technol.* 2008 Nov; 2(6):1101-13; Sebastião I, Candeias E, Santos MS, de Oliveira CR, Moreira PI, Duarte AI, «Insulin as a Bridge between Type 2 Diabetes and Alzheimer Disease - How Anti-Diabetics could be a Solution for Dementia», *Front Endocrinol* (*Lausanne*), 2014 Jul 8; 5:110. doi: 10.3389/fendo.2014.00110; De la Monte SM, «Type 3 diabetes is sporadic Alzheimer's disease: Mini-review», *Eur Neuropsychoparmacol.* 2014 Jun 28; 24(12) :1924-60.

CHAPITRE V

1. L'*athérome* est une affection pathologique sur laquelle je reviendrai. Il est caractérisé par la formation de plaques dans les artères et est à l'origine de la plupart des maladies cardiovasculaires, y compris l'infarctus du myocarde, l'artérite des membres inférieurs et un grand nombre d'AVC. En modifiant les relations de la tunique interne des vaisseaux, l'*intima* avec les éléments circulants du sang, en particulier les globules rouges et les plaquettes, elles sont un appel à la formation de caillots sanguins.

2. Publié en 1628, son ouvrage *Exercitatio anatomica de motu cordis et sanguinis in animalibus* fait état des 5 points fondamentaux suivants: il existe une petite et une grande circulation; le moteur n'est pas le foie mais le sang; les artères ne contiennent pas d'air mais du sang; le sang circule dans un sens unique dans les artères, puis dans les veines; enfin, le sang ne se renouvelle pas: il est d'un volume constant, en perpétuel mouvement.

3. En outre, en France Jean Riolan, professeur d'anatomie, refuse cette découverte remettant en cause les principes d'Aristote et de Galien. Avec Guy Patin, ils surnommèrent Harvey «circulator», terme latin qui signifie circulateur et charlatan.

4. Sans doute doit-on saluer le Français Charles Richet, Prix Nobel de médecine en 1913 pour la découverte de l'anaphylaxie, qui a traduit pour la première fois l'ensemble des œuvres de William Harvey et, ainsi, a rendu à ce dernier l'hommage qu'il méritait.

5. OMS, « Rapport sur la situation mondiale des maladies non transmissibles », 2010, Genève.

6. Mathers CD, Loucar D, « Projections of global mortality and burden of disease from 2002 to 2030 », *PLoS Med* 2006. 3(11) : e442

7. *WHO 2013* « A global brief on hypertension silent killer, global public health crisis. »

8. « Heart disease and stroke statistics - 2013 Update: a report from the American heart association », *Circulation* 2013 e6 – e245. Http://circ.ahajournals.org/content/127/1/e6

9. Faut-il faire intervenir le *French paradox* ? Mais alors sur quelles bases scientifiques ? Ici, rien n'est prouvé. Il s'agit de l'expression anglophone désignant une apparente contradiction entre la pratique alimentaire des Français par rapport à celle des autres pays, mais d'autres facteurs, notamment génétiques ou environnementaux plutôt que diététiques, pourraient être en jeu. Renaud S1, de Lorgeril M, « Wine, alcohol, platelets, and the French paradox for coronary heart disease », *Lancet* 1992 Jun 20 ; 339(8808):1523-6.

10. L'hypertension, en particulier d'origine rénale ou endocrinienne, n'est pas envisagée ici. C'est de l'hypertension commune qu'il s'agit.

11. En 2006, ces coûts atteignaient 4,4 milliards d'euros dont 2,3 consacrés aux antihypertenseurs, alors qu'en 2007, 45 % des patients traités pour hypertension artérielle sévère étaient exonérés du ticket modérateur au titre d'une des 30 ALD. Samson S, Ricordeau P, Pépin S, Tilly B, Weill A, Allemand H, « Hypertension artérielle et facteurs de risque associés, évolution des traitements entre 2000 et 2006 assurance-maladie », *Points de repère* n° 10, octobre 2007. Or, économie oblige, ce n'est plus le cas. Le décret n° 2011-726 du 24 juin 2011 a retiré l'hypertension artérielle sévère (ALD12) de la liste des ALD30. Samson S, Ricordeau P, Pépin S, Tilly B, Weill A, Allemand H, « Hypertension artérielle et facteurs de risque associés, évolution des traitements entre 2000 et 2006 assurance-maladie », *Points de repère* n° 10, octobre 2007.

12. Il s'agit de la prévention primaire, c'est-à-dire de la lutte contre les causes d'hypertension artérielle et non pas seulement de son dépistage.

13. Joël Ménard, « Surveillance de l'hypertension artérielle en France » éditorial du *BEH*, 49-50, 477-78, 16 décembre 2008.

14. La sclérose des parois artérielles correspond à l'apparition de fibrose au niveau du tissu conjonctif situé en périphérie. Il ne faut pas confondre l'*artériosclérose*, qui est la perte de souplesse des artères due à à leur vieillissement naturel (donc qui normalement ne contiennent pas de plaques d'athérome) avec l'*athérosclérose*, qui est un stade évolutif de l'athérome (donc qui en fait partie).

15. Cette notion est bien connue des cardiologues, puisque le *test à l'effort* qu'ils ont mis au point sert en particulier à déceler l'existence d'une hypertension artérielle incipiens.

16. Gangwisch JE, Heymsfield SB, Boden-Albala B, Buijs RM, Kreier F, Pickering TG, Rundle AG, Zammit GK, Malaspina D, « Short sleep duration as a risk factor for hypertension: analyses of the first National Health and Nutrition Examination Survey », *Hypertension* 2006 May ; 47(5):833-9.

17. On lira à ce sujet avec intérêt le livre de Pierre Meneton et de Emmanuel Haymann : *Le sel: un tueur caché*, Ed. Favre, 2009.

18. Melzer D, Rice NE, Lewis C, Henley WE, Galloway TS, « Association of urinary bisphenol a concentration with heart disease: evidence from NHANES 2003/06 », *PLoS One*, 2010 ; 5:e8673 ; Bae S, Kim JH, Lim YH, Park HY, Hong YC, « Associations of bisphenol A exposure with heart rate variability and blood pressure », *Hypertension*, 2012 ; 60:786–793; Shankar A, Teppala S, « Urinary bisphenol A and hypertension in a multi-ethnic sample of US adults », *Journal of Environ Public Health*, 2012 ; 2012:481641 ; Melzer D, Osborne NJ, Henley WE, Cipelli R, Young A, Money C, McCormack P, Luben R, Khaw KT, *et al.*, « Urinary bisphenol A concentration and risk of future coronary artery disease in apparently healthy men and women », *Circulation*, 2012 ; 125:1482–1490; Shankar A, Teppala S, Sabanayagam C, « Bisphenol A and peripheral arterial disease: results from the NHANES », *Environ Health Perspect.* 2012 ; 120:1297–1300; Bae S, Hong YC. « Exposure to bisphenol A from drinking canned beverages increases blood pressure: randomized crossover trial », *Hypertension* 2015 Feb ; 65(2):313-319.

19. Brotons JA, Olea-Serrano MF, Villalobos M, Pedraza V, Olea N, « Xenoestrogens released from lacquer coatings in food cans », *Environ Health Perspect.*, 1995 ; 103:608–612; Yonekubo J, Hayakawa K, Sajiki J, « Concentrations of bisphenol A, bisphenol a diglycidyl ether, and their derivatives in canned foods in Japanese markets », *J Agric Food Chem.* 2008 ; 56:2041–2047; Carwile JL, Luu HT, Bassett LS, Driscoll DA, Yuan C, *et al.*, « Polycarbonate bottle use and urinary bisphenol A concentrations », *Environ Health Perspect.* 2009 ; 117:1368–1372; Geens T, Apelbaum TZ, Goeyens L, Neels H, Covaci A « Intake of bisphenol A from canned beverages and foods on the Belgian market », *Food Addit Contam Part A Chem Anal Control Expo Risk Assess.* 2010 ; 27:1627–1637; Schecter A, Malik N, Haffner D, Smith S, Harris TR, *et al.*, « Bisphenol A (BPA) in US food », *Environ Sci Technol.*, 2010 ; 44:9425–9430; Noonan GO, Ackerman LK, Begley TH. « Concentration of bisphenol A in highly consumed canned foods on the US market », *J Agric Food Chem.* 2011 ; 59:7178–7185; Carwile JL, Ye X, Zhou X, Calafat AM, Michels KB, « Canned soup consumption and urinary bisphenol A: a randomized crossover trial », *JAMA* 2011 ; 306:2218–2220; Cao XL, Perez-Locas C, Dufresne G, Clement G, Popovic S, *et al.*, « Concentrations of bisphenol A in the composite food samples from the 2008 Canadian total diet study in Quebec City and dietary intake estimates » ; Food Addit Contam Part A, *Chem Anal Control Expo Risk Assess.* 2011 ; 28:791–798.

20. Mendelsohn ME, « Estrogen actions in the cardiovascular system », *Climacteric*, 2009 ; 12:18–21.

21. Le syndrome métabolique ne constitue pas une maladie en soi, mais un ensemble de facteurs prédisposant au diabète de type 2, à l'obésité et aux maladies cardiovasculaires *(voir les chapitres III et IV)*.

22. Il est couramment admis et enseigné que les « stries lipidiques », premier stade de l'*athérosclérose* apparaissent dans l'enfance. L'athérome débute par une strie lipidique, simple dépôt linéaire de graisse, située entre la tunique interne des artères, l'*endothélium* et sa tunique intermédiaire, la *média*. Et cela sans qu'il y ait de conséquence sur le flux

sanguin. Dès l'âge de 15 ans il existe des cellules spumeuses au niveau aortique et coronaire chez 50 % des hommes, 8 à 10 % ayant déjà constitué des lésions d'athérome.

23. Étant donné l'origine possiblement tabagique de certains cas de diabète de type 2, une origine par voie respiratoire est également possible *(voir le chapitre IV).*

24. Yip J, Facchini FS, Reaven GM, « Resistance to insulin-mediated glucose disposal as a predictor of cardiovascular disease », *J Clin Endocrinol Metab*, 1998 Aug; 83(8):2773-6..

25. Les épithéliums sont les tissus de recouvrement de la surface et des cavités internes de l'organisme. L'épithélium de recouvrement de la paroi interne des vaisseaux – l'intima – s'appelle *endothélium.*

26. Lee J1, Taneja V, Vassallo R, « Cigarette smoking and inflammation: cellular and molecular mechanisms », *J Dent Res.*, 2012 Feb ; 91(2):142-9.

27. Ross R, « Atherosclerose – an inflammatory disease », *New Eng J. Med.*, 1999. 340, 115-126. Bjartveit K, Tverdal A, « Health consequences of smoking 1-4 cigarettes per day », *Tob Control.* 2005 Oct; 14(5):315-20; Zou N, Hong J, Dai QY, « Passive cigarette smoking induces inflammatory injury in human arterial walls » *Chin Med J.*, 2009 ; 122:444-8. On sait en effet que le mécanisme biologique en cause au plan moléculaire relève d'un stress oxydant. Fearon IM, Faux SP, « Oxidative stress and cardiovascular disease: novel tools give (free) radical insight », *J. Med Cell. Cardiology* 2009. 47, 372 – 381 (*Voir la 2e partie de l'ouvrage*).

28. L'épithélium de recouvrement interne des artères ou *endothélium* ou encore *intima* est directement au contact du sang. C'est la raison pour laquelle c'est lui qui est le premier concerné par les polluants chimiques qui se trouvent dans le sang.

29. Selon le discours ambiant, les lésions initiales seraient liées au dépôt de cholestérol et aux lipides circulants, lesquels entraîneraient une inflammation de la paroi artérielle. Maxfield FR, Tabas I, « Role of cholesterol and lipid organization in disease », *Nature* 2005, 438: 612-21. C'est exactement la thèse inverse que nous soutenons.

30. Schwartz L1, Guais A, Chaumet-Riffaud P, Grévillot G, Sasco AJ, Molina TJ, Mohammad A, « Carbon dioxide is largely responsible for the acute inflammatory effects of tobacco smoke », *Inhal Toxicol.* 2010 Jun ; 22(7):543-51. Abolhassani M, Guais A, Chaumet-Riffaud P, Sasco AJ, Schwartz L, « Carbon dioxide inhalation causes pulmonary inflammation », *Am J Physiol Lung Cell Mol Physiol.*, 2009 Apr ; 296(4):L657-65.

31. Les *plaques athéromateuses* modifient les relations de l'intima avec les éléments figurés du sang, en particulier les globules rouges et les plaquettes. Elles sont donc un appel à la formation de caillots sanguins.

32. Le gaz carbonique (CO2) se fixe très facilement sur l'hémoglobine des globules rouges, à cause d'une affinité très élevée. En raison de la baisse de fixation de l'oxygène, il peut donc entraîner des déficits fonctionnels, ou des lésions anoxiques au niveau tissulaire, en particulier aux niveaux du cerveau, du myocarde et du rein. Ces déficits ou lésions provoqueraient une accélération du pouls et une hypertension artérielle.

33. OMS. « Qualité de l'air ambiant (extérieur) et santé », *Aide-mémoire n°31*, mars 2014. http://www.who.int/mediacentre/factsheets/fs313/fr/ OMS. *Communiqué de presse du 25 mars 2014*, Genève. http://www.who.int/mediacentre/news/releases/2014/

air-pollution/fr/?utm_source=rss&utm_medium=rss&utm_campaign=7-millions-de-deces-prematures-sont-lies-a-la-pollution-de-lair-chaque-annee.

34. Il s'agit essentiellement des coronaropathies et de l'infarctus du myocarde.

35. Kettunen J1, Lanki T, Tiittanen P, Aalto PP, Koskentalo T, *et al.*, « Associations of fine and ultrafine particulate air pollution with stroke mortality in an area of low air pollution level » *Stroke*. 2007 Mar ; 38(3):918-22; Hoffmann B, Moebus S, Möhlenkamp S, Stang A, Lehmann N, *et al.*, « Residential exposure to traffic is associated with coronary atherosclerosis » *Circulation*. 2007 Jul 31 ; 116(5):489-96 ; Brook RD, « Cardiovascular effects of air pollution », *Clin Sci*, 2008 ; 115:175-187. Yatera K, Hsieh J, Hogg JC, Tranfield E, Suzuki H, *et al.*, « Particulate matter air pollution exposure promotes recruitment of monocytes into artherosclerotic plaques », *Am J Physiol Heart irc Physiol* 2008 ; 294:11944-11953; Nogueira JB, « Air pollution and cardiovascular disease », *Rev Port Cardiol.*, 2009 ; 28:715-733; Hoffmann B, Moebus S, Dragano N, Stang A, Möhlenkamp S, *et al.*, « Chronic residential exposure to particulate matter air pollution and systemic inflammatory markers », *Environ Health Perspect.* 2009 ; 117:1302-1308 ; Baccarelli A, Wright RO, Bollati V, Tarantini L, Litonjua AA, *et al.*, « Rapid DNA methylation changes after exposure to traffic particles », *Am J Respir Crit Care Med.* 2009 Apr 1 ; 179(7):572-8; Cesaroni G, Stafoggia M, Peters A, Andersen ZJ, Badaloni C, *et al.*, « Long-term exposure to ambient air pollution and incidence of cerebrovascular events: results from 11 European cohorts within the ESCAPE project », *Environ Health Perspect.*, 2014 Sep ; 122(9):919-25.

36. Les particules dont le diamètre est inférieur à 2,5µm (PM 2,5), donc y compris les particules ultrafines inférieures à 0,1µm (PM 0,1) et les *nanoparticules* sont en effet les plus nocives car elles passeraient facilement dans la circulation sanguine. Stary HC1, Chandler AB, Dinsmore RE, Fuster V, Glagov S, *et al.* « A definition of advanced types of atherosclerotic lesions and a histological classification of atherosclerosis. A report from the Committee on Vascular Lesions of the Council on Arteriosclerosis », American Heart Association. *Circulation*, 1995 Sep 1 ; 92(5):1355-74; Samet JM, Dominici F, Curriero FC, Coursac I, Zeger SL, « Fine particulate air pollution and mortality in 20 U.S. cities, 1987-1994 », *N Engl J Med.* 2000 Dec 14 ; 343(24):1742-9; Brook RD, Franklin B, Cascio W, Hong Y, Howard G, *et al.*, « Air pollution and cardiovascular disease: a statement for healthcare professionals from the Expert Panel on Population and Prevention Science of the American Heart Association », *Circulation* 2004 Jun 1 ; 109(21):2655-71; Nurkiewicz TR, Porter DW, Barger M, Millecchia L, Rao KM, *et al.* « Systemic microvascular dysfunction and inflammation after pulmonary particulate matter exposure », *Environ Health Perspect.* 2006 Mar ; 114(3):412-9; Araujo JA, Barajas B, Kleinman M, Wang X, Bennett BJ, *et al.* « Ambient particulate pollutants in the ultrafine range promote early atherosclerosis and systemic oxidative stress », *Circ Res.* 2008 Mar 14 ; 102(5):589-96; Mills NL, Donaldson K, Hadoke PW, Boon NA, MacNee W, *et al.* « Adverse cardiovascular effects of air pollution », *Nat Clin Pract Cardiovasc Med.* 2009 Jan ; 6(1):36-44.

37. Heck JE, Wu J, Lombardi C, Qiu J, Meyers TJ, Wilhelm M, Cockburn M, Ritz B, « Childhood cancer and traffic-related air pollution exposure in pregnancy and early life », *Environ Health Perspect.* 2013 Nov-Dec ; 121(11-12):1385-91. doi: 10.1289/ehp.1306761

38. C'est grâce à ces propriétés qu'on peut réaliser l'enregistrement électrique du cœur (électrocardiogramme).

39. Non seulement l'atteinte des valves cardiaques – les valvulopathies – sont le plus souvent d'origine infectieuses, mais très probablement certaines artérites touchant en particulier les coronaires pourraient l'être aussi. Les *Chlamydia pneumoniae*, *cytomegalovirus*, et *herpès simplex de type* 1 seraient impliqués, de même qu'*Helicobacter pylori.*Georges JL, Rupprecht HJ, Blankenberg S, Poirier O, Bickel C, Hafner G, Nicaud V, Meyer J, Cambien F, Tiret L ; AtheroGene Group. « Impact of pathogen burden in patients with coronary artery disease in relation to systemic inflammation and variation in genes encoding cytokines », *Am J Cardiol.* 2003 Sep 1 ; 92(5):515-21.

40. En cas d'accidents cardiovasculaires, l'aspirine à petite dose a un rôle protecteur, visant à éviter la survenue d'une rechute. Antithrombotic Trialists' Collaboration. « Collaborative meta-analysis of randomised trials of antiplatelet therapy for prevention of death, myocardial infarction, and stroke in high risk patients », *BMJ* 2002 12; 324(7329):71-86.). Dans ce cas, les propriétés anticoagulantes et anti-inflammatoires de ce médicament pourraient intervenir.

41. L'importante étude américaine dénommée Look AHEAD (Action for Health in Diabetes), financée par le National Institute of Health (NIH) (l'Institut national de santé aux États-Unis), vient d'être arrêtée par les investigateurs 2 années avant sa fin programmée. L'étude, qui avait débuté en 2001, avait pour but de confirmer, chez des sujets diabétiques, le bénéfice d'une alimentation plus saine et plus équilibrée et celui de l'exercice physique pour prévenir les accidents cardiaques (infarctus) ou cérébraux (AVC), et ainsi de diminuer le nombre des hospitalisations pour angine de poitrine et le nombre des décès. En fait, les résultats intermédiaires n'ont démontré aucun bénéfice de l'exercice physique, ni celui d'un changement d'alimentation, rendant inutile la poursuite de l'enquête. Ces résultats confirment une nouvelle fois l'importance en médecine de réaliser des études cliniques avant d'affirmer quoi que ce soit. L'étude n'est toutefois pas encore publiée. https://www.lookaheadtrial.org/public/home.cfm

42. Michel de Lorgeril, *Dites à votre médecin que le cholestérol est innocent, il vous soignera sans médicament*, éditions Thierry Souccar, 2007, www.thierrysouccar.com.

CHAPITRE VI

1. *Voir le chapitre XII dédié aux pathologies émergentes.* Dans la maladie d'Alzheimer, le déficit du « pouls vasculaire cérébral » mesuré par échodoppler cérébral pulsé est devenu irréversible, alors qu'il est encore réversible en cas de *syndrome d'intolérance aux champs électromagnétiques et/ou aux produits chimiques* qui, comme nous le supposons, correspond d'une certaine façon à un état « pré-Alzheimer ».

2. *Bulletin d'information de l'Ordre national des médecins* n°3, janvier-février 2009.

3. De même l'incidence des démences de nature purement vasculaire serait plus élevée.

4. Il s'agissait d'une femme de 51 ans hospitalisée à Tübingen en Allemagne, dans la clinique universitaire du psychiatre allemand Emil Kraepelin.

5. *Voir le chapitre VIII.* Il s'agit d'un terme générique introduit en 1845, désignant les maladies mentales pour lesquelles le sujet n'est en général pas conscient du désordre de sa personnalité, contrairement au sujet atteint de névrose qui, lui, se rend compte du caractère pathologique de ses troubles. En fait, cette distinction n'est pas aussi claire qu'elle apparaît : certains sujets classés comme psychotiques peuvent être en réalité, au moins pour partie, conscients de leurs troubles – c'est le cas des malades atteints d'Alzheimer débutant.

6. Se dit de l'amnésie concernant les souvenirs passés, par opposition à l'amnésie de fixation qui est la perte de mémoire immédiate.

7. Voir Claudine Berr, *Épidémiologie de la maladie d'Alzheimer*. Journée Recherche et Santé – Alzheimer, 23 juin 2010. Voir aussi le dossier INSERM disponible à l'adresse suivante : http://www.inserm.fr/thematiques/neurosciences-sciences-cognitives-neurologie-psychiatrie/dossiers-d-information/alzheimer. L'estimation de la prévalence de la maladie d'Alzheimer est de 0,5 % avant 65 ans et de 2 à 4 % après. Puis elle augmente fortement avec l'âge, pour atteindre 15 % à 80 ans. Appliquées à la population française, ces proportions donnent 860 000 personnes souffrant de démences de type Alzheimer. En fait, ces chiffres sont probablement sous estimés et doivent être modifiés, car on constate aujourd'hui un rajeunissement de la maladie.

8. InVS, *BEH* n° 30, 10 septembre 2013 : Nicolas Duport, Marjorie Boussac-Zarebska, Aude-Emmanuelle Develay, Isabelle Grémy : « Maladie d'Alzheimer et démences apparentées : taux d'ALD, de patients hospitalisés et de mortalité en France métropolitaine, 2007 et 2010 ». *Bull Epidemiol Hebdo.* 2013 ; (30) : 361-8.

9. Pritchard C, Mayers A, Baldwin D. « Changing patterns of neurological mortality in the 10 major developed countries – 1979-2010 ». *Public Health.* 2013 Apr ; 127(4):357-68.

10. Alzheimer's Disease International (ADI) est une fédération internationale regroupant 78 associations Alzheimer qui soutiennent dans leur pays respectif les personnes atteintes de démence et leur famille.

11. Selon l'OMS, dans le monde, le taux d'incidence des démences serait de 7,7 millions de cas par an, et la prévalence atteindrait 35,6 millions de personnes dont 60 à 70 % seraient atteintes de maladie d'Alzheimer.

12. WHO, Communiqué de presse du 11.04.2012 à Genève. Alzheimer's Disease International (Londres), disponible sur http://www.alz.co.uk/media/120411

13. Les *plaques amyloïdes* sont constituées d'une substance protéique amorphe en microscopie ordinaire, et présentant une structure fibrillaire en microscopie électronique.

14. La *névroglie* est le tissu de soutien du cerveau. Elle est constituée de 3 types de cellules conjonctives : les *astrocytes* et *oligodendrocytes*, constituant la macroglie ; les cellules microgliales ,constituant la microglie ; et un 3e type particulier de cellules épithéliales, les cellules épendymaires appelés *épendymocytes*, qui tapissent la surface des ventricules cérébraux et du canal médullaire au centre de la moelle épinière.

15. *L'échodoppler pulsé* consiste en la combinaison d'un ordinateur et d'un module d'echotomographie pulsatile cérébrale utilisant une source ultrasonore non invasive. Il s'agit en fait d'une tomosphygmographie cérébrale ultrasonore (TSCU), encore appelée échographie pulsatile transcérébrale. (tomo du grec *tomê* : section, et sphygmo du grec *sphugmo* : pouls). Cet appareil a pour objectif de détecter le pouls cérébral au moyen d'une sonde à ultrasons émettrice-réceptrice, fonctionnant en régime pulsé à 2 MHz placée en position supra auriculaire et perpendiculairement au plan sagittal du crâne. La TSCU réalise donc une mesure de la pulsatilité par tranches centimétriques. L'onde ultrasonore réfléchie est recueillie par zones centimétriques. Les données sont moyennées et permettent de définir un index pulsatile. Cet index varie selon les zones étudiées, et reflète l'intensité du flux sanguin vasculaire. Ce type d'examen est également validé et complété par la réalisation d'un Doppler trans-crânien (DTC) de l'artère cérébrale moyenne. Le DTC est un appareil Doppler qui permet d'enregistrer la vitesse des globules rouges dans les gros troncs artériels intracrâniens, donc le flux sanguin dans l'un et l'autre des 2 hémisphères cérébraux. À noter que le flux de l'artère cérébrale moyenne est estimé à 60 % de la circulation hémisphérique.

16. Hopper MW, Vogel FS, « The limbic system in Alzheimer's disease. A neuropathologic investigation », *Am J Pathol.* 1976 Oct ; 85(1):1-20. Le *système limbique* a été décrit pour la première fois par le grand neurologue français Paul Broca. Au plan anatomique, son architecture est complexe et met en jeu de très nombreuses régions des hémisphères et des noyaux de la base. Son fonctionnement est encore en grande partie inconnu (*voir le chapitre XII*).

17. Le déficit mis en évidence grâce à la réalisation d'un *échodoppler cérébral pulsé* ne se corrige pas, malgré les traitements usuels et le sevrage concernant toute forme de pollution électromagnétique ou chimique.

18. Ces dépôts constituent ce qu'on appelle une angiopathie amyloïde congophilique, autrement dit une altération vasculaire qu'on peut visualiser au microscope grâce à l'utilisation d'un colorant particulier appelé *rouge congo*. Armstrong RA, « Classic beta-amyloid deposits cluster around large diameter blood vessels rather than capillaries in sporadic Alzheimer's disease », *Curr Neurovasc. Res.* 2006, 3(4): 289-294.

19. Ainsi, à l'origine de la destruction des neurones, doit-on ajouter à la « dégénérescence neuro-fibrillaire », quelle qu'en soit la cause, très certainement l'hypoxie, c'est-à-dire le manque d'oxygène. La dégénérescence neurofibrillaire des neurones pourrait être elle-même, au moins pour partie, induite par le manque d'oxygène. Kril JJ, Patle S, Harding AJ, Halliday GM, « Neuron loss from the hippocampus of Alzheimer's disease exceeds cellular neurofibrillary tangle formation », *Acta Neuropath.* 2002, 03 (4): 370-376.

20. La destruction neuronale touche d'abord la partie interne des lobes temporaux et plus particulièrement le *rhinencéphale*, siège de l'olfaction, dont fait partie le système limbique, puis les cortex associatifs frontaux et temporo-pariétaux. Ainsi, l'un des premiers signes de la maladie d'Alzheimer est-il la perte de l'olfaction ou des anomalies la concernant, cela de façon comparable à ce qui est observé dans l'électro-hypersensibilité et la sensibilité chimique *(voir le chapitre XII concernant les pathologies émergentes)*.

21. Calderón-Garcidueñas L, Azzarelli B, Acuna H, Garcia R, Gambling TM, Osnaya N, Monroy S, DEL Tizapantzi MR, Carson JL, Villarreal-Calderon A, Rewcastle B, « Air pollution and brain damage »,. *Toxicol Pathol.* 2002 May-Jun ; 30(3):373-89 ; Calderón-Garcidueñas L, Franco-Lira M, Torres-Jardón R, Henriquez-Roldán C, Barragán-Mejía G, Valencia-Salazar G, González-Maciel A, Reynoso-Robles R, Villarreal-Calderón R, Reed W, « Pediatric respiratory and systemic effects of chronic air pollution exposure: nose, lung, heart, and brain pathology », *Toxicol Pathol.* 2007 Jan ; 35(1):154-62.

22. Oeppen J, Vaupel JW, « Demography. Broken limits to life expectancy », *Science*, 2002 May 10 ; 296(5570):1029-31.

23. Ces formes représentent moins de 1 % des sujets atteints de maladie d'Alzheimer. En outre, au sein de ces formes, celles pour lesquelles il est observé une hérédité à forte pénétrance génétique sont encore plus rares. Tanzi RE, Bertram L, « Twenty Years of the Alzheimer's disease amyloid hypothesis: a genetic perspective » *Cell*, 2005, 20:545-555. Les gènes de susceptibilité héréditaires se transmettent par les cellules sexuelles. Certains sont dits à *forte pénétrance*, lorsque l'hérédité est décelable dans la famille (par exemple lorsqu'il y a une transmission parents-enfants), alors que d'autres gènes sont dits à *faible pénétrance* lorsque la transmission est moins visible (par exemple lorsque le trait héréditaire se manifeste à la 2e ou même 3e génération au sein de la descendance).

24. On sait en effet que les gènes des a*polipoprotéines E* contrôlent normalement le bon fonctionnement de la barrière hémato-encéphalique *(voir le chapitre XII),* et qu'ils interviennent dans le transport et l'élimination du mercure hors des cellules du système nerveux, ce dont est incapable le gène de l'APOE4. Corder EH, Saunders AM, Strittmatter WJ, Schmechel DE, Gaskell PC, Small GW, Roses AD, Haines JL, Pericak-Vance MA, « Gene dose of apolipoprotein E type 4 allele and the risk of Alzheimer's disease in late onset families », *Science.* 1993 Aug 13 ; 261(5123):921-3; Hafezi-Moghadam A, Thomas KL, Wagner DD, « ApoE deficiency leads to a progressive age-dependent blood–brain barrier leakage », *Am J Physiol Cell Physiol.* 2007 Apr ; 292(4):C1256-62 ; Hafezi-Moghadam A, Thomas KL, Wagner DD, « ApoE deficiency leads to a progressive age-dependent blood–brain barrier leakage », *Am J Physiol Cell Physiol.* 2007 Apr ; 292(4):C1256-62.

25. Steen E, Terry BM, Rivera EJ, Cannon JL, Neely TR, Tavares R, Xu XJ, Wands JR, de la Monte SM. « Impaired insulin and insulin-like growth factor expression and signaling mechanisms in Alzheimer's disease--is this type 3 diabetes ? », *J Alzheimers Dis.* 2005 Feb ; 7(1):63-80. ; de la Monte SM, Wands JR, « Review of insulin and insulin-like growth factor expression, signaling, and malfunction in the central nervous system: relevance to Alzheimer's disease », *J Alzheimers Dis.* 2005 Feb ; 7(1):45-61.

26. Les facteurs classiquement allégués (tabagisme, régime riche en graisses et en sucres, obésité, diabète de type 2, hypertension artérielle, manque d'activité physique) concernent principalement les démences vasculaires et non la maladie d'Alzheimer dans sa forme pure ; dans certains cas, celle-ci peut cependant être associée à des anomalies vasculaires (athérome). Il s'agit alors de formes mixtes au plan anatomo-pathologique pour lesquelles une contribution des facteurs de risques précédents est possible pour expliquer globalement l'état de démence, mais pour lesquels il n'est pas démontré

qu'ils soient la cause de la maladie d'Alzheimer, ni même qu'ils contribuent à sa genèse. En fait, même dans ce cas, comme on l'a vu précédemment lors de l'exploration du second continent, le rôle de l'environnement est largement possible. La résistance à l'insuline explique en outre pourquoi, à côté des formes pures de la maladie, existent des formes « vasculaires » dont on peut supposer qu'elles sont le témoignage indirect des complications vasculaires liées, comme dans le diabète de type 2, à la résistance à l'insuline. C. Berr, « Épidémiologie de la maladie d'Alzheimer », *Journée Recherche et Santé – Alzheimer – Inserm*, 23 juin 2010. À côté de la maladie d'Alzheimer coexistent d'autres types de démence, dont l'origine est purement vasculaire et qu'on désigne habituellement sous le terme de *démence sénile*. Or ces formes peuvent être associées à une maladie d'Alzheimer, ce qui complique singulièrement l'interprétation des données épidémiologiques.

27. Les arguments sont de différents types. Par analogie avec la démence syphilitique, la maladie serait causée par un ou plusieurs *tréponèmes*, car ceux-ci seraient capables, comme dans la syphilis, de constituer les fameuses plaques amyloïdes : Miklossy J, « Historic evidence to support a causal relationship between spirochetal infections and Alzheimer's disease », *Front Aging Neurosci.* 2015 Apr 16 ; 7:46. À cela s'ajoute le fait que d'autres types de bactéries pourraient être en cause : Hill JM, Lukiw WJ, « Microbial-generated amyloids and Alzheimer's disease (AD) », *Front Aging Neurosci.* 2015 Feb 10 ; 7:9 ; Taylor JD, Matthews SJ, « New insight into the molecular control of bacterial functional amyloids », *Front Cell Infect Microbiol.* 2015 Apr 8 ; 5:33 ; et en outre certains virus pourraient être à l'origine de la maladie : Hill JM, Clement C, Zhao Y, Lukiw WJ, « Induction of the pro-inflammatory NF-kB-sensitive miRNA-146a by human neurotrophic viruses », *Front Microbiol.* 2015 Feb 3 ; 6:43.

28. Les études sont en cours : Noble JM, Scarmeas N, Celenti RS, Elkind MS, Wright CB, Schupf N, Papapanou PN, « Serum IgG antibody levels to periodontal microbiota are associated with incident Alzheimer disease », *PLoS One.* 2014 Dec 18 ; 9(12):e114959.

29. Le problème ici est de savoir si de telles infections sont la cause de la maladie ou sa conséquence. Le microbiote buccopharyngé pourrait être impliqué *(voir le chapitre XIV)*. En outre, par analogie avec la « tremblante du mouton » et la maladie de Creutzfeldt-Jakob, on a cru pendant un certain temps que la maladie pouvait être causée par certaines protéines infectieuses appelées *prions*. Ces derniers ont été impliqués causalement dans la survenue de la variante de la maladie de Creutzfeldt-Jakob à l'origine de l'épidémie dite de la « vache folle » *(voir le chapitre XI)*. Ils pourraient l'être aussi dans la maladie d'Alzheimer. Morales R, Estrada LD, Diaz-Espinoza R, Morales-Scheihing D, Jara MC, Castilla J, Soto C, « Molecular cross talk between misfolded proteins in animal models of Alzheimer's and prion diseases », *J Neurosci.* 2010 Mar 31 ; 30(13):4528-35.

30. C'est Jean Pilette, un médecin spécialisé dans l'étude des vaccins, et Michel Georget, un biologiste, professeur honoraire des classes préparatoires aux grandes écoles, qui m'ont convaincu de la très grande toxicité de l'aluminium et de son lien avec la maladie. Le travail de compilation bibliographique intitulé « Aluminium et vaccins » de Jean Pilette est remarquable. On y trouvera plus de 1 700 références dans

l'édition de 2008. http://ddata.over-blog.com/xxxyyy/3/27/09/71/Aluminium-des-vaccins--Dr-Jean-Pilette-.pdf

31. Crapper DR, Krishnam SS, Dalton AJ, « Brain aluminium distribution in Alzheimer's disease and experimental neurofibrillary degeneration », *Science* 1973, 180: 511-513 ; McDermott JR, Smith AI, Iabal K, Wishiewski HM, « Brain aluminium in aging and Alzheimer's disease », *Neurology* 1979 ; 29(6) : 809-814 ; Rodella LF, Rici F, Borsani E, Stacchiotti A, Foglio E, Favero G, Rezzani R, Mariani C, Bianchi R. « Aluminium exposure induces Alzheimer's disease-like histopathological alterations in mouse brain », *Histol Histopathol.* 2008 Apr ; 23(4):433-9; Yokel RA, « The toxicology of aluminium in the brain: a review », *Neurotoxicology* 2000 Oct ; 21(5):813-28; Kawahara M, « Effects of aluminium on the nervous system and its possible link with neurodegenerative disease », *J Alzheimers Dis.* 2005 Nov ; 8(2):171-82 ; Martyn CN, Barker DJ, Osmond C, Harris EC, Edwardson JA, Lacey RF, « Geographical relation between Alzheimer's disease and aluminium in drinking water », *Lancet.* 1989 Jan 14 ; 1(8629):59-62 ; Rondeau V, Commenges D, Jacqmin-Gadda H, Dartigues JF. « Relation between aluminium concentrations in drinking water and Alzheimer's disease: a 8-year follow-up study », *Am J Epidemiol* 2000 ; 152(1): 59-66 ; Gauthier E, Fortier I, Courchesne F, Pepin P, Mortimer J, Gauvreau D, « Aluminium forms in drinking water and risk of Alzheimer's disease », *Environ Res*; 2000 84(3) 234-246; Jansson ET « Aluminium exposure and Alzheimer's disease », *J Alzheimers Dis.* 2001 Dec ; 3(6):541-549 ; Becaria A, Lahiri DK, Bondy SC, Chen D, Hamadeh A, Li H, Taylor R, Campbell A, « Aluminium and copper in drinking water enhances inflammatory oxidative events specifically in the brain », *J Neuroimmunol*; 2006 ; 176(1-2): 16-23.

32. C'est à feu Henri Pézerat, ex-directeur de recherche au CNRS, avec qui j'avais travaillé au moment du lancement en 2004 de l'Appel de Paris, soit quelques années avant son décès, qu'on doit l'abandon de l'utilisation de l'amiante dans notre pays. Or il m'a laissé un document remarquable intitulé « Aluminium dans l'eau et maladie d'Alzheimer », où il dénonce l'influence des lobbies et l'incompétence des pouvoirs publics. Ainsi, comme il le rappelle dans ce document, bien qu'à la demande de la Direction générale de la santé, 5 groupes de travail aient été constitués, qu'un rapport coordonné par les agences de l'État et l'InVs ait été remis en 2003 aux autorités compétentes, et que la conclusion ait été qu'il existe effectivement un risque de maladie d'Alzheimer lié à l'aluminium présente dans l'eau de boisson, l'ensemble de ces contributions et le rapport qui les relatait sont restés lettres mortes.

33. O'Bryant SE, Edwards M, Menon CV, Gong G, Barber R, « Long-term low-level arsenic exposure is associated with poorer Neuropsychological functioning: a project FRONTIER study », *Int J Environ Res Public Health* 2011 Mar ; 8(3):861-74.

34. Mutter J, Curth A, Naumann J, Deth R, Walach H, « Does inorganic mercury play a role in Alzheimer's disease ? A systematic review and an integrated molecular mechanism », *J Alzheimers Dis.* 2010 ; 22(2):357-74; Mutter J, Naumann J, Sadaghiani C, Schneider R, Walach H, « Alzheimer Disease: Mercury as pathogenetic factor and apolipoprotein E as a moderator », *Neuro Endocrinol Lett.* 2004 Oct ; 25(5):331-9.

35. Jean Huss est également membre des conseils d'administration de l'ARTAC et de l'ECERI. Il est aussi membre du conseil d'administration de l'Académie européenne de médecine environnementale (Allemagne).

36. La composition des amalgames varie selon les types d'amalgames et les époques. Un amalgame traditionnel est formé d'un mélange de mercure liquide (1 gramme environ par amalgame) et de mercure en poudre, ce qui permet la plasticité du matériau lors de sa mise en place. Le mercure représente environ 50 % de la masse. D'autres métaux sont aussi présents dans les alliages *(voir le chapitre XII)*. Bernhoft RA, « Mercury toxicity and treatment: a review of the literature », *J Environ Public Health.* 2012 ; 2012:460-508. doi: 10.1155/2012/460-508.

37. Les zones de prévalence de la maladie correspondent point par point à celles des caries dentaires où on utilise de façon généralisée des amalgames en métal. Ainsi, alors que les caries sont rares en Afrique et en Asie en raison d'une alimentation pauvre en sucres, la maladie d'Alzheimer y est peu fréquente. Par contre, survenant beaucoup plus souvent aux États-Unis, en Europe et en Amérique du Sud où la consommation en sucres est importante, les caries y sont associées à une prévalence de la maladie d'Alzheimer nettement plus élevée.

38. Eggleston DW, Nylander M, « Correlation of dental amalgam with mercury in brain tissue », *J Prosthet Dent.* 1987 Dec ; 58(6):704-7. ; Siblerud RL, « The relationship between mercury from dental amalgam and mental health », *Am J Psychother.* 1989 Oct ; 43(4):575-87 ; Hock C, Drasch G, Golombowski S, Müller-Spahn F, Willershausen-Zönnchen B, Schwarz P, Hock U, Growdon JH, Nitsch RM, « Increased blood mercury levels in patients with Alzheimer's disease », *J Neural Transm.* 1998 ; 105(1):59-68 ; Godfrey ME, Wojcik DP, Krone CA Apolipoprotein E, « genotyping as a potential biomarker for mercury neurotoxicity », *J Alzheimers Dis.* 2003 Jun ; 5(3):189-95.

39. Le mercure est utilisé sous forme élémentaire ou de sels inorganiques. Duhr EF, Pendergrass JC, Slevin JT, Haley BE. « HgEDTA complex inhibits GTP interactions with the E-site of brain beta-tubulin », *Toxicol Appl Pharmacol.* 1993 Oct ; 122(2):273-80.; Pendergrass JC, Haley BE, Vimy MJ, Winfield SA, Lorscheider FL. « Mercury vapor inhalation inhibits binding of GTP to tubulin in rat brain: similarity to a molecular lesion in Alzheimer diseased brain », *Neurotoxicology*, 1997 ; 18(2):315-24. ; Olivieri G, Brack C, Müller-Spahn F, Stähelin HB, Herrmann M, Renard P, Brockhaus M, Hock C, « Mercury induces cell cytotoxicity and oxidative stress and increases beta-amyloid secretion and tau phosphorylation in SHSY5Y neuroblastoma cells », *J Neurochem.* 2000 Jan ; 74(1):231-6. ; Leong CC, Syed NI, Lorscheider FL, « Retrograde degeneration of neurite membrane structural integrity of nerve growth cones following in vitro exposure to mercury », *Neuroreport.* 2001 Mar 26 ; 12(4):733-7 ; Cedrola S, Guzzi G, Ferrari D, Gritti A, Vescovi AL, Pendergrass JC, La Porta CA, « Inorganic mercury changes the fate of murine CNS stem cells » *FASEB J.* 2003 May ; 17(8):869-71.

40. Ehmann WD, Markesbery WR, Alauddin M, Hossain TI, Brubaker EH. « Brain trace elements in Alzheimer's disease », *Neurotoxicology* 1986 Spring ; 7(1):195-206.

41. Mais certains des autres métaux présents dans les amalgames dont le fer, le cuivre, le manganèse, le zinc seraient aussi susceptibles d'intervenir dans la genèse de la maladie. RA Yokel, « Blood-brain barrier flux of aluminium, manganese, iron and other metals suspected to contribute to metal-induced neurodegeneration », *J Alzheimer Dis.* 2006, 10: 223-253 ; Jomova K, Vondrakova D, Lawson M, Valko M,

« Metals, oxidative stress and neurodegenerative disorders », *Mol Cell Biochem.* 2010 ; Dec ; 345(1-2):91-104.

42. Scientific Committee on Emerging and Newly Identified Health Risks (SCENHIR). *The safety of dental amalgam and alternative dental restoration materials for patients and users European Commission* 2008 1-74 http://ec.europa.eu/health/risk/committee/04_scenhir/docs/scenhir_0_016.pdf

43. L'avis qui vient d'être donné part du principe qu'on peut poursuivre la pose d'amalgames dentaires métalliques sans risque pour la santé en général, mais sans considérer celle des porteurs d'amalgames. Scientific Committee on Health and Environment Risks (SCHER) *Opinion on the environmental risks and indirect health effects of mercury from dental amalgam* (update 2014) ; 10 March 2014.

44. L'étude est basée sur l'analyse de près de 300 références scientifiques. Mutter J, « Is dental amalgam safe for humans ? The opinion of the scientific committee of the European Commission », *J Occup Med Toxicol.* 2011 Jan 13 ; 6(1):2.

45. Le mercure est transformé dans le cerveau en cations mercuriques (Hg2+) qui se combinent notamment avec des composés biologiques soufrés. Ce sont donc ces cations mercuriques qui sont responsables des dégâts sanitaires secondaires à l'inhalation des vapeurs mercuriques *(voir le chapitre XII).*

46. WHO/IPCS 1991 : extrait de *Global mercury assessment, UNEP mercury programm*, chap 4. http:// www.chem.unep.ch/mercury/Report/GMA-report-TOC.htm

47. Il s'agit d'une barrière physiologique présente dans le cerveau et protégeant les neurones des agents pathogènes, microbiens ou chimiques (toxines, hormones, polluants, etc.) circulant dans le sang. Elle représente un filtre extrêmement sélectif, à travers lequel les matériaux et nutriments nécessaires au cerveau (glucose, oxygène, etc.) sont transmis, alors que les déchets ne passent pas *(voir le chapitre XII).*

48. Sobel E, Davanipour Z, Sulkava R, Erkinjuntti T, Wikstrom J, Henderson VW, Buckwalter G, Bowman JD, Lee PJ, « Occupations with exposure to electromagnetic fields: a possible risk factor for Alzheimer's disease », *Am J Epidemiol.* 1995 Sep 1 ; 142(5):515-24; Sobel E, Dunn M, Davanipour Z, Qian Z, Chui HC, « Elevated risk of Alzheimer's disease among workers with likely electromagnetic field exposure », *Neurology* 1996 Dec ; 47(6):1477-81 ; Qiu C, Fratiglioni L, Karp A, Winblad B, Bellander T, « Occupational exposure to electromagnetic fields and risk of Alzheimer's disease », *Epidemiology,* 2004 Nov ; 15(6):687-94 ; García AM, Sisternas A, Hoyos SP, « Occupational exposure to extremely low frequency electric and magnetic fields and Alzheimer disease: a meta-analysis », *Int J Epidemiol.* 2008 Apr ; 37(2):329-40; Huss A, Spoerri A, Egger M, Röösli M ; Swiss National Cohort Study, « Residence near power lines and mortality from neurodegenerative diseases : longitudinal study of the swiss population »,*Am J Epidemiol.* 2009, 169 : 167-175 ; Davanipour Z, Sobel E, « Long-term exposure to magnetic fields and the risks of Alzheimer's disease and breast cancer: Further biological research », *Pathophysiology.* 2009 Aug;16(2-3):149-56; Söderqvist F, Hardell L, Carlberg M, Mild KH. « Radiofrequency fields, transthyretin, and Alzheimer's disease », *J Alzheimers Dis.* 2010 ;20(2):599-606.

49. Garcia AM, Sisternes A, PerezHoyos S, « Occupational exposure to extremely low frequency electric and magnetic fields and Alzheimer disease: a meta-analysis », *Int J Epidemio.* 2008 ; 37: 329-340.

50. Maes A, Verschaeve L, « Can cytogenetics explain the possible association between exposure to extreme low-frequency magnetic fields and Alzheimer's disease ? », *J Appl Toxicol.* 2012 Feb ;32(2):81-7; Jiang DP, Li J, Zhang J, Xu SL, Kuang F, Lang HY, Wang YF, An GZ, Li JH, Guo GZ, « Electromagnetic pulse exposure induces overexpression of beta amyloid protein in rats », *Arch Med Res.* 2013 Apr ;44(3):178-84.

51. Hayden KM, Norton MC, Darcey D, Ostbye T, Zandi PP, Breitner JC, Welsh-Bohmer KA ; Cache County Study Investigators. « Occupational exposure to pesticides increases the risk of incident AD : The Country Study », *Neurology* 2010 May 11 ;74(19):1524-30; Parrón T, Requena M, Hernández AF, Alarcón R. « Association between environmental exposure to pesticides and neurodegenerative diseases », *Toxicol Appl Pharmacol.* 2011 Nov 1 ;256(3):379-85; Baltazar MT, Dinis-Oliveira RJ, Bastos ML, Tsatsakis AM, Duarte JA, Carvalho F, « Pesticides exposure as etiological factors of Parkinson's disease and other neurodegenerative diseases – A mechanistic approach », *Toxicol Lett* http://dx.doi.org/10.1016/j.toxlet.2014.01.039 ; Singh NK, Banerjee BD, Bala K, Basu M, Chhillar N, « Polymorphism in Cytochrome P450 2D6, Glutathione S-Transferases Pi 1 Genes, and Organochlorine Pesticides in Alzheimer Disease: A Case-Control Study in North Indian Population », *J Geriatr Psychiatry Neurol.* 2014 Feb 28 ; 27(2):119-127.

52. Ceux-ci peuvent être organochlorés ou surtout organophosphorés. Les principaux mécanismes d'action des pesticides sur le cerveau sont précisés dans le *chapitre VII*, concernant l'autisme.

53. Wu J, Basha MR, Brock B, Cox DP, Cardozo-Pelaez F, McPherson CA, Harry J, Rice DC, Maloney B, Chen D, Lahiri DK, Zawia NH, « Alzheimer's disease (AD)-like pathology in aged monkeys after infantile exposure to environmental metal lead (Pb): evidence for a developmental origin and environmental link for AD », *J Neurosci.* 2008 Jan 2 ;28(1):3-9.

54. Divers travaux ont montré que cette affection est en fait accompagnée de lésions des noyaux gris centraux, particulièrement du *locus niger*. Ces lésions sont constantes et caractéristiques. L'examen au microscope y révèle la disparition d'un grand nombre des neurones pigmentés avec atrophie des neurones restants et de façon constante, la présence de *corps de Lewy* : il s'agit d'inclusions neuronales intra-cytoplasmiques, de forme arrondie, acidophiles, comportant une zone centrale dense et un halo périphérique. Les autres formations pigmentées du tronc cérébral (*locus coeruleus*, *noyau dorsal* du *vague*) sont le siège de lésions analogues. Des lésions moins constantes peuvent intéresser le cortex cérébral, les noyaux gris et notamment le *pallidum*. Elles sont peu spécifiques. Des méthodes histo-chimiques ont révélées que la teneur en dopamine dans le *locus niger* et le *striatum* est effondrée chez les parkinsoniens, alors que ces structures renferment normalement 80 % de la dopamine cérébrale. Moore DJ, West AB, Dawson VL, Dawson TM, « Molecular pathophysiology of Parkinson's disease », *Annu Rev Neurosci.* 2005 ;28:57-87.

55. En France, on estime à 10 000 nouveaux cas par an l'incidence de la maladie, et à 100 000 sa prévalence. Ainsi 1 à 2 % des personnes de plus de 65 ans et 3,5 % après 75 ans seraient atteintes, avec pour conséquence au plan clinique la constitution progressive d'une situation de dépendance invalidante.

56. Basés essentiellement sur l'utilisation de la *l-dopa* et sur les agonistes dopaminergiques, les traitements actuels cherchent à compenser le déficit en dopamine lié au dérèglement du système dopaminergique. Ils ne peuvent donc être que palliatifs, puisqu'ils ne visent qu'à corriger les anomalies de transmission de l'influx nerveux liées à la destruction des neurones et que celles-ci concernent aussi les systèmes *sérotoninergiques, cholinergiques, glutaminergiques* qui sont également perturbés.

57. Il s'agirait de la teneur en certains métaux dont l'aluminium dans le sol et l'eau, ou d'une neurotoxine d'origine bactérienne présente dans les graines de *cycade*, ingérées par ces indigènes. Brody JA, Stanhope JM, Kurland LT, « Pattern of amyotrophic lateral sclerosis and Parkinsonism-Dementia on Guam », *Contemp Neurol Ser* 1975, 12 : 45-70.

58. Comme nous l'avons observé pour la maladie d'Alzheimer, ces affections se traduisent par l'existence d'une diminution du flux sanguin cérébral dans certaines régions du cerveau avec pour conséquence l'atrophie des lobes frontaux et temporaux. Kokubo Y, Kuzuhara S, « Neuroradiological study of patients with amyotrophic lateral sclerosis and parkinsonism- dementia complex on the Kü peninsula of Japan », *Arch Neurol* 2003, 60 (9) : 1257-1261.

59. Elbaz A, Clavel J, Rathouz PJ, Moisan F, Galanaud JP, Delemotte B, Alpérovitch A, Tzourio C. « Professional Exposure to pesticides and Parkinson disease », *Ann Neurol.* 2009 Oct;66(4):494-504 ; Kamel F. « Paths from pesticides to Parkinson's », *Science.* 2013 Aug 16;341(6147):722-3.; Baltazar MT, Dinis-Oliveira RJ, de Lourdes Bastos M, Tsatsakis AM, Duarte JA, Carvalho F. « Pesticides exposure as etiological factors of Parkinson's disease and other neurodegenerative diseases-A mechanistic approach », *Toxicol Lett.* 2014 Oct 15;230(2):85-103.

60. Les neurones moteurs de la moelle épinière sont situés dans ce qu'on appelle la *corne antérieure.*

61. Dans un tiers des cas il s'agirait initialement de formes bulbaires, manifestées par une difficulté à parler.

62. La médiane de survie n'est que de 3 ans environ, mais il existe des formes dites « bénignes » où la survie peut atteindre jusqu'à 30 ans.

63. Les formes familiales représentent environ 10 % des cas de SLA. Le premier gène identifié a été celui de la *superoxide dismutase de type 1* (SOD-1), qui intervient dans la détoxification du *stress oxydant.* Ce sont en effet les formes sporadiques, apparemment non héréditaires, qui sont de loin les plus fréquentes.

64. *Voir le 4ᵉ continent et en particulier le chapitre IX intitulé « La main dans le chapeau ».*

65. Les *astrocytes* perturberaient la recapture du *glutamate*, lequel est toxique pour les neurones moteurs ; en outre, les *cellules microgliales* contribueraient à une réaction inflammatoire. Il y aurait aussi une déficience des neurones moteurs du faisceau corticospinal ; pour une vision générale et pédagogique sur le sujet, consulter l'article de Pierre-François Pradat : « La SLA ; quoi de neuf en 2013 et prospective ? » *Dossier spécial sur la SLA, Officiel Santé* n°62 (juin/juillet 2013).

66. Les peuples Auyu et Jakai, chez lesquels la maladie est très fréquente, consomment de la farine de moelle de sago, un palmier sauvage qui serait toxique.

67. GL Nicolson « Systemic Intracellular Bacterial Infections (Mycoplasma, Chlamydia, Borrelia species) in neurodegenerative and Behavioral disorders Infections Disease », *Newsletter* 2007 www.immed.org.

68. Kamel F, Umbach DM, Bedlack RS, Richards M, Watson M, Alavanja MC, Blair A, Hoppin JA, Schmidt S, Sandler DP, « Pesticide exposure and amyotrophic lateral sclerosis », *Neurotoxicology* 2012 Jun ;33(3):457-62.

69. Roos PM, Vesterberg O, Nordberg M, « Metals in motor neuron diseases », *Exp Biol Med* 2006, 231: 1481-1487. Johnson FO, Atchison WD, « The role of environmental mercury, lead and pesticide exposure in development of amyotrophic lateral sclerosis », *Neurotoxicology*; 2009 ; 30: 761-765; Bonvicini F, Rothman KJ, Vescovi L, Wang F, « The relation between amyotrophic lateral sclerosis and inorganic selenium in drinking water : a population-based case control study », *Environ Health*. 2010 Dec 6 ;9:77. doi: 10.1186/1476-069X-9-77. ; Callaghan B, Feldman D, Gruis K, Feldman E, « The association of exposure to lead, mercury and selenium and the development of amyotrophic lateral sclerosis and the epigenetic implication », *Neurodegener Dis*. 2011 ;8(1-2):1-8.

70. BR Brooks « Risk factors in the early diagnosis of ALS: North American epidemiological studies, ALS Care Study Group. Amyotrophic lateral Sclerosis and Other Motor Neuron Disorders », 2000 ; 1 (suppl 1): 519-526 ; Johnson FO, Atchison WD, « The role of environmental mercury, lead and pesticide exposure in development of amyotrophic lateral sclerosis », *Neurotoxicology*. 2009 Sep ;30(5):761-5 ; Kamel F, Umbach DM, Bedlack RS, Richards M, Watson M, Alavanja MC, Blair A, Hoppin JA, Schmidt S, Sandler DP, « Pesticides exposure and amyotrophic lateral sclerosis », *Neurotoxicology*. 2012 Jun ;33(3):457-62.

71. Lucienne Foucras, *Le Dossier noir du vaccin contre l'hépatite B*. éditions du Rocher, 2004.

72. On lira à cet effet les données compilées par le Dr Dominique Le Houézec, médecin-conseil du REVAHB (le Réseau Vaccin Hépatite B). *Voir le chapitre XI.*

73. Les nerfs sont constitués d'un ensemble de fibres nerveuses elles-mêmes constituées d'*axones*, qui sont les émanations des neurones. Chaque axone est entouré d'une gaine de *myéline* qui constitue au sein du tissu nerveux ce qu'on appelle la substance blanche. Le long des axones, la gaine de myéline s'interrompt régulièrement, au niveau des *nœuds de Ranvier*, du nom du grand neuro-anatomopathologiste français qui les a décrits. C'est à partir de ces nœuds que se fait la transmission de l'influx nerveux. Or, dans la *sclérose en plaques* les anticorps fabriqués par l'organisme (il s'agit d'autoanticorps) détruisent les nœuds de Ranvier avant d'attaquer la myéline. Ce qui a pour effet de ralentir la propagation de l'influx nerveux. Ainsi se créent au niveau de la myéline des *plaques inflammatoires* qui, sous l'effet des traitements anti-inflammatoires et immuno-suppresseurs, peuvent conduire soit à une remyélinisation du nerf, soit en cas d'échec thérapeutique, à la constitution d'une sclérose irréversible.

74. La maladie frapperait environ 80 000 personnes en France, beaucoup plus souvent les femmes que les hommes et elle concernerait avant tout les sujets jeunes dès 25-35 ans. Chaque année, ce sont plus de 4 000 rechutes de la maladie qui sont prises en charge dans nos hôpitaux.

75. La *neuroinflammation* est caractérisée par l'infiltration du tissu nerveux par des cellules inflammatoires (en particulier des mastocytes), par l'activation des cellules gliales (microglies et astrocytes) et la libération accrue de molécules inflammatoires (cytokines), associées ou non au recrutement de cellules immunitaires. Ce processus complexe est observé dans les pathologies chroniques du système nerveux central: *sclérose en plaques, maladies démyélinisantes, Parkinson, Alzheimer*, etc. Il peut s'accompagner d'une rupture de la barrière hémato-encéphalique *(voir le chapitre XII)*.

76. JM Van Noort, D Baker, S Amor « Mechanisms in the development of multiple sclerosis lesions: reconciling autoimmune and neurodegenerative factors », *CNS Neurological Disorders Drug targets* 2012 ; 11: 556-559.

77. Virtanen JO, Jacobson S,« Viruses and multiple sclerosis », *CNS Neurological Disorders-Drug targets* 2012 ; 11: 528-544.

78. On connaît par exemple le rôle du soleil dans le déclenchement des poussées de *lupus érythémateux disséminé* et même dans l'apparition d'autres maladies auto-immunes à tropisme cutané, telle la *sclérodermie*.

79. Ascheris H, Munger KL, « Environmental risk factors in multiple sclerosis- Part II: noninfectious factors », *Ann Neurol* 2007 ; 61(6) 504-513. « Evolution of multiple sclerosis in France since the beginning of hepatitis B vaccination », *J. Epidem. Res.* DOI 10.1007/s12026-014-8574-4.

80. JP. Maschi. *Sclérose en plaques et pollution électromagnétique. La théorie environnementale d'une maladie neurologique*. Résurgence. Marco Pietteur éditeur, 2014.

81. Le Dr Maschi fut traité de charlatan, ce qui aboutit à sa radiation par le Conseil de l'Ordre en 1969. Mais il fut gracié en 1990 par François Mitterrand, ce qui lui permit de récupérer son honneur. Cette histoire n'est pas sans rappeler la découverte réalisée par le médecin généraliste anglais Edward Jenner sur la vaccination, mais qui connut un meilleur sort, puisque sa méthode, bien que décrite sur seulement quelques cas, fut aussitôt utilisée dans le monde entier ! Les médecins anglais seraient-ils doués d'un esprit scientifique supérieur à ceux de notre pays ? Ou l'époque y est-elle pour quelque chose ? Ou alors s'agit-il d'un angle de vision différent, les universitaires n'ayant plus une connaissance réelle du terrain par manque de pratique, et par conséquent s'opposant aux médecins généralistes qui, eux, ont gardé la faculté d'observer ? Il est ici remarquable de constater qu'on doit non seulement au Dr Jean Pierre Maschi, mais aussi au Dr Dominique Le Houézec et au Dr Jean Pilette, de décrire une réalité insoupçonnée de mes collègues universitaires. Or c'est probablement ces simples médecins généralistes qui ont raison ! C'est à partir d'observations cliniques que la médecine progresse et non nécessairement du haut d'une chaire de médecine, fût-elle tenue par un universitaire même s'il est brillant !

82. INPES. Le regard porté sur la maladie d'Alzheimer. Résultat de 3 études pour mieux connaitre la maladie. Mars 1999. Disponible à : http://www.inpes.sante.fr/70000/dp/09/dp090325.pdf

83. Selon l'ADI, les coûts mondiaux imputables à la maladie devaient atteindre 1 % du PIB mondial en 2010, soit 604 milliards de dollars ! Autrement dit, pour comparaison, si la prise en charge des malades et les soins étaient un pays, celui-ci serait économiquement le 18e au plan mondial, et s'il s'agissait d'une multinationale, elle serait la plus importante du monde.

84. « Alzheimer. Plan 2008-2012 l'engagement de tous », http://www.plan-alzheimer.gouv.fr/

CHAPITRE VII

1. Caridade G, Vallier N, Jousselme C, Tardieu M, Bouyer J, Weill A, Mikaeloff Y, « Les maladies cliniques, psychiatriques et neurologiques des enfants et adolescents en France : prévalence des affections de longue durée en 2004 », assurance-maladie, *Points de repère* n° 18, septembre 2008.

2. *Appel de Paris.* La pollution chimique constitue une menace grave pour l'enfant (article 2) et pour la survie de l'homme (article 3). http://www.artac.info/index.php?option=com_content&view=category&id=75&Itemid=177

3. Foucart S. « La pollution met en danger le cerveau » lemonde.fr 10 décembre2014

4. Weintraub K. « The prevalence puzzle: Autism counts », *Nature*.2011 Nov 2;479(7371):22-4.

5. Barbara Demeneix, « Losing our minds : how environmental pollution impairs human intelligence and mental health », *Oxford University Press* 2014.

6. Pour de nombreux experts, l'autisme est l'affection qui s'accroît le plus rapidement dans le monde, avec une prévalence qui aurait augmenté de 600 % au cours de ces 20 dernières années. Formbonne E, « The changing epidemiology of autism », *J. Applied Res Intell Dis* 2005 ; 18 : 281-294 ; Baird G., Simonoff E., Pickles A. Chandler S, Loucas T, Meldrum D, Charman T, « Prevalence of disorders of the autism spectrum in a population cohort of children in South Thames: the Special Needs and Autism Project (SNAP) », *Lancet* 2006 ; 368: 210-215; Grandjean P, *Only One Chance. How Environmental Pollution Impairs Brain Development – and How to Protect the Brains of the Next Generation*, Oxford University Press, 2013. Prevalence of Autism Spectrum Disorder Among Children Aged 8 Years – « Autism and Developmental Disabilities Monitoring Network, 11 Sites, United States, 2010 », *Centers for Disease Control and Prevention (CDC), Surveillance Summaries* March 28, 2014 / 63(SS02) ;1-21.

7. Eugène Bleuler, dans une étude sur la schizophrénie, utilise pour la première fois le terme d'autisme pour caractériser les états de rupture avec la réalité et la dissociation des facteurs psychiques pour désigner un comportement de repli sur soi.

8. Kanner L, « Autistic disturbances of affective contact », *Nervous Child* 1943 ; 2(3): 217-250.

9. Lorna Wing, née en 1928, est une psychiatre anglaise spécialiste de l'autisme.

10. Du grec ancien *psyché*, l'esprit et *soma*, le corps, ce terme désigne tout ce qui concerne les effets de l'esprit sur le corps. Georg Groddeck, qui correspondit avec Freud, est considéré comme le fondateur de ce qui sera appelé la médecine psychosomatique.

11. Selon les approches psychanalytiques telles que celles développées dans les années 1950 dans notre pays par Bruno Bettelheim. Bruno Bettelheim, *La Forteresse vide*, NRF Gallimard, 1969

12. « Comment l'esprit guérit le corps », *Sciences et Avenir* juillet 2013 (n°797).

13. Elsabbagh M, McBreen M, « L'étiologie de l'autisme » Encyclopédie sur le développement des jeunes enfants, 2012 CEDJE/RSC-DJE

14. Haute Autorité de santé (HAS) : « Autisme et autres troubles envahissants du développement (TED). État des connaissances hors mécanismes physiopathologiques, psychopathologiques et recherche fondamentale », janvier 2010.

15. « Plan autisme » 2008-2012 : bilan 2011. Orientations pour le plan autisme 2012-2015, www.autisme.org

16. Grandjean P, Landrigan PJ, « Developmental neurotoxicity of industrial chemicals », *Lancet*, 2006 Dec 16;368(9553):2167-78.

17. Le PET scan ou *Positron Emission Tomography* est une méthode d'imagerie médicale utilisant l'injection d'une molécule de glucose marquée au fluor radioactif, ce qui permet l'obtention d'images cérébrales dans les tissus consommant de grandes quantités de glucose. Ainsi peut-on visualiser la fixation du glucose dans les régions du cerveau, ou de l'ensemble de l'organisme, celui-ci constituant l'apport énergétique à toutes cellules. En cas d'autisme (comme en cas de maladie d'Alzheimer), cet apport est diminué en certaines zones cérébrales, en raison de la diminution du flux vasculaire. Le SPECT, ou *Single Photon Emission Computed Tomography*, est une nouvelle technique d'imagerie médicale plus précise, basée sur le principe de la scintigraphie et qui permet de réaliser des images et des reconstructions en 3 dimensions des organes et de leur métabolisme, au moyen d'un ensemble de gamma caméras qui tournent autour du patient.

18. Voir le site www.ehs-mcs.org

19. Ohnishi T, Matsuda H, Hashimoto T, Kunihiro T, Nishikawa M, Uema T, Sasaki M, « Abnormal regional cerebral blood flow in children autism », *Brain* 2000, 123 : 1838-1844 ; Zilbovicius M., Boddaert N, Belin P, Poline JB, Remy P, Mangin JF, Thivard L, Barthélemy C, Samson Y, « Temporal lobe dysfunction in childhood autism: a PE study Positron emission tomography », *Am J. Psychiatry* 2000 ; 157 : 1988-1993 ; Wilcox J, Tsuang MT, Ledger E, Algeo J, Schnurr T. « Brain perfusion in autism varies with age », *Neuropsychobiology* 2002 ; 46 : 13-16 ; Degirmunci B, Mvial S, Kaya GC, Iyilikçi L, Arslan G, Baykara A, Evren I, Durak H, « Technicium – 99m HMPAO brain SPECT in autistic children and their families », *Psychiatry Res*, 2008 ; 162 : 236-243.

20. Wiggers GA, Peçanha FM., Briones AM, Pérez-Girón JV, Miguel M, Vassallo DV, Cachofeiro V, Alonso MJ, Salaices M, « Low mercury concentrations cause oxidative stress and endothelial dysfunction in conductance and resistance arteries », *Am J Physical Heart Cir Physical.* 2008 295: H 1033 – H 1043.

21. L'atteinte inflammatoire du *système limbique* prédomine au niveau de l'*hippocampe* qui en est l'un des éléments. Cette inflammation se traduit, comme dans la maladie d'Alzheimer, par l'apparition de ce qu'on appelle une *gliose réactionnelle.* Celle-ci, agissant en tant que mécanisme de défense, est caractérisée par la prolifération et l'accumulation de cellules gliales, celles-ci concernant plus particulièrement la *microglie (voir le chapitre VI).* En outre, très souvent associée à la présence de cellules inflammatoires et en particulier de mastocytes, cette *gliose réactionnelle* serait en fait, selon notre hypothèse, à l'origine des troubles de perfusion vasculaire tels que nous les observons, et ainsi contribuerait à l'ouverture de la barrière hémato-encéphalique *(voir le chapitre XII).*

22. La façon dont les neurones se connectent fonctionnellement entre eux, ou plutôt les réseaux informationnels qu'ils constituent, s'appelle le *connectome* ; et la

discipline neurologique qui en relève, la *connectique*. Un tel connectome est sous dépendance épigénétique. Il convient ici de distinguer le connectome *individuel* du connectome *psychogénétique*, caractéristique de l'espèce. Dans le cerveau existent des milliards de connexions en réponse à l'environnement. Zoghbi HY, « Postnatal neurodevelopmental disorders: meeting at the synapse? », *Science* 2003 Oct 31;302(5646):826-30.

23. Courchesne E, Mouton PR, Calhoun ME, Semendeferi K, Ahrens-Barbeau C, Hallet MJ, Barnes CC, Pierce K, « Neuron number and size in prefrontal cortex of children with Autism », *JAMA* 2011 Nov 9;306(18):2001-10; Stoner R, Chow ML, Boyle MP, Sunkin SM, Mouton PR, Roy S, Wynshaw-Boris A, Colamarino SA, Lein ES, Courchesne E, « Patches of disorganization in the neocortex of children with autism », *N Engl J Med.* 2014 Mar 27;370(13):1209-19.

24. Les expansions s'appellent des *dendrites*; la principale d'entre elles s'appelle l'axone; les connexions de neurone à neurone par l'intermédiaire des dendrites ou de l'axone s'appellent des *synapses*. Huda Y, Zpghbi *et al.*, « Postnatal neurodevelopmental disorders: meeting at the Synapse? », *Science* 2003; 302:826.

25. En tant que cause de la maladie, une infection par un virus de type *herpès* ou par des *mycoplasmes*, ou encore une *borréliose*, entrant dans le cadre de la fameuse *maladie de Lyme*, ont certes tour à tour été incriminés, mais sans preuves réelles. Nicolson GL, Berns P, Gan R, Haier J, « Chronic mycoplasmal infections in Gulf war veteran's children and autism patients », *Medical veritas* 2005; 2:383-387.

26. Le Pr. Luc Montagnier a présenté un exposé le mardi 20 mars 2012 à l'Académie de médecine faisant état de ses travaux récents dans le domaine. L'intitulé de sa communication a été: « Recherche sur l'autisme, la piste microbienne ». Ces recherches ont été annoncées par Declan Butler dans la revue *Nature*: Butler D, « Trial draws fire », *Nature* 2010 Dec 9;468(7325):743.

27. Je reviendrai sur ce type de manifestations lors de l'exploration du 5e continent concernant les nouvelles pathologies émergentes *(voir le chapitre XII)*.

28. Si, comme nous le verrons au *chapitre XIII*, la genèse de certains troubles affectifs d'origine psychogénique peut être expliquée par des mécanismes *épigénétiques*, rien n'indique aujourd'hui que ces troubles se traduisent, comme dans l'autisme, la maladie d'Alzheimer ou même la schizophrénie, par la destruction des neurones. L'hypothèse est que ces troubles affectifs, dont certains pourraient s'apparenter à un état névrotique, sont purement fonctionnels.

29. Garrecht M, Austin DW, « The plausibility of a role for mercury in the etiology of autism: a cellular perspective », *Toxicol. environm. Chemisty*; 2011; 93 (5-6); 1251-1273.

30. Cette étude a compilé l'analyse de 341 articles de la littérature scientifique internationale.

31. Geier DA, Audhya T, King PG, Sykes LK, Geier MR, « Evidence of parallels between mercury intoxication and the brain pathology in autism », *Acta Neurobiol Exp* (Wars), 2012;72(2):113-53.

32. Bernard S, Enayati A, Roger H, Binstock T, « Autism: a novel form of mercury poisoning », *Med Hypotheses* 2001; 56 (4): 462 – 47; Mutter J, Naumann J, Schneider R, Walach H, Haley B, « Mercury and autism: accelerating evidence? »,

Neuro Endocrinol Lett. 2005 Oct;26(5):439-46; Geier DA, King PG, Sykes LK, Geier MR, « A comprehensive review of mercury provoked autism », *Indian J Med Res.* 2008 Oct;128(4):383-411.

33. Nataf R, Skorupka C, Amet L, Lam A, Springbett A, Lathe R, « Porphyrinuria in childhood autistic disorder: implications for environmental toxicity », *Toxicol Applied Pharmacol* 2006; 214: 99-108.

34. Il s'agit notamment de la prise orale de DMSA (acide dimercaptosuccinique). Celui-ci est un chélateur principalement hydrosoluble mais possédant également une certaine capacité liposoluble. Cette spécificité lui permet d'avoir une action intracellulaire, mais le degré de son passage au travers de la barrière hématoencéphalique reste à préciser. La chélation est une pratique qui peut s'avérer extrêmement dangereuse. Elle ne peut être effectuée qu'en centres hautement spécialisés. Sa pratique dans l'autisme n'est actuellement pas officialisée en France. Consulter le site www.ehs-mcs.org. Adams JB, Baral M, Geis E, Mitchell J, Ingram J, Hensley A, Zappia I, Newmark S, Gehn E, Rubin RA, Mitchell K, Bradstreet J, El-Dahr J, « Safety and efficacy of oral DMSA therapy for children with autism spectrum disorders. Part B – Behavioral results ». *BMC clinical Pharmacol* 2009; 9: 17-26.

35. Mais ces centres sont peu nombreux et souvent peu enclins à prendre en charge des enfants ou adultes jeunes. Par contre, faisant suite aux travaux d'une équipe française et bien que le mécanisme ne soit pas clair, il semblerait que l'utilisation de certains diurétiques, dont le *bumétanide* améliore les troubles comportementaux des enfants autistes. C'est tout au moins ce que suggèrent des expériences réalisées chez la souris ! Il s'agit du *Burinex*. Tyzio R, Nardou R, Ferrari DC, Tsintsadze T, Shahrokhi A, Eftekhari S, Khalilov I, Tsintsadze V, Brouchoud C, Chazal G, Lemonnier E, Lozovaya N, Burnashev N, Ben-Ari Y, « Oxytocin-mediated GABA inhibition during delivery attenuates autism pathogenesis in rodent offspring », *Science* 2014 Feb 7;343(6171):675-9.

36. Price CS, Thompson WW, Goodson B, Weintraub ES, Croen LA, Hinrichsen VL, Marcy M, Robertson A, Eriksen E, Lewis E, Bernal P, Shay D, Davis RL, DeStefano F, « Prenatal and infant exposure to thimerosal from vaccines and immunoglobulins and risk of autism », *Pediatrics* 2010 Oct;126(4):656-64.

37. Noel I, Galloway A, Ive FA, « Hypersensitivity to thiomersal in hepatitis B vaccine », *Lancet* 1991 Sep 14;338(8768):705; Geier DA, Sykes LK, Geier MR, « A review of Thimerosal (Merthiolate) and its ethylmercury breakdown product: specific historical considerations regarding safety and effectiveness », *J Toxicol Environ Health B Crit Rev.* 2007 Dec;10(8):575-96; Hewitson L, Houser LA, Stott C, Sackett G, Tomko JL, Atwood D, Blue L, White ER, « Delayed acquisition of neonatal reflexes in newborn primates receiving a thimerosal-containing hepatitis B vaccine: influence of gestational age and birth weight », *J Toxicol. Environ Health A.* 2010;73(19):1298-313; Eli Lilly Material Data Safety Sheet for Thimerosal, « Exposure to mercury in utero and in children may cause mild to severe mental retardation and mild to severe motor coordination impairmen.t » http://www.whale.to/vaccine/thimerosal_data.pdf

38. Ball LK, Ball R, Pratt RD, « An assessment of thimerosal use in childhood vaccines », *Pediatrics* 2001 May;107(5):1147-54. [No authors listed] « Joint statement

of the American Academy of Pediatrics (AAP) and the United States Public Health Service (USPHS) », *Pediatrics* 1999 Sep;104(3 Pt 1):568-9.

39. De Cock M, Maas YG, van de Bor M, « Does perinatal exposure to endocrine disruptors induce autism spectrum and attention deficit hyperactivity disorders ? », *Acta Paediatr.* 2012 Aug;101(8):811-8.

40. Raz R, Roberts AL, Lyall K, Hart JE, Just AC, Laden F, Weisskopf MG, « Autism Spectrum Disorder and Particulate Matter Air Pollution before, during, and after Pregnancy: A Nested Case–Control Analysis within the Nurses' Health Study II Cohort », *Environ Health Perspect*, DOI:10.1289/ehp.1408133

41. Herbert MR, Sage C, « Autism and EMF ? Plausibility of a pathophysiological link - Part I. » *Pathophysiology*, 2013 Jun;20(3):191-209; Herbert MR, Sage C, « Autism and EMF ? Plausibility of a pathophysiological link part II », *Pathophysiology* 2013 Jun;20(3):211-34.

42. Au-delà de l'Appel de Paris (www.appel-de-paris.com), on doit prendre conscience d'une gravité encore plus importante à la lecture du livre de Philippe Grandjean : *Only One Chance. How Environmental Pollution Impairs Brain Development — and How to Protect the Brains of the Next Generation*, Oxford University Press, 2013. Et plus récemment à partir de celui de Barbara Demeneix : *Losing Our Minds: How Environmental Pollution Impairs Human Intelligence and Mental Heal*th, Oxford University Press, 2014.

43. Foucart S, « La pollution met en danger le cerveau », lemonde.fr, 10 décembre 2014.

44. Concernant les métaux, il s'agit principalement du mercure et de l'aluminium ; concernant les polluants organiques persistants (POP), il s'agit des pesticides, PCB, plastifiants tels les phtalates et les bisphénols A et C, la plupart entrant dans le cadre des *substances CMR* (cancérigènes, mutagènes et/ou reprotoxiques), que leur mécanisme d'action en soit une perturbation endocrinienne ou non.

45. En France, entre 3 et 6 % des enfants et adolescents seraient touchés.

46. Aux facteurs de susceptibilité génétique proprement dits, s'ajoute en effet l'exposition aux polluants, et par conséquent l'altération des mécanismes épigénétiques conduisant à une « hérédité sans gène ». *Voir le chapitre XIV.*

47. Factor-Litvak P, Insel B, Calafat AM, Liu X, Perera F, Rauh VA, Whyatt RM, « Persistent Associations between Maternal Prenatal Exposure to Phthalates on Child IQ at Age 7 Years », *PLoS One* 2014 Dec 10;9(12):e114003. doi: 10.1371/journal.pone.0114003.

48. Propos recueillis par Stéphane Foucart, journaliste au *Monde*.

49. Barbara Demeneix, *Losing Our Minds: How Environmental Pollution Impairs Human Intelligence and Mental Health*. Oxford University Press, 2014.

50. M. Ch. Dépréaux, *Autisme, une fatalité génétique ? L'enquête d'une mère*, éditions Marco Pietteur Embourg (Belgique), 2007.

51. JC Ameisen : rapporteur de l'« Avis 102 du Comité consultatif national d'éthique pour les sciences de la vie et de la santé (CCNESVS) sur la situation en France des personnes, enfants et adultes atteints d'autisme ».

CHAPITRE VIII

1. Office parlementaire d'évaluation des politiques de santé : « Rapport sur la prise en charge psychiatrique en France » par Alain Milon, sénateur. Annexé au procès-verbal de la séance du 8 avril 2009 pour le Sénat et enregistré à la présidence de l'Assemblée nationale le 28 mai 2009.

2. Il n'y aurait rien qui distinguerait fondamentalement au plan des mécanismes de leur survenue les symptômes observés en neurologie et en psychiatrie, puisque dans l'un et l'autre cas, ils impliquent le système nerveux ; mais seulement une différence de nature, les symptômes en neurologie concernant les appareils moteurs, sensitifs et sensoriels ; et la psychiatrie, les fonctions psychiques, cognitives et comportementales.

3. Pinel P, *Nosographie philosophique ou la méthode appliquée à la médecine* (2 volumes) 1798, Editions J.A. Brosson, pp 1810 et p 602. http://de.wikiversity.org/wiki/Pinel,_Philippe_ %281798%29.

4. Notre pays détient le record du monde dans la prescription des médicaments à visée psychiatrique. Zarifian E, *Le Prix du bien-être. Psychotropes et société*, Odile Jacob,, 1996.

5. Et cela sans compter – ce qui est encore plus grave –, la possibilité d'expertises psychiatriques scientifiquement infondées, les juges étant alors obligés de se retrancher derrière des rapports en provenance d'experts qui, faute de connaissances biologiques suffisantes, fournissent à la justice des avis purement subjectifs, parfois même erronés, et par conséquent n'ayant rien à voir avec une démarche scientifique rigoureuse.

6. Pierre Jean Georges Cabanis (1757 - 1808) fut professeur d'hygiène et de médecine clinique pendant et après la Révolution. S'il participa activement à la vie politique, il fut aussi l'un des premiers à rattacher l'étude des faits psychiques à la physiologie. On lira en particulier *Rapports du physique et du moral*, 1802. *Du degré de certitude en médecine*,1803. Crapart, Caille et Ravier, Libraires.

7. Michel Foucault *Folie et Déraison. Histoire de la folie à l'âge classique*, Plon, 1961.

8. Henri Ey H, Paul Bernard P, Charles Brisset, *Manuel de psychiatrie*, Masson , 1967.

9. Les *théories somatogéniques* qu'elles soient « mécanistiques » ou « dynamistes », des affections et maladies mentales remontent au XVIIIe siècle. Mais c'est essentiellement au XIXe qu'elles ont pris leur essor sous l'influence des psychiatres français et allemands.

10. Henri Grivois, *Grandeur de la folie - Itinéraire d'un psychiatre iconoclaste*, Robert Laffont, 2012.

11. La *psychose* se distingue de la *névrose* par le fait que le sujet psychotique perd contact avec la réalité et n'a théoriquement pas conscience de ses troubles, autrement dit du désordre de sa personnalité, alors que le sujet névrotique est au contraire en perpétuelle et excessive négociation avec son environnement et est conscient de ses troubles. Mais cette distinction n'est pas unanimement acceptée. En fait, elle peut ne pas être aussi claire, étant donné que certaines névroses peuvent évoluer en psychose et qu'à l'inverse certaines psychoses peuvent s'accompagner d'une symptomatologie de type névrotique.

12. Henri Laborit, *Éloge de la fuite*, Robert Laffont, 1976. *L'inhibition de l'action*, Masson, 1986. *Les Récepteurs centraux et la transduction de signaux*, Masson, 1990.

13. Johnson JG, Cohen P, Chen H, Kasen S, Brook JS, « Parenting behaviors associated with risk for offspring personality disorder during adulthood », *Arch Gen Psychiatry* 2006 May;63(5):579-87.

14. Les mécanismes initiaux en cause relèveraient au plan moléculaire d'altérations *épigénétiques (voir le chapitre XIV)* sans pour autant qu'apparaissent nécessairement au stade de pure névrose et dans la descendance des lésions anatomiques. Au plan cellulaire, notamment neuroendocrinien, la réponse au stress pourrait impliquer *l'axe hypothalamo-hypophyso-surrénalien*. Meaney MJ, « Maternal care, gene expression, and the transmission of individual differences in stress reactivity across generations », *Annu Rev Neurosci.* 2001;24:1161-92. *Voir aussi le chapitre XIII.*

15. Dans le *Diagnostic and Statistical Manual of mental disorders* édité en 2002 par l'Association américaine de psychiatrie (DSM IV), on trouve répertoriés 18 types de troubles psychiatriques, mais aucune mention concernant la névrose. Par contre, dans la *Classification internationale des maladies* éditée par l'OMS (CIM 10), on trouve 4 catégories de troubles mentaux : (1) les troubles mentaux organiques ; (2) les psychoses ; (3) les troubles névrotiques et autres troubles non psychotiques ; et (4) les retards mentaux. La *névrose* y est définie comme un regroupement de symptômes qui entravent la vie courante et qui expriment l'angoisse sous différentes formes : hystérie, phobie, obsession. Parmi les psychoses, on trouve la schizophrénie, la paranoïa et les troubles maniaco-dépressifs.

16. Pierre Debray-Ritzen a exercé à Paris aux Enfants Malades

17. Gilbert SF, Sarkar S, « Embracing complexity: organicism for the 21st Century. A peer reviewed forum », *Developmental Dynamics* 2000 ; 219:1-9.

18. Walter Georg Groddeck, né en1866 à Bad Kösen (Allemagne) et mort en 1934 à Knonau (Suisse) est un médecin et psychothérapeute allemand. Il n'appartenait pas au premier cercle des psychanalystes, mais Freud avait pu en dire qu'il était un « analyste incomparable ». Au Congrès psychanalytique de La Haye en 1920, Groddeck s'était défini ainsi : « Je suis un analyste sauvage », expression devenue célèbre dans le mouvement. On lui doit en particulier une théorie psychosomatique des cancers, qui ne fut jamais validée.

19. C'est en fait l'absence de progrès biologiques décisifs qui a conduit à faire des psychoses un bric-à-brac regroupant des affections ou maladies extrêmement diverses, qu'il conviendrait en fait de répertorier et caractériser objectivement, afin de les traiter correctement et surtout de mieux les prévenir.

20. 74 % concernent la prise en charge hospitalière, 9 % les traitements.

21. Chez les vrais jumeaux appelés « monozygotes » car embryologiquement issus du même œuf, le taux de concordance pour la schizophrénie est de 50 %, ce qui laisse penser que l'environnement interviendrait dans 50 % des cas ; il est possible qu'au sein des 50 % de jumeaux pour lesquels un même polymorphisme génétique interviendrait pour expliquer la schizophrénie, celle-ci pourrait inclure l'existence d'une susceptibilité à l'environnement, quel qu'il soit. McGuffin P, Owen M, Gottesman MJ, *II. Eds. Psychiatric Genetics and Genomics (revised). Oxford University Press* 2002. *Voir aussi les chapitres II et XI pour les relations entre gènes de susceptibilité et environnement.*

22. Fromer M, Pocklington AJ, Kavanagh DH, Williams HJ, Dwyer S, Gormley P, *et al.*, « De novo mutations in schizophrenia implicate synaptic networks », *Nature*,2014 Feb 13;506(7487):179-84. Moran JL, Fromer M, Ruderfer D, Solovieff N, Roussos P, O'Dushlaine C, *et al.*, « A polygenic burden of rare disruptive mutations in schizophrenia », *Nature* 2014 Feb 13;506(7487):185-90.

23. Meyer U, Feldon J, « Neural basis of psychosis-related behaviour in the infection model of schizophrenia », *Behav. Brain Res.* 2009 Dec 7;204(2):322-34.

24. Il s'agit des mêmes réarrangements chromosomiques et de l'implication de plusieurs gènes particuliers dont la présence et l'expression seraient corrélées à l'augmentation de risque pour l'une et l'autre affection. Burbach JP, van der Zwaag B, « Contact in the genetics of autism and schizophrenia », *Trends Neurosci.* 2009 Feb;32(2):69-72.

25. Susser E, Lin SP, « Schizophrenia after prenatal exposure to the Dutch Hunger Winter of 1944-1945 », *Arch Gen Psychiatry* 1992;49:983-988; Susser E, Hoek HW, Brown A, « Neurodevelopmental disorders after prenatal famine: the story of the Dutch Famine Study », *Am J Epidemiol*, 1998;147:213-216; Neugebauer R, Hoek HW, Susser E, « Prenatal exposure to wartime famine and development of antisocial personality disorder in early adulthood », *JAMA*, 1999;282:455-462

26. Hultman CM, Sparen P, Takei N, Murray RM, Cnattingius S, « Prenatal and perinatal risk factors for schizophrenia, affective psychosis, and reactive psychosis of early onset: case-control study », *BMJ* 1999;318:421-426; Cotter D, Pariante CM, « Stress and the progression of the developmental hypothesis of schizophrenia », *Br J Psychiatry* 2002;181:363-365.

27. L'individualisation nosologique de ces formes n'est pas simple, car elles pourraient être en fait la manifestation d'autres affections, telles que la schizophrénie, ou même être associés à des troubles bipolaires.

28. Caspi A, Sugden K, Moffitt TE, Taylor A, Craig IW, Harrington H, McClay J, Mill J, Martin J, Braithwaite A, Poulton R, « Influence of life stress on depression: moderation by a polymorphism in the 5-HTT gene », *Science*, 2003 Jul 18; 301(5631):386-9.

29. *Voir le chapitre XIV.* Pillard RC, Rosen LR, Meyer-Bahlburg H, Weinrich JD, Feldman JF, Gruen R, Ehrhardt AA, « Psychopathology and social functioning in men prenatally exposed to diethylstilbestrol (DES) », *Psychosom Med.* 1993 Nov-Dec; 55(6):485-91; M Zala SM et Penn DJ, « Abnormal behaviours induced by chemical pollution: a review of the evidence and new challenges », *Animal Behaviour*, 2004; 68, 649-664.

30. Là aussi, la pollution chimique serait une cause possible. Zala SM, « Abnormal behaviours induced by chemical pollution: a review of the evidence and new challenges », *Animal Behaviour*, 2004; 68; 649e664.

31. Là encore, on ne peut en effet que déplorer l'échec des « plans psychiatrie et santé mentale » de 2005-2008 et de 2008-2012. Dans les différents plans, il n'y a eu aucune recherche prévue dans le domaine étiologique.

CHAPITRE IX

1. L'enquête de l'INED réalisée en 1983 proposait une estimation de la population atteinte de handicaps sévères.

2. Dominique Belpomme, *Les Grands Défis de la politique de santé en France et en Europe*, Librairie Médicis, 2003.

3. Cette estimation est sujette à caution car elle dépend de la lourdeur du handicap considéré. Le chiffre ne prend pas en compte les handicaps légers ou « moyens ». Globalement, il devrait donc être plus élevé – jusqu'au double de l'estimation relatée ici.

4. Les maladies dites « rares » sont celles qui touchent un nombre restreint de personnes au regard de la population générale. Aux États-Unis, la définition des maladies rares inclut toute maladie ou condition de santé qui affecte moins de 200 000 personnes sur le territoire (définition donnée dans le Rare Disease Act de 2002), soit moins de 1 personne pour 1 500. Le seuil admis en Europe est de 1 sur 2 000, soit pour la France moins de 30 000 personnes pour une affection ou maladie donnée. On dénombre en tout plusieurs milliers de maladies rares. Entre 200 et 300 nouvelles d'entre elles sont reconnues chaque année. http://www.sante.gouv.fr/les-maladies-rares-qu-est-ce-que-c-est.html

5. Claude Nicolas Le Cat, *Traité des sens*, J. Western, Ed. Amsterdam, 1744.

6. Dominique Belpomme, *Ces maladies créées par l'homme*, Albin Michel, 2004.

7. Enquête HID 1998-1999 organisée par l'INED et l'INSEE, concernant les handicaps visuels en France. « La population en situation de handicap visuel en France », *Observatoire régional de la santé des pays de la Loire*, juillet 2005.

8. Ces déficiences concernent principalement une baisse de l'acuité visuelle et un rétrécissement du champ visuel lié à une maladie spécifique.

9. La cataracte est l'opacification progressive du cristallin. L'intervention consiste à faire l'ablation du cristallin et à corriger le déficit de vision qui en est la conséquence par des lunettes.

10. La *macula*, située au pôle postérieur de la rétine, y apparaît sous la forme d'une tâche jaunâtre ovalaire à grand axe horizontal ; les éléments cellulaires qui la composent permettent la meilleure acuité visuelle possible.

11. C'est surtout la lumière artificielle qui serait concernée. Il semblerait qu'à une pratique abusive de l'ordinateur soit associée une augmentation d'incidence de la cataracte, notamment chez les sujets jeunes.

12. Sur les 1,2 million de neurones impliqués dans la vision, nous en perdrions environ 5 % tous les dix ans, ce qui explique la baisse de la vision avec l'âge. Cette perte est-elle endogène ou causée par l'environnement ?

13. Ces troubles visuels sont essentiellement causés par des infections bactériennes telles que le trachome (celui-ci est une infection oculaire bactérienne causée par *Chlamydia trachomatis* et transmise par les mouches). Ils peuvent être aussi d'origine parasitaire comme l'onchocercose ou « cécité des rivières ». Celle-ci est une maladie parasitaire due au ver filaire *Onchocerca volvulus* et transmise par une petite mouche noire du genre *Simulium damnosum*. La maladie se manifeste par des petites nodosités cutanées siégeant au niveau du bassin, du gril costal ou des genoux, parfois au niveau du crâne et de l'œil, pouvant alors aboutir à une cécité progressive. On pourrait, au

moins pour partie, limiter la très lourde facture sanitaire en mettant en œuvre des stratégies médicales adaptées.

14. « Handicap auditif en France, Apports de l'enquête HID 1998-1999 », *Observatoire régional de santé des Pays de la Loire* n°71, novembre 2007.

15. Soit une prévalence de 89 pour 1 000.

16. On retrouve ici les mêmes caractéristiques que pour les déficiences visuelles : la plus grande fréquence chez la femme que chez l'homme ; l'augmentation de la prévalence avec l'âge, même si les enfants et les adultes jeunes ne sont pas épargnés ; enfin, l'association à d'autres handicaps.

17. On ne peut que constater l'insuffisance des compensations. Le retentissement psychosocial, en particulier aux plans de l'apprentissage scolaire et du travail, est beaucoup plus sévère que chez les aveugles et les malvoyants, parce que les sourds et malentendants maîtrisent plus tardivement le langage écrit et le calcul. D'où une plus grande difficulté à accéder à l'emploi. Du point de vue familial et social, cette situation conduit à un isolement relationnel, surtout chez les femmes, avec le risque de dépression. Les charges sont donc extrêmement lourdes pour l'État, de nombreux malades nécessitant d'être suivis en institution.

18. Les *surdités de perception* sont causées par des anomalies situées au niveau de l'oreille interne (c'est-à-dire au niveau de la cochlée, qui est l'organe sensoriel auditif), au niveau du nerf auditif, plus rarement au niveau du cerveau (surdité centrale).

19. Les *surdités de transmission* sont causées par des altérations situées dans l'oreille moyenne. Elles concernent le tympan, la trompe d'Eustache et la chaîne des osselets qui permettent la « transmission » du son à l'oreille interne.

20. « Déficits auditifs - Recherches émergentes et applications chez l'enfant. Expertise collective », INSERM, Ed. juin 2006.

21. Depuis le drame de la *thalidomide*, 4 registres épidémiologiques concernant les affections et maladies congénitales ont été créés dans notre pays, couvrant 16 % des naissances dans 14 départements. Celui de Paris semble être particulièrement performant. Gérard Bréart, Juliette Bloch, « Registres des malformations congénitales pour la surveillance, la recherche et la décision en santé publique. »,*Editorial BEH*: 28-29, 245-246, 8 juillet 2008 ; Catherine de Vigan *et al.*, « Le registre des malformations de Paris : un outil pour la surveillance des malformations et l'évaluation dès leur prise en charge », *BEH:* 28-29, 250-253, 8 juillet 2008.

22. Depuis 1983, le nombre de cas dépistés avant la naissance a été multiplié par 9.

23. García AM, Fletcher T, Benavides FG, Orts E, « Parental agricultural work and selected congenital malformations », *Am J Epidemiol.* 1999 Jan 1 ;149(1):64-74.

24. Cordier S, Chevrier C, Robert-Gnansia E, Lorente C, Brula P, Hours M, « Risk of congenital anomalies in the vicinity of municipal solid waste incinerators », *Occup Environ Med.* 2004 Jan ;61(1):8-15.

25. 3 fois sur 4, le diagnostic serait porté à la naissance ou avant l'âge de 2 ans. Mais dans un quart des cas, c'est plus tard que la maladie se révélerait. Un tiers des enfants chez lesquels le diagnostic est porté à la naissance décèdent avant l'âge d'un an, alors qu'ultérieurement l'espérance de vie est diminuée 8 fois sur 10. Dans 65 % des cas, les handicaps qui en résultent sont jugés « moyens », et dans près de 10 % des cas sévères avec perte d'autonomie complète

26. L'espoir créé dans l'utilisation de médicaments « orphelins », comme le suggèrent les associations de défense des malades, est pure illusion. Les médicaments « orphelins » sont ceux délaissés par l'industrie pharmaceutique en raison de leur intolérance ou de leur manque d'indication. Ils n'ont rien à voir avec les maladies rares, dites « orphelines », qu'on a appelées ainsi en raison même de l'absence de traitement disponible. Seul le mot « orphelin » est commun.

27. Dominique Belpomme, *Les Grands Défis de la politique de santé en France et en Europe*, Librairie Médicis, 2003.

28. La conception darwinienne défend l'idée selon laquelle des anomalies d'expression génétique ou des mutations pourraient survenir de façon « spontanée », liée au hasard. Cette thèse est critiquable à la lumière de ce qu'on sait maintenant des mécanismes épigénétiques *(voir la 2e partie de l'ouvrage)*, puisque l'environnement modifie l'expression des gènes et que cette modification peut causer indirectement la survenue de mutations. C'est donc l'environnement qui, une fois encore, serait en cause. Il s'agit des mutations relevant de la mutagenèse indirecte, telle que je l'ai définie aux *chapitres II et XIV*.

29. Dominique Belpomme, *Ces maladies créées par l'homme*, Ed. Albin Michel, 2004. *Avant qu'il ne soit trop tard*, Fayard, 2007.

30. Meadows, Donella H. et Dennis L, Randers Jørgen, Behrens William W. III, « The Limits to Growth », *Universe Books*, New York, 1972. Traduction française : *Halte à la croissance ?* Fayard, (1972).

31. À la différence des pays en voie de développement pour lesquels les populations continueront à croître lors de ce siècle, le nombre d'habitants dans les pays riches passera de 1,25 milliard en 2013 à 1,28 milliard en 2100, en raison d'une baisse de fertilité. United Nations, Department of Economic and Social Affairs (DESA) Population Division - Population Estimates and Projections Section. « World Population Prospects: The 2012 Revision ». http://esa.un.org/unpd/wpp/Documentation/publications.html

32. Pison G., *Population et sociétés* n°482, INED, octobre 2011. *Alternatives économiques* janvier 2014, n°331, Le seuil de remplacement des générations est fixé à 2,1 enfants par femme.

33. United Nations, Department of Economic and Social Affairs (DESA) Population Division - Population Estimates and Projections Section. « World Population Prospects: The 2012 Revision ». http://esa.un.org/unpd/wpp/Documentation/publications.html

34. Ainsi par exemple, pour le scientifique australien Frank Fenner, membre de l'Académie des sciences australienne et de la Royal Society, récompensé par de nombreux prix, c'est dans un siècle que l'humanité devrait s'éteindre ! Cela en raison notamment du réchauffement climatique et de l'irréversibilité de la destruction de la nature ; et il serait déjà trop tard !

35. Ugo Bardi, « The limits to growth revisited », http://www.springer.com/environment/environmental/management/book/978-1-4419-9415-8

36. En effet, l'hypothèse que j'ai avancée est fondée sur les modèles de croissance et de décroissance cellulaires mis en évidence à partir de cultures de tissus ou chez les animaux de laboratoires, tels que je les ai expérimentés à Villejuif dans les années 1970.

37. La *stérilité* est l'impossibilité définitive à procréer. Alors que l'*infécondité* n'a pas ce caractère irréversible. L'*hypofécondité* est une procréation diminuée avec l'impossibilité d'avoir plus d'un enfant. On définit arbitrairement l'infécondité chez des sujets en âge de procréer comme n'ayant pas d'enfant après 2 ans de relations sexuelles assidues.

38. United Nations, Department of Economic and Social Affairs (DESA) Population Division - Population Estimates and Projections Section. « World Population Prospects: The 2012 Revision ». http://esa.un.org/unpd/wpp/Documentation/publications.html

39. Jensen TK, Carlsen E, Jørgensen N, Berthelsen JG, Keiding N, Christensen K, *et al.* « Poor semen quality may contribute to recent decline in fertility rates », *Hum Reprod.* 2002 Jun ;17(6):1437-40.

40. Thonneau P, Patureau J, Moyse C, Marchand S, Tallec A, Ferial ML *et al.*, « L'infécondité en France : résultats d'une étude multicentrique dans 3 départements français (1988-1989) », *Contracep Fertil Sex* 1992 ; 20(1) ; 27 – 32.

41. Il est l'une des 32 causes à l'origine de la décadence de l'empire romain.

42. Yucra S, Gasco M, Rubio J, Gonzales GF, « Semen quality in Peruvian pesticide applicators: association between urinary organophosphate metabolites and semen parameters », *Environmental Health* 2008 ; 7:59.

43. Dominique Belpomme, *Avant qu'il ne soit trop tard*, Fayard, 2007.

44. Nelson CMK, Bunge RG, « Semen analysis: evidence for changing parameters of male fertility potential », *Fertil Steril* 1974 Jun ;25(6):503-7; Leto S, Frensilli FJ. « Changing parameters of donor semen », Fertil Steril. 1981 Dec ;36(6):766-70 ; Bostofte E, Serup J, Rebbe H « Has the fertility of Danish men declined through the years in terms of semen quality ? A comparison of semen qualities between 1952 and 1972 », *Int J Fertil.* 1983 ;28(2):91-5 ; Skakkebaek NE, Keiding N, « Changes in semen and the testis », *BMJ* 1994 Nov 19 ;309(6965):1316-7; Jensen TK, Carlsen E, Jørgensen N, Berthelsen JG, Keiding N, Christensen K, et *al.,* « Poor semen quality may contribute to recent decline in fertility rates », *Hum Reprod.* 2002 Jun ;17(6):1437-40; Jørgensen N, Asklund C, Carlsen E, Skakkebaek NE, « Coordinated European investigations of semen quality: results from studies of Scandinavian young men is a matter of concern », *Int J Androl.* 2006 Feb ;29(1):54-61; Skakkebaek NE, Jørgensen N, Main KM, Rajpert-De Meyts E, Leffers H, Andersson AM, *et al.*, « Is human fecundity declining ? », *Int J Androl.* 2006 Feb ;29(1):2-11.

45. Par exemple, celui de la Mutuelle générale du 11 octobre 2006 : Journées bioéthique de la MGEN « Ages de la vie et procréation. »

46. Bernard Jégou, Pierre Jouhannet, Alfred Spira, *La Fertilité est-elle en danger ?*, INSERM, La Découverte, 2009.

CHAPITRE X

1. Le terme de « main invisible » est donc pris dans un sens différent et même éventuellement contraire à celui promu par le philosophe et économiste anglais Adam Smith.

2. Émile Littré, *Œuvres complètes d'Hippocrate*, JB Baillière, 1846.

3. On estime que les traités I et III du corpus datent de 410 avant JC. Ils sont donc postérieurs de 20 ans à la survenue de la peste d'Athènes. Lorsqu'une épidémie se déclarait, les cités appelaient les médecins hippocratiques à la rescousse, mais lors de la peste d'Athènes il est probable que ceux-ci, désemparés, ne pouvant apporter aucun remède efficace, aient préféré déserter les lieux. Lors de la peste d'Athènes, Hippocrate n'est probablement pas sur place, car il n'est jamais mentionné ni dans le Corpus, ni par les historiens grecs Thucydide et Diodore de Sicile qui la décrivirent, alors que selon eux, cette peste y avait fait de très nombreuses victimes.

4. Il le fait d'autant plus volontiers qu'il doit éviter une cabale des médecins romains à son encontre, ceux-ci ne tolérant plus le mépris avec lequel il les traite. Or la peste antonine durera 15 ans, faisant là aussi de très nombreuses victimes.

5. J'ai décrit dans *Ces maladies créées par l'homme* le travail exemplaire réalisé par Edward Jenner, un médecin généraliste anglais ayant utilisé la « vaccine » pour protéger les malades de la variole. Quelques années plus tard, Napoléon Ier s'en souviendra en faisant vacciner les soldats de la Grande Armée. C'est en réalité Jenner qui, presque un siècle avant Pasteur, a découvert la vaccination.

6. La Constitution de l'OMS a été adoptée le 22 juillet 1946 par la Conférence internationale de la santé qui s'est tenu à New York sous les hospices du Conseil économique et social. L'OMS vit le jour le 7 avril 1948.

7. Traité *Des airs, des eaux et des lieux. Œuvres complètes d'Hippocrate* traduites par Émile Littré, JB Baillière, 1839.

8. Le mot « nosocomial » dérive du grec *nosokomeone*, qui signifie « hôpital ». Une infection nosocomiale est contractée lors d'une hospitalisation.

9. Les infections nosocomiales sont celles survenant dans un établissement de soins. L'enquête de prévalence de 2006 a montré qu'elles concernaient dans notre pays 6 à 7 % des malades hospitalisés. InVS « Enquête nationale de prévalence des infections nosocomiales 2006. Synthèse des résultats », mars 2009. Ce qui correspondrait à environ 750 000 cas par an et 4 200 décès. Les infections urinaires sont les plus fréquentes, suivies par les infections pulmonaires et les infections du site opératoire. Les coûts pour la Sécurité sociale seraient de plusieurs milliards d'euros par an. En 2012, une nouvelle enquête de prévalence a eu lieu. À noter que différentes associations de malades regroupées en fédérations ont été créées telles que l'AVIAM (l'Association d'aide aux victimes d'accidents médicaux et à leur famille).

10. L'exemple clef ici était la structure pavillonnaire de l'hôpital Claude-Bernard à Paris. Celui-ci a disparu et a été en partie remplacé par l'hôpital Bichat.

11. Les microbes concernés sont avant tout *Escherichia Coli* (colibacille), *staphylococcus aureus* (staphylocoque doré) et *Pseudomonas aeruginosa* (pyocyanique). Les séquelles sont parfois considérables. À cela peuvent s'ajouter des infections microbiennes totalement nouvelles telles que la légionellose, dont l'hôpital Georges-Pompidou a pu, à une certaine époque être le théâtre malencontreux.

12. WHO 2014 Genève. « Antimicrobial resistance. Global report on Surveillance », www.who.int

13. Selon l'OMS, les résistances bactériennes les plus communément observées dans les diverses régions du monde concernent *Escherichia Coli* (colibacille), *Klebsiella pneumoniae* (klebsielle) et *Staphylococcus aureus* (staphylocoque), responsables

respectivement d'infections urinaires, pulmonaires et cutanées. Ce sont donc les mêmes bactéries qui sont à l'origine des infections nosocomiales.

14. Patrice Courvalin est directeur de l'unité des agents antibactériens de l'Institut Pasteur à Paris. Selon lui, deux mécanismes biologiques non exclusifs l'un de l'autre sont invoqués : la survenue de mutations au niveau des gènes bactériens ; et l'acquisition par les bactéries d'une information génétique exogène par transfert de gènes étrangers (il peut s'agir de *transposons conjugatifs*). Ainsi l'un et/ou l'autre de ces deux mécanismes rendent-ils compte du fait que les mutations créées sont elles-mêmes transférables à d'autres bactéries.

15. Ce qui est à éviter car pour détruire les microbes, il faut que les mutations soient nombreuses et extrêmement délétères et, par conséquent, qu'elles ne soient pas la conséquence de phénomènes liés au hasard, mais causalement induites. En outre, un antibiotique donné alors même qu'il est efficace est capable d'induire la résistance à différentes classes d'antibiotiques. De même, il a pu être démontré qu'à faible dose les antibiotiques favoriseraient l'incorporation de gènes étrangers dans les bactéries.

16. D'origine belge, Jean-Claude Péchère (1936 - 2008) est un biologiste et chercheur formé en France et aux États-Unis. Il a enseigné la microbiologie et les maladies infectieuses dans les universités de Paris, Québec, Genève, Tunis, Marrakech et Vientiane. Il a donné des conférences dans plus de 60 pays sur les 5 continents. Il fut impliqué dans des projets d'éducation et de développement dans des régions pauvres du monde. C'est grâce à lui qu'avec plusieurs de mes collègues, dans le cadre des « conférences Laennec » à Paris rue d'Assas, nous avons été reçus dans les années 1967 ou 1968 à l'internat des Hôpitaux de Paris.

17. WHO 2014 Genève. « Antimicrobial resistance. Global report on Surveillance ». www.who.int

18. L'onchocercose sévit en Afrique tropicale, en Amérique centrale, en Colombie, au Venezuela, au Brésil et au Yémen.

19. Ce seraient donc les sujets « porteurs sains » de ces bactéries ou virus, qui feraient l'objet d'une telle induction de résistance ; soit concernant les bactéries, en raison d'un déséquilibre de la flore intestinales microbienne et éventuellement l'induction de mutations ; soit concernant les virus, en raison d'un déficit immunitaire et, là aussi, l'induction éventuelles de mutations. Or l'un et l'autre de ces différents types de mécanismes biologiques pourraient être induits par les pesticides ou autres polluants chimiques se trouvant à petite dose dans l'alimentation.

20. M. Fassi-Fehri, *Les Maladies émergentes*, Scriptura (Maroc), 2001. Compte tenu de l'origine virale de la plupart de ces affections ou maladies, la mise au point d'un vaccin efficace s'avère difficile. Claude Chastel, *Virus émergents - Vers de nouvelles pandémie ?*, Vuibert – Adant – Snes, 2006.

21. Pour Mirko Grmek il y aurait une *pathocénose*, c'est-à-dire un ensemble d'états pathologiques au sein d'une population déterminée, à un moment donné, correspondant à la *biocénose* des naturalistes. Voir Dominique Belpomme, *Ces maladies créées par l'homme*, p.218.

22. Il s'agit essentiellement d'un déficit de type cellulaire (lymphocytes et macrophages), par opposition au déficit de type humoral (anticorps).

23. Acronyme de *Severe Acute Respiratory Syndrome*, ou « Syndrome respiratoire aigu sévère ».

24. Il s'agit d'une variété particulière de dengue, observée depuis 1952 et causée par un *alphavirus* de la famille des *Togaviridae*. L'infection a récemment sévi en île de La Réunion.

25. Acronyme de Syndrome d'immunodéficience acquise ; en anglais, AIDS : *Acquired Immunodeficience Syndrome*.

26. Le paludisme (anciennement malaria) est une infection parasitaire due à un hématozoaire, le *Plasmodium*, dont il existe plusieurs variétés. L'affection est transmise par certains moustiques femelles du genre *anophèle*. Le problème actuel est la résistance du parasite aux antipaludéens et celle des moustiques aux insecticides.

27. Elle est une infection causée par un virus de type *Flaviviridae*, un arbovirus.

28. Il s'agit d'une infection endémo-épidémique due à un *Flavivirus* de la famille des *Togaviridae* (ex-groupe B des *Arbovirus*), transmise par un moustique de type *Aedes Aegypti*, *Aedes Africanus* ou *Aedes Simpsoni*. La maladie peut être en partie prévenue par la vaccination.

29. L'hépatite B est due à un virus à ADN de la famille des *Hepadnaviridés*. Celui-ci est transmis comme le virus de l'immunodéficience humaine, le VIH, par voie sanguine, salivaire ou sexuelle. L'évolution peut se faire vers une cirrhose ou un cancer primitif du foie. L'hépatite C est due à un virus à ARN apparenté aux *Flavivirus*. Elle entre dans le groupe des hépatites qu'on appelait autrefois non-A non-B. Elle peut être aussi à l'origine de cancers du foie.

30. L'hépatite E est due à un petit virus à ARN : un *calicivirus*, isolé pour la première fois en 1989. Celui-ci se transmet essentiellement par voie oro-fécale.

31. D. Belpomme, « Health consequences of climate change: a scientific consensus warning », Copenhagen, December 7-18th 2009.

32. Les moustiques de type *Aedes albopictus* et *Aedes aegypti* en sont les vecteurs de transmission. Leur ubiquité fait d'eux un risque extrêmement sérieux.

33. La résistance concernerait non seulement dans l'environnement en tant que vecteur, l'*anophèle* (résistance aux pesticides), mais aussi dans l'organisme le parasite lui-même, le *plasmodium* (résistance aux médicaments).

34. La *Leishmaniose* est une maladie parasitaire produite par un protozoaire du genre Leishmania. Son vecteur est un petit moucheron du genre *phlébotome*.

35. La *Leptospirose* est une infection bactérienne à *spirochètes*. Le vecteur en est le rat.

36. Il s'agit de la 21e Conférence des parties (COP21) à la Convention-cadre des Nations unies sur les changements climatiques (CCNUCC) et la 11e conférence des parties siégeant en tant que réunion des parties au protocole de Kyoto (CRP-11).

37. Les virus de l'immunodéficience humaine (VIH) sont des rétrovirus infectant l'homme et responsables du SIDA, qui est caractérisé par un déficit immunitaire de type cellulaire rendant l'organisme vulnérable à de multiples infections opportunistes. C'est à Luc Montagnier et à Françoise Barré-Sinoussi, tous deux Prix Nobel de médecine 2008, que nous devons la découverte du premier virus de type VIH.

38. Dominique Belpomme, *Ces maladies créées par l'homme*, Albin Michel, 2004.

39. SRAS est l'acronyme d'un syndrome respiratoire sévère causé par un virus à ARN sras-cov de la famille des *coronavirus*, la contamination se faisant par voie aérienne. Au total, l'épidémie a concerné 8 346 personnes dont 7 761 en Chine et 6 en France. Elle a fait 646 morts.

40. La probabilité de mutations d'un virus est d'autant plus importante qu'il se réplique facilement et donc se multiplie rapidement dans une cellule. En fait, une première mutation serait survenue chez les civettes avant de muter à nouveau chez l'homme.

41. Le virus appartient à la famille des *Filovirides*.

42. Essentiellement Zaïre (actuelle République démocratique duCongo), Soudan, Ouganda et Gabon.

43. Guinée, Libéria, Sierra Leone et Nigeria. Ce dernier pays est le plus peuplé avec 177 millions d'habitants.

44. Selon Hervé Raoul, directeur de recherche à l'INSERM, à la tête du laboratoire P4 de Lyon, le plus important d'Europe consacré à l'étude des agents pathogènes dangereux (*Le Monde*, 29 juillet 2014).

45. Malgré les précautions prises, les professionnels de santé œuvrant sur place sont éminemment à risques. En septembre 2014, une première Française, qui travaillait au Libéria dans le cadre de l'ONG Médecins sans frontières a été contaminée par le virus et a dû être rapatriée en France pour y être isolée et traitée en service spécialisé. Puis plusieurs autres cas ont été décelés, notamment en Espagne et aux États-Unis.

CHAPITRE XI

1. Le virus grippal, ou *virus influenza,* est un virus à ARN dont il existe 3 types principaux : A, le plus fréquemment en cause, B et C dont il existe de nombreux sous-types et variantes. Les virus influenza de type A sont classés en sous-types, sur la base de leurs 2 glycoprotéines d'enveloppe : l'hémagglutinine (H) et la neuraminidase (N). C'est l'Institut Pasteur qui assure la fabrication du vaccin chaque année grâce à l'existence d'un réseau sentinelle constitué de médecins. Il s'agit d'un vaccin vivant atténué. Il provoque chez le sujet vacciné une « grippette ». On le recommande en particulier chez les sujets âgés ou à risques. Son efficacité protectrice est diversement appréciée.

2. Chez les oiseaux aquatiques qui constituent le réservoir génétique des virus influenza de type A, 16 espèces d'hémagglutinine, classées H1 à H16, et 9 espèces de neuraminidase (N1 à N9) ont été identifiées. Chez plusieurs espèces domestiques comme le porc, différents sous-types de ce virus sont apparus, pouvant contaminer l'homme. L'adaptation à l'homme de nouveaux types viraux est à l'origine des pandémies. Ainsi les virus H1N1, H2N2 et H3N2 ont été introduits respectivement en 1918, 1957 et 1968.

3. On doit à un jeune médecin des États-Unis, Richard Shope (1902-1966), l'isolement en 1931 du 1er virus grippal chez le porc et à trois chercheurs anglais, Patrick Laidlaw (1881 - 1940), Christopher Andrews (1896 - 1988) et Wilson Smith (1897-1965), l'isolement en 1933 du virus humain chez le furet, puis le caractère transmissible du virus à l'homme. Hannoun C, « Histoire naturelle de la grippe » – *Revue du*

praticien 2008, 58 : 1645-51. Berche P, « La découverte du virus de la grippe », *Biologie et histoire* 2013 ; 53(311) :61 – 69.

4. Il s'agit du sous-type H1N1 pour la grippe espagnole, du sous-type H2N1 pour la grippe asiatique et du sous-type H3N1 pour la grippe de Hong-Kong.

5. Le génome est ici l'ensemble des gènes portés par l'ARN viral. On définit un réassortiment comme l'assemblement au sein de l'acide nucléique d'un même virus – ici un ARN – de segments génomiques en provenance d'autres virus le plus souvent de même espèce mais de lignage différent. L'instabilité de l'ARN du virus rend compte des différents sous-types identifiés. Or les gènes de différents sous-types du virus peuvent se combiner, autrement dit se réassortir, donnant lieu à un virus comportant dans un même génome des gènes en provenance d'un sous-type donné et des gènes en provenance d'un ou de plusieurs autres sous-types. Or certains animaux tels que le porc peuvent favoriser de tels réassortiments.

6. Dans le cas du virus grippal H5N1 ce sont les oiseaux, qu'ils soient sauvages ou domestiques qui, à l'état naturel mais de façon non pathogène, arborent le virus.

7. Les premiers virus grippaux de sous-type H1N1 décelés chez le porc constituent le lignage appelé « porcin classique ». Ces virus furent probablement introduits à l'occasion de la pandémie de grippe espagnole de 1918.

8. Il s'agit notamment des sous-types H3N2 et H1N1. Du fait d'une évolution indépendante des virus porcins selon la géographie, des lignages nord-américains ou eurasiatiques ont été individualisés. La co-circulation de virus d'origines différentes a donné lieu à des phénomènes de réassortiments chez le porc avec la co-circulation chez cet animal, de virus H1N1, H1N2 et H3N2 sur le continent américain, en Europe et en Asie.

9. Enouf V, Bouscambert-Duchamp M, Valette M, Burgiere A, Caro V, JManuguerra JC, *et al.*, « Le point sur la nouvelle grippe A (H1N1) », *BEH* web n°1 du 29 juin 2009, 4 juillet 2009. http://www.invs.sante.fr/beh/actualite_epidemiologique/a-3.html

10. Les virus « triple réassortants » présents chez les porcs des États-Unis, possèdent des segments dérivés du lignage porcin classique nord-américain et du lignage humain H3N2. Ces segments sont associés aux segments H1 et N1 du lignage porcin classique pour les virus H1N1. Gibbs AJ, J.S. Armstrong and J.C. Downie, « From where did the 2009 'swine-origin' influenza A virus (H1N1) emerge ? », *Virology Journal* 2009, 6 : 207 doi : 10.1186/1743-422X-6-207.

11. « L'OMS sous le feu des critiques pour sa gestion de la pandémie H1N1 », lemonde.fr, 21 avril 2010.

12. La plupart des médicaments antigrippaux et en particulier ceux vendus à l'époque, dont le Tamiflu® (oseltamivir), un inhibiteur de la neuraminidase, n'ont jamais démontré une efficacité antivirale, certains chercheurs ayant même parlé de fraude scientifique. Cohen D, « Complications: tracking down the data on oseltamivir », *British Med. J.* 2009 ; 339 : 1342-47.

13. Dans la mesure où le vaccin est par lui-même efficace, c'est seulement chez les sujets non infectés par le virus qu'il peut avoir un effet protecteur.

14. Weber F, Grippe A (H1N1)v : « l'Institut de veille sanitaire face à la pandémie », *BEH* web http://www.invs.sante.fr/beh/actualite_epidemiologique/r-1.html

15. « Grippe A, la vérité sur le vaccin - faut-il se faire vacciner ? - le piège de la communication, le jeu trouble des laboratoires », *L'Express*, 12 novembre 2009.

16. « L'OMS sous le feu des critiques pour sa gestion de la pandémie H1N1 », *Le Monde*, 21 avril 2010.

17. Céline Asselot, « L'OMS se penche sur sa gestion de la pandémie H1N1 », France Info, 2 novembre 2011.

18. C'est dès 1981 que la vaccination contre l'hépatite B a été introduite en France et en 1995 que le maximum des doses du vaccin a été vendu dans notre pays, la campagne de vaccination s'étant étalée de 1990 à 2006. À noter que l'OMS avait recommandé en 1991 de ne pas limiter la vaccination aux sujets à risque d'hépatite virale.

19. Telles que la polyarthrite rhumatoïde, le lupus érythémateux et le diabète de type 1.

20. Il faut souligner le combat méritoire du Réseau vaccin hépatite B (REVAHB) créé en 1997 et l'action particulière du Dr Dominique Le Houézec, pédiatre, et de Lucienne Foucras, auteur d'un livre sur le sujet *(voir le chapitre VI)*. Ainsi, sur les 2702 observations recueillies par cette association, 2 442 furent adressées à l'époque à l'AFSSAPS, dont 1 213 cas de sclérose en plaques, 629 cas de maladies auto-immunes, 218 cas de pathologies musculaires, 143 cas de sclérose latérale amyotrophique et autres affections démyélinisantes de la moelle épinière.

21. C'est ce que dénonce le pharmacologue Marc Girard qui, après avoir décortiqué au plan technico-scientifique les multiples mensonges de la campagne de vaccination contre l'hépatite B, a étendu son analyse au plan judiciaire. Marc Girard. « Vaccins issus du génie génétique : quels risques ? Y a-t-il une relation causale entre la vaccination contre l'hépatite B et les troubles observés – Expertise. », colloque du 29 juillet 2009 organisé par le Comité de recherche et d'information indépendantes sur le génie génétique (CRIIGEN) à l'Espace Icare d'Issy-les Moulineaux. Marc Girard est expert européen, conseiller en pharmacovigilance et en pharmaco-épidémiologie. www.rolandsimion.org

22. Bien qu'ultérieurement, plusieurs études épidémiologiques ne confirmèrent pas l'existence d'un risque accru de SEP en lien avec la vaccination, à l'inverse, en 2004, une autre étude confirma l'augmentation d'un tel risque. Hernán MA, Jick SS, Olek MJ, Jick H, « Recombinant hepatitis B vaccine and the risk of multiple sclerosis. A prospective study », *Neurology* 2004 Sep 14;63(5):838-42. En outre, bien qu'une audition publique ait eu lieu, tentant d'innocenter le vaccin, et allant même jusqu'à le recommander chez les nourrissons, les enfants et les préadolescents, celle-ci ne convainquit pas l'ensemble du corps médical, notamment les pédiatres, ni le grand public.

23. Agora Vox, « Le Japon cesse de recommander les vaccins Gardasil et Cervarix », 17 juin 2013 http://mobile.agoravox.fr/actualites/sante/article

24. Les données analysées proviennent du VERS (Vaccine Adverse Events Reporting System), c'est-à-dire le système américain rapportant les effets secondaires des vaccins. L'analyse a consisté à comparer le vaccin *Gardasil*, un vaccin quadrivalent contre le papillomavirus au vaccin *Menactra*, un vaccin contre le méningocoque. Il a été décelé avec le Gardasil 2 fois plus de consultations aux urgences, 4 fois plus de décès, 5 fois plus de non-retours à la normale et 7 fois plus d'infirmités. D'autre

part, les thromboses vasculaires et vascularites sont plus fréquentes, de même que les malaises et chocs cardiovasculaires.

25. Le syndrome de Guillain-Barré est une neuropathie périphérique caractérisée par un processus de démyélinisation touchant les racines des nerfs rachidiens et crâniens (la myéline étant le constituant principal de la substance blanche du système nerveux). À l'origine de cette affection est une inflammation dont la cause peut être infectieuse, en particulier virale, ou être liée à une complication de la vaccination.

26. Il est impossible de référer ici les très nombreux articles scientifiques publiés sur le sujet mettant en évidence les complications liées au vaccin. Concernant le *Gardasil*, on en trouvera une liste non exhaustive en consultant le lien http://www.gardasil-and-unexplained-deaths.com/links

27. Tomljenovic L, Shaw CA, « Death after Quadrivalent Human Papillomavirus (HPV) Vaccination: causal or coincidental ? », *Pharmaceut. Reg. Affairs* 2012 ; S12:001.

28. « A judicial watch special report examining the FDA's HPV vaccine records », June 30 2008. Il s'agit d'un rapport spécial situant le problème au plan judiciaire. Celui-ci a examiné l'ensemble des documents émanant de la FDA et ayant permis la mise sur le marché du vaccin. Il prône l'abandon de son utilisation, au moins chez les mineurs. En décembre 2013, 9 femmes victimes de la vaccination ont porté plainte au tribunal de Bobigny. « Gardasil : 9 plaintes de jeunes femmes contre X à Bobigny », *AFP*, 17 décembre 2013.

29. Pharmacritique, *Gardasil: critiques et controverses à l'étranger*, 1er octobre 2012 http://pharmacritique.20minutes-blogs.fr/gardasil-tres-critique-a-l-etranger La pétition a été signée par plus de 700 professionnels de santé, dont 420 médecins. À son origine on trouve le Dr Philipe de Chazournes, président de l'association Med'océan en île de La Réunion. « Gardasil : le vaccin contre le cancer de l'utérus critiqué par 420 médecins », lexpress.fr., 30 mars 2014. À cela il convient d'ajouter une deuxième pétition de médecins, initiée par le Pr Henri Joyeux. C'est donc ici une grande partie du corps médical qui monte au créneau. Pour en savoir plus : http://www.lexpress.fr/actualite/societe/sante/gardasil-le-vaccin-contre-le-cancer-de-l-uterus-critique-par-420-medecins_1504507.html#BcEwQuqGuiXo2IXb.99

30. Selon l'INCa, le nombre de nouveaux cas de cancer du col de l'utérus était estimé en 2012 à 3 028 pour un nombre de décès de 1 102 (https://lesdonnees.e-cancer.fr). La réalisation d'un premier frottis de dépistage à 25 ans, contrôlé un an plus tard, puis tous les 3 ans jusqu'à l'âge de 65 ans pour toutes les femmes en période d'activité génitale est une règle de santé publique incontournable. Cet examen est perfectible, puisque si sa spécificité est supérieure à 95 %, sa sensibilité ne serait que de 45 %. D'où la préconisation qu'un test virologique identifiant le *papillomavirus* (HPV) soit effectué afin de déceler de façon plus sûre les cancers intra-épituliaux du col de l'utérus de grade 3, autrement dit les CIN3 : Ronco G, Dillner J, Elfstrom KM, Tunesi S, Snijders PJF, Arbyn M *et al.*, « Efficacy of HPV-based screening for prevention of invasive cervical cancer: follow-up of four European randomized controlled trials », *Lancet* 2013 ; 383(9916): 524-32. Les cas de mortalité par cancer du col de l'utérus surviennent en fait chez les femmes non soumises au test de dépistage (environ 40 %), le cancer au moment du diagnostic étant alors évolué et donc de mauvais pronostic. Mais il n'est aucunement démontré que le vaccin puisse faire mieux.

31. Le vaccin ne protège que contre les *papillomavirus* de type 16 (le plus souvent impliqué dans les cancers du col de l'utérus), 6, 11 et 18, alors qu'il existe au total environ 15 types de papillomavirus à effet cancérigène. Future II study group. « Quadrivalent vaccine against human papillomavirus to prevent high-grade cervical lèsions », *N. Engl. J. Med* 2007 ; 356 : 1915-27. La protection contre l'infection par le *papillomavirus* est en fait loin d'être complète et ne concerne pas les autres maladies sexuellement transmissibles (SIDA, infections à chlamydia, etc.).

32. http://en.wikipedia.org/wiki/Diane_Harper

33. Teresa Binstock, « Researcher in Developmental & Behavioral Neuroanatomy. Why do vaccine officials ignore adverse effects of thimerosal, aluminum, and scalene ? », September 20, 2009. Available at : http://www.generationrescue.org/binstock/090920-vaccinologists-in-wonderland.htm

34. Jacobus C, Bernard S, « Joint Statement on The Use of The CDC'S Vaccine Safety Datalink To Investigate Thimersosal », November 3, 2003. Available at: http://www.cherab.org/news/JointStatement.html ; Carolyn Gallagher and Melody Goodman. « Hepatitis B triple series vaccine and developmental disability in US children aged 1–9 years », *Toxicological and Environmental Chemistry* 2008 ; 90 (5): 997–1008 ; Kirby D, « Evidence of Harm: Mercury in Vaccines and the Autism Epidemic: a Medical Controversy », *Ed Paperback* February 21, 2006 ; Binstock T, « Researcher in Developmental & Behavioral Neuroanatomy. Autism, mercury, other toxic metals and glutathione », August 12, 2009. Disponible à : http://www.generationrescue.org/binstock/090812-autism-toxic-metals-glutathione.htm ; Bernard S, Enayati A, Redwood L, Roger H, Binstock T, « Autism: a novel form of mercury poisoning », *Med Hypotheses* 2001 Apr ;56(4):462-71 ; Yel L, Brown LE, Su K, Gollapudi S, Gupta S, « Thimerosal induces neuronal cell apoptosis by causing cytochrome c and apoptosis-inducing factor release from mitochondria », *Int J Mol. Med.* 2005 Dec ;16(6):971-7 ; Aremu DA, Meshitsuka S, « Some aspects of astroglial functions and aluminum implications for neurodegeneration », *Brain Res Rev.* 2006 Aug 30 ;52(1):193-200 ; Lukiw WJ, Percy ME, Kruck TP, « Nanomolar aluminum induces pro-inflammatory and pro-apoptotic gene expression in human brain cells in primary culture », *J Inorg. Biochem.* 2005 Sep ;99(9):1895-8.

35. Jacobucci G, « Million times More Squalene In H1N1 Vax Than Caused GWI! » available at http://www.rense.com/general87/mill.htm

36. Ceux-ci pourraient être liés au fait que la réponse immunitaire induite par le vaccin se ferait à l'encontre de plusieurs déterminants antigéniques de l'organisme comme la myéline ou la plaque motrice des neurones, le vaccin ayant donc pour rôle de déclencher une réaction auto-immune.

37. Jon Rappaport, « Vaccingate: Rob Schneider, William Thompson and the CDC vaccine-autism fraud. »jonrappoport.wordpress.com. Sun, 24 Aug 2014. Available at http://www.sott.net/article/284377-Vaccingate-Rob-Schneider-William-Thompson-and-the-CDC-vaccine-autism-fraud

38. Le 29 juillet 2015, un membre du Congrès américain, Bill Posey, a fait son dernier discours devant la chambre. En cinq minutes, il a mis à nu le mensonge des CDC (Les Centres pour le contrôle et la prévention des maladies), principale agence gouvernementale américaine en matière de protection de la santé publique et de sécurité

publique), dans une désormais célèbre étude de 2004 qui a exonéré le vaccin ROR et affirmé qu'il n'avait aucun lien avec l'autisme. « Pas de connexion entre vaccin ROR et autisme » était un mensonge. Devant le Congrès, Posey a lu une déclaration de longue date du chercheur William Thompson des CDC, l'un des auteurs de l'étude de pédiatrie de 2004, visant à déterminer une fois pour toutes si le vaccin rougeole-oreillons-rubéole (ROR ou MMR) pouvait provoquer l'autisme. Thompson a vu et participé au maquillage du protocole de l'étude. Il était là. Il a aidé ses coauteurs à détruire les documents qui ont démontré un lien ROR-autisme. http://www.c-span.org/video/?c4546421/rep-bill-posey-calling-investigation-cdcs-mmr-reasearch-fraud.

39. C'est en 1986 que l'ARTAC a introduit pour la première fois en France les *Bonnes Pratiques cliniques* (BPC) régissant les règles d'initiation, de mise en place et de gestion des essais cliniques. « Les BPC en cancérologie : compte-rendu du premier workshop sur l'expérimentation thérapeutique » organisé par l'ARTAC, *Cancer Communication*, 1988. Ainsi l'ARTAC a-t-elle réalisé de très nombreuses études cliniques de phases I, II ou III, en partenariat avec différents laboratoires pharmaceutiques français ou étrangers. Ce qui a permis la mise sur le marché d'une dizaine de médicaments anticancéreux ou de confort, ces derniers étant destinés à lutter contre les effets néfastes au plan symptomatique des cancers ou de leurs traitements.

40. La *Thalidomide* ou phtalimido-glutarimide est un médicament sédatif et hypnotique qui a été prescrit durant les années 1950-1960 aux femmes enceintes comme anti-nauséeux. Ce n'est que dans les années 1960 qu'on en découvre les effets tératogènes, avec l'apparition d'amélie (absence des 4 membres) ou de phocomélie (insertion des mains et des pieds directement sur le tronc). Environ 12 000 enfants seraient ainsi nés avec de tels handicaps, seuls 8 000 ayant survécu au-delà d'un an. C'est à partir de ce drame que la prescription de médicaments chez les femmes enceintes fut réglementée.

41. On savait dès 1953 aux États-Unis que le déthylstilbestrol (DES) ou Distilbène® était inefficace, mais en France jusqu'en 1977, les médecins prescrivirent cette hormone parce qu'ils y croyaient. Pourtant, de 1940 à 1977 de très nombreuses anomalies sont rapportées chez les enfants nés de mères ayant pris du DES pendant leur grossesse : notamment des cancers du vagin chez les filles, des *hypospadias* (malformation de l'urètre) et des *cryptorchidies* (testicules non descendus) chez les garçons ; et des stérilités dans l'un et l'autre sexe. En 1971 les États-Unis et en 1977, notre pays interdirent le médicament. De très nombreuses procédures judiciaires furent mises en œuvre, condamnant le laboratoire pharmaceutique qui le commercialisait.

42. La maladie de Creutzfeldt-Jakob est une maladie rare de l'homme, transmissible par une protéine infectieuse identifiée comme étant un *prion*, et se caractérisant par une démence toujours mortelle. Quelques cas reconnus comme étant une nouvelle variante de la maladie liée à l'*encéphalopathie spongiforme bovine (ESB)* sont apparus en France en 1991 au moment de l'affaire de la vache folle, chez des sujets ayant ingéré de la viande en provenance d'animaux nourris par des farines animales.

43. Avant 1988, date à partir de laquelle l'hormone de croissance a été fabriquée par génie génétique, celle-ci était extraite d'hypophyses de cadavres et administrée à

des enfants souffrant d'insuffisance hypophysaire et par conséquent de petite taille, voire atteints de nanisme. Malgré l'alerte donnée en 1980 par le Pr Luc Montagnier qui recommandait une sélection des sources de prélèvements, de 1983 à 1988 des hypophyses ont été prélevées sur des cadavres provenant de malades atteints de maladie de Creutzfeldt-Jakob, alors que cette hormone d'extraction était interdite aux États-Unis. depuis 1985. En 1989 est survenu le premier cas français de maladie de Creutzfeldt-Jakob lié à cette hormone et en 2009, on recensait 117 jeunes ainsi traités et donc morts des suites de cette maladie. Le principal reproche adressé aux organismes de santé publique français est d'avoir tardé à interdire cette hormone d'extraction, alors que de nombreux pays l'avait déjà fait. Le 14 janvier 2009, le tribunal correctionnel de Paris ne suivit pas les réquisitions du parquet et prononça la relaxe générale des 6 prévenus. Un jugement qualifié de scandaleux par les familles des victimes.

44. C'est dans les années 1985-1986 en Grande-Bretagne que sont signalés les premiers cas d'*encephalopatie spongiforme bovine* (ESB), et en 1987 que l'hypothèse d'une contamination des bovins par l'ingestion des farines animales est formulée. En 1990, l'utilisation des farines de viande dans l'alimentation des bovins est interdite en France. La première « crise » de la vache folle a eu lieu en 1996-1997 en raison de l'apparition des premiers cas de maladie de Creutzfeld-Jakob chez l'homme, soulignant la survenue d'une rupture d'espèces ; la seconde crise commencera en 2000, la France étant le seul pays de l'UE à s'opposer à la levée de l'embargo concernant l'importation de bœuf en provenance du Royaume-Uni. Un programme de dépistage de l'ESB chez les bovidés de plus de 30 mois est alors mis en place.

45. Le *Chlorhydrate de fluoxétine*, ou Prozac[R], est un antidépresseur, inhibiteur sélectif de la recapture de la sérotonine, dont les indications sont théoriquement multiples : dépression, TOC, boulimie, etc. Cet ancien médicament, toujours sur le marché, doit être prescrit avec une extrême prudence.

46. En outre, les *benzodiazépines* sont l'objet d'accoutumance. On a pu montrer qu'elles étaient toxiques pour les neurones, conduisant à la destruction de certains d'entre eux.

47. Les *statines* forment une classe d'hypolipémiants (médicament dont l'action thérapeutique vise à diminuer les lipides – triglycérides et/ou cholestérol – circulant dans le sang), utilisés comme médicaments contre l'hypercholestérolémie.

48. Comme le *Profecoxib*, le *Celecoxib* est un médicament anti-inflammatoire non stéroïdien, inhibiteur de la cyclo-oxygénase 2 proposé pour le traitement des rhumatismes chroniques (polyarthrite rhumatoïde, arthrose). En raison de ses effets cardiovasculaires sévères (infarctus du myocarde), le Rofecoxib a dû être retiré du marché en 2004. De 1999 à 2004, il y aurait eu aux États-Unis des dizaines de milliers de victimes, et en 2004 selon l'évaluation de la Food and Drug Administration (FDA), on dénombrait 27 785 morts. Le Celecoxib, quant à lui, est toujours commercialisé mais n'est pas exempt de telles complications, bien que survenant à une fréquence moindre. Jüni P, Nartey L, Reichenbach S, Sterchi R, Dieppe PA, Egger M, « Risk of cardiovascular events and Profecoxib: cumulative meta-analysis », *Lancet* 2004 Dec 4-10;364(9450):2021-9.

49. C'est l'article intitulé « Mortelles négligences » d'Anne-Marie Casteret publié le 4 février 1999 dans *L'Express* qui a tout déclenché. Le VIH se transmet par le sang. Il

a donc fallu mettre en place des procédures de contrôle des dons du sang et, malgré les précautions prises, imposer l'utilisation pour les transfusions sanguines de produits sécurisés, c'est-à-dire traités pour détruire le virus. Le dépistage obligatoire des donneurs de sang a eu lieu à partir du 1er août 1985 alors qu'à cette date de très nombreux hémophiles étaient déjà contaminés. L'ampleur du drame ne fut connue qu'un an plus tard. Il a concerné 2000 hémophiles. Seul sera condamné l'ancien directeur du Centre national de transfusion sanguine, Michel Garretta. Conséquence de cette affaire : la loi 2000-647 du 10 juillet 2000 précisera la définition des délits non intentionnels, mais elle sera considérée par beaucoup comme avantageuse pour les responsables politiques et désavantageuse pour les victimes.

50. Irène Frachon, *Mediator 150MG : Combien de morts ?* Editions-Dialogues.fr, 2010. La revue *Prescrire* est la première à avoir demandé le retrait du Mediator® en France, en 2005. Ce n'est en effet que 2 ans plus tard que l'Agence française de sécurité sanitaire des produits de santé, l'ASSAPS publiera une recommandation, dans laquelle elle conseille de ne pas prescrire le Mediator® comme coupe-faim. Mais à l'origine du scandale, c'est Irène Frachon, pneumologue au CHU de Brest, qui alertera l'AFSSAPS en juin 2009 sur des risques d'accidents cardiaques liés au médicament. Or c'est seulement en novembre 2009 qu'il sera retiré des pharmacies, et en juillet 2010 qu'il sera interdit définitivement.

51. Le dictionnaire *Vidal* est le recueil de l'ensemble des médicaments disponibles et donc prescriptibles par le corps médical. Pour chaque médicament, il y est fait état des formes et présentation, composition, indications, contre-indications, posologie et mode d'administration, mise en garde et précautions d'emploi, interactions, effets indésirables, pharmacodynamie, pharmacocinétique, prescription, délivrance, prise en charge.

CHAPITRE XII

1. Il a été créé en 1990 par Lorenzo Tomatis, directeur du CIRC, l'ISDE (International Society of Doctors for the Environment), la société internationale des docteurs pour l'environnement, qui regroupe dans de très nombreux pays, des médecins dont l'objectif principal est de faire reconnaître par l'OMS le rôle de l'environnement dans l'apparition des affections et maladies.

2. Le terme d'« allergie » a une connotation restreinte. Il désigne la réaction de l'organisme à un ou plusieurs *allergène(s)* ; Quant à l'intolérance, elle ne préjuge en rien du mécanisme en cause, celui-ci pouvant être dans certains cas de type allergique à proprement parler, ou consister en l'action toxique directe des micro-organismes, des produits chimiques ou des rayonnements sur l'organisme.

3. Il ne s'agit pas d'ostraciser l'ensemble des entreprises industrielles. Toutes ne sont pas à mettre dans le même sac. Certaines ont adopté un comportement vertueux, respectueux de l'environnement et du principe de précaution. Ce sont elles qu'il faut absolument défendre, tout en sachant que le concept de développement durable dont se targuent certaines entreprises n'est pas nécessairement révélateur de leur comportement vertueux.

4. L'*atopie* est une aptitude héréditaire ou acquise particulière de l'organisme à présenter des manifestations allergiques, lorsque celui-ci est mis en contact d'allergènes. Tout allergène se comporte comme un antigène qui déclenche dans un organisme déjà sensibilisé, autrement dit présentant un état d'*atopie*, une réaction immunitaire d'hypersensibilité. Comme l'indique la classification de Gell et Coombs, il y a plusieurs types d'hypersensibilités, certaines d'entre elles s'apparentant à un véritable état inflammatoire. Coombs RRA., Gell PGH. « Classification of allergic reactions responsible for drug hypersensitivity reactions », In: Coombs, RRA., Gells, PGH (Eds.), « Clinical Aspects of Immunology », 1968, second ed. Davis, Philadelphia, PA, pp. 575 – 596.

5. Cuerq A, Pepin S, Ricordeau P (CNAMTS), *Points de repère* n° 24, assurance-maladie 2008.

6. http://europa.eu/rapid/press-release_IP-03-823_fr.htm?locale=en

7. Dans une population de sujets âgés de 5 à 44 ans, on a pu établir que 3,3 millions d'entre eux, soit 10 % , avaient consommé au moins une fois dans l'année un médicament antiasthmatique, et que parmi ces personnes, 850 000 en avaient pris plusieurs fois dans l'année.

8. Par contre, des altérations épigénétiques sont possibles ! Mais là, nous retombons sur le rôle de l'environnement *(voir la seconde partie de l'ouvrage).*

9. Des mécanismes moléculaires de nature épigénétique seraient en cause.

10. En raison du réchauffement climatique, les pollens pourraient s'être modifiés structurellement et auraient un effet démultiplié. Les grains de pollen comportent de très nombreuses protéines qui, sous l'effet du réchauffement climatique, seraient libérées par éclatement des grains et donc seraient susceptibles de pénétrer plus facilement dans l'organisme. D. Belpomme, « Rapport sur le réchauffement climatique présenté lors de la conférence sur le climat » en décembre 2009 à Copenhague. « Health consequences of climate change: A scientific consensus warning » http://www.artac.info/images/telechargement/rapportonercactualise.pdf

11. Il s'agit du règlement concernant l'enregistrement, l'évaluation et l'autorisation des substances chimiques ou Registration, Evaluation and Autorisation of CHemicals (REACH) fixant selon le tonnage des substances mises sur le marché, les conditions de leur expertise toxicologique. Surtout, ce règlement a mis en exergue l'inversion de la charge de la preuve. Autrement dit, c'est désormais à l'industriel de prouver l'absence d'effet nuisible sur la santé de la substance mise sur le marché et non à la victime potentielle. Les autorités européennes m'avaient alors désigné pour représenter les médecins et scientifiques des États membres de l'Union le 19 janvier 2005, lors de la séance inaugurale du Parlement européen consacrée à la société civile.

12. Ces affections entrent dans le cadre de ce qui peut être défini sous le terme d'*intolérance.*

13. Dans ce cas, ce sont les produits chimiques eux-mêmes qui induisent directement l'inflammation *(voir le chapitre XIII).*

14. De l'asthme non allergique ou pseudo-asthme on en rapproche la bronchiolite du nourrisson et la broncho-pneumopathie chronique obstructive ou BPCO, qui correspond à une bronchite chronique s'accompagnant d'une contraction spasmodique de la filière respiratoire. Le tableau clinique réalisé simule en tous points celui d'une

véritable crise d'asthme, alors que ce n'est bien sûr pas d'allergie qu'il s'agit mais de pseudo-allergie, que la cause en soit le tabagisme ou la pollution atmosphérique.

15. Theron G. Randolph, *Human ecology and susceptibility to the chemical environment*, Charles C. Thomas Publisher, 1962. Le terme de « susceptibilité » inclut ici la notion selon laquelle l'environnement induit chez les individus les plus exposés aux polluants, des phénomènes d'intolérance et d'hypersensibilité. *Voir la deuxième partie de l'ouvrage.*

16. Depuis 1950, de nombreuses publications ont défini cette nouvelle entité pathologique. Cullen MR, « The worker with multiple chemical sensitivities: an overview », *Occup Med.* 1987 Oct-Dec ;2(4):655-6. Meggs WJ, « Neurogenic inflammation and sensitivity to environmental chemicals », *Environ Health Perspect*, 101(3):234-8, 1993; Miller CS, « Chemical sensitivity: symptom, syndrome or mechanism for disease? », *Toxicology* 111(1-3):69-86, 1996; Ziem G, McTamney J, « Profile of patients with chemical injury and sensitivity » *Environ Health Perspect*, 105 Suppl 2:417-36, 1997; Miller CS, Prihoda TJ, « The Environmental Exposure and Sensitivity Inventory (EESI): a standardized approach for measuring chemical intolerances for research and clinical applications », *Toxicol Ind Health.* 1999 Apr-Jun ;15(3-4):370-85; Orriols R, Costa R, Cuberas G, Jacas C, Castell J, Sunyer J, « Brain dysfunction in multiple chemical sensitivity », *J Neurol Sci.* 287(1-2):72-8, 2009; Yu IT, Lee NL, Zhang XH, Chen WQ, Lam YT, Wong TW, « Occupational exposure to mixtures of organic solvents increases the risk of neurological symptoms among printing workers in Hong Kong », *J Occup Environ Med.* 46(4):323-30, 2004; Kimata H, « Effect of exposure to volatile organic compounds on plasma levels of neuropeptides, nerve growth factor and histamine in patients with self-reported multiple chemical sensitivity », *Int J Hyg Environ Health*, 207(2):159-63, 2004 ; Bailer J, Witthöft M, Rist F, « The Chemical Odor Sensitivity Scale: reliability and validity of a screening instrument for idiopathic environmental intolerance », *J Psychosom* Res. 2006 Jul ;61(1):71-9; Andersson MJ, Andersson L, Bende M, Millqvist E, Nordin S, « The idiopathic environmental intolerance symptom inventory: development, evaluation, and application », *J Occup Environ Med.* 2009 Jul ;51(7):838-47.

17. Comme le « syndrome des bâtiments malsains » ou encore le « syndrome de la guerre du Golfe », alors qu'il doit être clairement distingué du syndrome de fatigue chronique et de la fibromyalgie, pour lesquelles les causes sont encore inconnues.

18. « Multiple chemical sensitivity: a 1999 consensus », *Arch Environ Health* 1999 May-Jun ;54(3):147-9.

19. En outre, cette pathologie entre dans le cadre d'une affection systémique puisque touchant plusieurs organes. En réalité, comme je le montrerai plus loin, ces critères internationaux sont exactement ceux que nous utilisons pour le diagnostic d'intolérance aux champs électromagnétiques. Voir le site www.ehs-mcs.org.

20. Martin Pall, *Explaining unexplained illnesses: disease paradigm for chronic fatigue syndrome, multiple chemical sensitivity, fibromyalgia, post-traumatic stress disorder, Gulf War syndrome and others*, Ed. CRC Press, 2007.

21. Il s'agit ici de la mémoire dite « de fixation », le malade n'assimilant pas ce qu'on lui dit, par opposition à la mémoire dite « rétrograde » ou « antérograde », qui concerne les souvenirs. Les déficits de mémoire immédiate s'accentuent avec l'âge et

concernent d'abord les noms propres, avant de s'étendre aux noms communs. Comme nous avons pu le montrer, ils sont réversibles en cas d'intolérance ou d'hypersensibilité aux produits chimiques et/ou aux rayonnements électromagnétiques, lorsque le malade est vu suffisamment tôt et traité en conséquence. Par contre, en cas de déficit de mémorisation caractérisé par la perte des souvenirs, associé ou non à un déficit de mémoire immédiate, il faut s'attacher à rechercher une maladie d'Alzheimer débutante ou une affection apparentée.

22. Ce qu'on appelle en langage médical des *dysesthésies*. Dans les formes typiques de MCS, la sévérité des symptômes inclut, outre l'apparition éventuelle d'un œdème au niveau du visage et des muqueuses, une œsophagite avec remontée acide, une dysphonie, une toux chronique traduisant l'inflammation de la muqueuse bronchique ou encore des épisodes d'oppression thoracique avec bronchospasme pouvant simuler une crise d'asthme. Parfois, le tableau clinique se complique d'insuffisance respiratoire aiguë en cas d'œdème de la glotte ou de bronchospasme sévère, alors que dans d'autres cas l'affection peut être caractérisée par des malaises avec hypotension ou à l'inverse hypertension artérielle.

23. Autrement dit rhino-bucco-pharyngo-laryngé. Une intolérance aux odeurs (produits chimiques volatils) est aussi décelable chez les sujets atteints d'électro-hypersensibilité (EHS), mais n'entraîne pas, à ce stade, d'inflammation cutanéomuqueuse comme dans le MCS. Si celle-ci existe, c'est d'une association MCS-EHS qu'il s'agit.

24. Il peut s'agir par exemple d'un lupus érythémateux disséminé, d'une thyroïdite ou d'un lymphome non hodgkinien (tumeur des ganglions).

25. OMS. « Aide mémoire » n°296, *WHO* 2005

26. Ce terme est utilisé dans la *Classification internationale des maladies* (CIM-10 ou JCD-10) sous le code T78-4 : « Autre allergie non précisée ».

27. Le système limbique fait partie du *rhinencéphale*, un cerveau primitif situé à la partie interne des lobes temporaux et qui est impliqués dans l'olfaction. Découvert par le grand neurochirurgien et anthropologue français Pierre-Paul Broca, le système limbique est une structure symétrique incluant la circonvolution du corps calleux et celle de l'hippocampe. Il joue un rôle important dans la mémoire et la vie émotionnelle, et interviendrait aussi dans la régulation fonctionnelle de différents viscères. En réalisant systématiquement des *échodopplers cérébraux pulsés*, on met en évidence l'existence d'un déficit de flux sanguin au niveau de l'aire capsulo-thalamique située à la partie interne des lobes temporaux et qui correspond au système limbique et au thalamus.

28. Belpomme D, Campagnac C, Irigaray P, « Reliable disease biomarkers characterizing and identifying electrohypersensitivity and Multiple Chemical Sensitivity as two etiopathogenic aspects of a unique pathological disorder », *Rev Environ Health.* 2015 Dec 1 ;30(4):251-71 (*Voir le chapitre VI*).

29. Bell IR, Miller CS, Schwartz GE, « An olfactory-limbic model of multiple chemical sensitivity syndrome: possible relationships to kindling and affective spectrum disorders », *Biol Psychiatr.* 1992 Aug 1 ;32(3):218-42 ; Miller CS, « Are we on the threshold of a new theory of disease ? Toxicant-induced loss of tolerance and its relationship to addiction and abdiction Å, *Toxicol Ind Health.* 1999 Apr-Jun ;15(3-4):284-94.

30. Sous l'effet des champs électromagnétiques et de la simple mastication, il y a libération du mercure contenu dans les alliages métalliques sous la forme d'*éthylène mercure* volatil *(voir les chapitres VI et VII).*

31. En raison des liens anatomiques et fonctionnels étroits existant entre le nerf olfactif et le système limbique, une telle neuro-inflammation pourrait siéger en premier lieu au niveau de ce système et donc entraîner une modification de son fonctionnement. Störtebecker P, « Mercury poisoning from dental amalgam through a direct nose-brain transport lancet », 1989 may 27: 1207; Störtebecker P. « Direct transport of mercury from the oronasal cavity to the cranial cavity as a cause of dental amalgam poisoning », *Swed J. Biol Med.* 1989; 3: 8-24.

32. Pierre Le Ruz est titulaire d'un doctorat d'État en physiologie animale. Il est l'un des seuls Français à être expert européen en matière de risques sanitaires liés aux champs électromagnétiques.

33. Santini R, « Why to apply the precautionary principle against mobile phone base stations », *National Institute of Applied Sciences* (INSA), Communication at the Bioelectromagnetics Society 26th Meeting. Washington, DC, USA. June 2004 ; Santini R, Santini P, Le Ruz P, Danze JM, Seigne M, « Survey Study of people living in the vicinity of cellular phone base stations », *Electromagn Biol and Med, 22*, (1), pp. 41-49, 2003. Santini R, Santini P, Le Ruz P, Danze JM, Seigne M, « Enquête sur la santé de riverains de stations relais de téléphonie mobile : I/ Incidences de la distance et du sexe », *Pathol Biol.* 2002 ; 50 : 369-73; Santini R, Santini P, Danze JM, Le Ruz P, Seigne M, « Symptoms experienced by people in vicinity of base stations: II/ Incidences of age, duration of exposure, location of subjects in relation to the antennas and other electromagnetic factors », *Pathol Biol* (Paris) 2003 Sep ;51(7):412-5.

34. Santini R, Santini P, Benhamou Y, Seigne M, Bonhomme-Faivre L, « Electric fields from 900 Mhz digital cellular telephones ,» *National Institute of Applied Sciences ;* Santini R, « Les téléphones cellulaires et leurs stations relais : risques pour la santé ? », *La Presse médicale*, 6 nov 1999, 28, n° 34. Santini R, Seigne M, Bonhomme-Faivre L, « Danger of cellular telephones and their relay stations », *Pathol Biol (Paris).* 2000 Jul ;48(6):525-8. Santini R, Santini P, Danze JM, Le Ruz P, Seigne M, « Symptoms experienced by people in vicinity of base stations: II/ Incidences of age, duration of exposure, location of subjects in relation to the antennas and other electromagnetic factors », *Pathol Biol (Paris).* 2003 Sep ;51(7):412-5.

35. R. Santini, C. Couton, P. Deschaux, J. Thouvenot, « Potentialités mutagène et cancérigène des micro-ondes », *La Presse médicale*, 28 janvier 1984, 13, n° 3.

36. Vander Vorst A, Rosen A, Kotsuka . RF/« Microwave Interaction with Biological Tissues », *Wiley-Blackwell Edition*, 17 février 2006, 344 pages. Les effets thermiques des champs électromagnétiques, autrement dit la production de chaleur, dépendent essentiellement de 2 paramètres : la fréquence de l'onde électromagnétique (celle-ci doit être suffisamment élevée), et son intensité. Les normes règlementaires ont été fixées dans notre pays sur l'idée (fausse) selon laquelle les effets biologiques (et donc sanitaires) des champs électromagnétiques n'apparaissaient que lorsque le seuil thermogénique est atteint. Exprimé en unités de champ électrique, celui-ci est de 41 V/m à 61 V/m, 41 V/m pour la téléphonie mobile à 900 MHz, 58 V/m pour la téléphonie

mobile à 1 800 MHz et 61 V/m pour la téléphonie mobile UMTS (*Universal Mobile Telecommunications System* ou Système de télécommunication mobile universel), l'une des technologies de téléphonie mobile de troisième génération.

37. Gérard Ledoigt est professeur émérite à l'université Blaise Pascal de Clermont Ferrand, directeur de recherche de l'Ertac (Équipe de recherche sur les tumeurs et l'autosurveillance cellulaire), et d'un laboratoire spécialisé en biologie cellulaire.

38. Bergqvist U and Vogel E, *EDS.* « Possible health implications of subjective symptoms and electromagnetic fields », A report prepared by a European group of experts for the European Commission, DGV. Arbete och Hälsa, 1997:19. Swedish National Institute for Working Life, Stockholm, Sweden. Disponible à l'adresse http://www2.niwl.se/forlag/en/ ; Johansson O. « Electrohypersensitivity: State-of-the-Art of a Functional Impairment ». *Electromagnetic Biology and Medicine*, 2006 : 25: 245–258.

39. Sénat, colloque du 23 mars 2009 *(voir la déclaration internationale que nous y avons faite à l'annexe II).*

40. Belpomme D, Irigaray P, Hardell L, Montagnier L, Epstein SS, Clapp R, Sasco AJ, « The multitude and diversity of exogenous carcinogens », *Environ. Research*, 2007 105: 414–429; Belpomme D, Irigaray P, Hardell L, « Electromagnetic fields as cancer-causing agents », *Environ. Research*, 107 (2008) 289–290, Ledoigt G, Belpomme D, « Cancer induction molecular pathways and HF-EMF irradiation », *Advances in Biological Chemistry*, 2013: 3 177-186.

41. Lorsqu'un portable est utilisé de façon prolongée, soit plus d'une heure par jour pendant plusieurs années, le risque de tumeur cérébrale homolatérale est multiplié par 5 par rapport à la population témoin chez les sujets de moins de 20 ans. Hardell L, *Wireless phone use and brain tumour risk*, In *Giuliani L and Soffritti M. eds.* « Non-thermal Effects and Mechanisms of Interaction between electromagnetic Fields and Living Matter », an ICEMS Monograph, Ramazzini Institute, European Journal of Oncology Library vol.5, pp. 363-78, Bologna, Italy, 2010. «The Interphone Study, Health Protection Agency», topics, accessed 7 May 2011, http://www.hpa.org.uk/Topics/Radiation/UnderstandingRadiation/UnderstandingRadiationTopics/ElectromagneticFields/MobilePhones/info_INTERPHONE/.

Chez les enfants habitant à moins de 200 mètres d'une ligne à haute tension ou très haute tension, le risque de leucémie aiguë est multiplié par 2. Draper G, Vincent T, Kroll ME, Swanson J, « Childhood cancer in relation to distance from high voltage power lines in England and Wales: a case-control study », *BMJ* 2005 Jun 4;330(7503):1290).

42. WHO. « Extremely low frequency fields », *Critères d'hygiène de l'environnement*, vol. 238, Genève, OMS, 2007. « IARC classifies radiofrequency electromagnetic fields as possibly carcinogenic to humans », Lyon, May 31, 2011, *Press Release* n° 208 ; IARC «Non-ionizing radiation, Part II », *Radiofrequency Electromagnetic Fields IARC Monographs, Vol 102.* Lyon. 2011.

43. Leucémie aiguë, tumeur cérébrale, cancer du sein, mélanome, etc.

44. Sobel E, Davanipour Z, Sulkava R, Erkinjuntti T, Wikstrom J, Henderson VW, Buckwalter G, Bowman JD, Lee PJ, « Occupations with exposure to electromagnetic fields: a possible risk factor for Alzheimer's disease », *Am J Epidemiol.* 142(5):515-24, 1995; Sobel E, Dunn M, Davanipour Z, Qian Z, Chui HC,

« Elevated risk of Alzheimer's disease among workers with likely electromagnetic field exposure », *Neurology* 47(6):1477-81, 1996; Qiu C, Fratiglioni L, Karp A, Winblad B, Bellander T. « Occupational exposure to electromagnetic fields and risk of Alzheimer's disease », *Epidemiology* 15(6):687-94, 2004; García AM, Sisternas A, Hoyos SP, « Occupational exposure to extremely low frequency electric and magnetic fields and Alzheimer disease: a meta-analysis », *Int J Epidemiol.* 37(2):329-40, 2008; Davanipour Z, Sobel E, « Long-term exposure to magnetic fields and the risks of Alzheimer's disease and breast cancer: Further biological research », *Pathophysiology.* 16(2-3):149-56, 2009; Söderqvist F, Hardell L, Carlberg M, Mild KH, « Radiofrequency fields, transthyretin, and Alzheimer's disease », *J Alzheimers Dis.* 20(2):599-606, 2010.

45. Bioinitiative report: *a rationale for a biologically based public health exposure standard for électromagnétic fields (ELF and RF)*, 31 août 2007. Rapport mis à jour en 2012, disponible sur le site www.bioinitiative.org

46. Belpomme D, Irigaray P. « Reliable disease biomarkers characterizing and identifying electrohypersensitivity and Multiple Chemical Sensitivity as two etiopathogenic aspects of a unique pathological disorder », *Rev Environ Health* 2015 ; voir www.ehs-mcs.org

47. Comme les bactéries, les plantes, les abeilles et les oiseaux, nous sommes tous électrosensibles. Les récepteurs (magnétosomes) des champs électromagnétiques seraient les cristaux de magnétite situés dans les neurones et certaines cellules gliales du système nerveux. Kirschvink JL, Kobayashi-Kirschvink A, Woodford BJ, « Magnetite biomineralization in the human brain », *Proc Natl Acad Sci USA.* 1992 Aug 15 ;89(16):7683-7. En cas d'hypersensibilité ces récepteurs seraient en plus grand nombre ou rendus plus sensibles par des mécanismes qui demeurent inconnus.

48. Le concept n'est pas nouveau. Il correspond à ce que les immunologistes dénomment « hypersensibilité immédiate ou retardée », qui traduit l'acquisition par l'organisme d'un nouvel état immunitaire, et à ce que les allergologues appellent, comme nous l'avons vu : *atopie.* Mais ici c'est d'un tout autre type d'hypersensibilité qu'il s'agit, puisque ce n'est pas le système immunitaire qui est concerné, mais le système nerveux.

49. On peut se rapporter au colloque international organisé par l'ECERI et l'ISDE, ayant eu lieu à l'Académie Royale de médecine de Belgique le 18 mai 2015 avec pour titre « Environmental idiopathic intolerance: what role for EMFs and multiple chemicals ? », où plusieurs spécialistes se sont réunis. Voir le site eceri-institute.org. *Voir aussi la déclaration internationale qui en a résulté à l'annexe III.*

50. SICEM, ou en anglais *Electromagnetic Field Intolerance Syndrome* (EFIS). L'état de nos recherches et les conditions de prise en charge des malades sont résumés sur le site www.ehs-mcs.org. Un colloque international organisé par l'ARTAC et l'ECERI sur le sujet a eu lieu le 18 Mai 2015 à l'Académie Royale de médecine de Belgique : Idopathic Environemental Intolerance : what role for electromagnetic fields and chemicals ? Informations disponibles sur www.appel-de-paris.com. Belpomme D, Campagnac C, Irigaray P, « Reliable disease biomarkers characterizing and identifying electrohypersensitivity and Multiple Chemical Sensitivity as two etiopathogenic aspects of a unique pathological disorder », *Rev Environ Health* 2015 Dec 1 ;30(4):251-71.

51. *Digital Enhanced Cordless Telephone* (téléphone sans fil numérique amélioré). Il s'agit des téléphones numériques sur socle, sans fil.

52. *Wireless Fidelity*, contrairement à la connexion filaire. Dans certains cas, surtout chez les adolescents ou jeunes adultes, existe une véritable addiction au téléphone portable (plusieurs heures par jour) ou à l'ordinateur connecté au Wi-Fi (plus de 10 heures par jour), à l'origine du développement d'une telle intolérance.

53. Il s'agit de *dysesthésies*, autrement dit de picotements et/ou de fourmillements, parfois de brûlures ou de prurit touchant la peau sur une partie du corps (visage, cuir chevelu, membres supérieurs, etc.). Elles se manifestent au tout début par une douleur et/ou une chaleur dans l'une puis dans l'autre oreille chez les sujets abusant du téléphone portable ou d'un DECT ; ou sous la forme de fourmillements et/ou de picotements au niveau de la main qui tient le téléphone portable ou le DECT, ou qui manipule la souris de l'ordinateur en cas d'intolérance aux écrans d'ordinateur, et cela d'autant plus s'ils sont équipés de Wi-Fi.

54. Les maux de tête peuvent s'accompagner d'une raideur de la nuque, d'intolérance à la lumière et de nausées, évoquant chez certains malades un syndrome méningé a minima. Dans certains cas, ils peuvent correspondre à la survenue de vraies migraines.

55. Les *acouphènes* sont des sifflements ou des bourdonnements survenant de façon permanente ou transitoire dans l'une et/ou l'autre oreille.

56. Une sensibilité augmentée au bruit est dénommée *hyperacousie*. À l'inverse, en cas de traumatisme sonore associé (ou de méningiome ou de tumeur cérébrale), certains malades peuvent être atteints de déficit auditif (*hypoacousie*) touchant l'une et/ou l'autre oreille.

57. Il s'agit en réalité de « faux » vertiges bien différents des « vrais » vertiges ou « vertiges rotatoire de Ménière » liés à une anomalie de l'oreille interne. Dans les cas de faux vertiges, la tête « tourne » mais non les objets extérieurs comme dans les vrais vertiges. Certains malades peuvent néanmoins présenter de « vrais » vertiges. En période de crise, on peut noter à l'examen clinique de certains malades l'existence d'un signe de Romberg.

58. Certains malades peuvent présenter un déficit moteur transitoire que j'ai dénommé « ictus paralytique transitoire » (IPT), simulant un accident ischémique transitoire (AIT) en raison de leur survenue brusque et de leur résolution rapide, lorsque le malade se soustrait des champs électromagnétiques. Au plan physiopathologique, ces IPT sont différents des AIT.

59. À noter que dans certains cas, les malades rapportent la survenue de véritables « absences ». Celles-ci sont des suspensions brèves de la mémoire et même de la conscience, probablement en relation avec un déficit passager de l'irrigation cérébrale. Les absences sont un signe classique d'*épilepsie temporale*. Dans le SICEM, les absences s'intègrent peut-être dans les troubles cognitifs qui sont en rapport avec une hypoperfusion cérébrale, à prédominance temporale.

60. Tels qu'une chute des paupières (ptosis) ou une sensation d'oreille bouchée avec hypoacousie, ou même parfois une otite.

61. Les lésions cutanées sont diverses, constituées d'érythèmes maculaires ou ponctiformes situés sur les parties cutanées exposées aux champs électromagnétiques. Elles peuvent simuler chez certains malades l'existence de véritables « coups de soleil ».

62. Il s'agit de *myalgies* pouvant évoquer une fibromyalgie et/ou d'*arthralgies*, à distinguer de celles manifestées par certains rhumatismes, en particulier de type arthrosique.

63. Il s'agit de *tachycardie* ou même de *tachyarythmie*, les battements du cœur devenant rapides et irréguliers. Dans certains cas peut survenir une hypertension artérielle caractérisée par son instabilité, ce qui la rend très difficile à traiter.

64. Le sommeil n'est pas réparateur, ce qui explique pourquoi la fatigue est souvent à prédominance matinale.

65. Il s'agissait essentiellement de rougeurs du visage. Knave BG, Wibom RI, Voss M, Hedström LD, Bergqvist UO, « Work with video display terminals among office employees. I. Subjective symptoms and discomfort », *Scand J Work Environ Health* 1985 Dec;11(6):457-66.

66. Baliatsas C, Van Kamp I, Lebret E, Rubin GJ, « Idiopathic environmental intolerance attributed to electromagnetic fields (IEI-EMF): a systematic review of identifying criteria », *BMC Public Health* 2012 Aug 11;12:643; Hagström M, Auranen J, Ekman R, « Electromagnetic hypersensitive Finns: Symptoms, perceived sources and treatments, a questionnaire study », *Pathophysiology* 2013 Apr;20(2):117-22.

67. Les informations fournies en 2005 par l'OMS proviennent d'un atelier sur l'hypersensibilité électromagnétique (Prague, 2004), d'une conférence internationale sur les champs électromagnétiques (COST 244 bis, 1998) et d'un rapport de la Commission européenne (Bergqvist et Vogel, 1997) *Electromagnetic fields and public health* http://www.who.int/peh-emf/publications/facts/fs296/en/

68. Dans le communiqué du 28 janvier 2014 publié par l'Académie nationale de médecine sous le titre « La santé publique ne doit pas être un enjeu politique », le Pr Aurengo, ancien président de la Société française de radioprotection, ancien membre du conseil scientifique de Bouygues Telecom, ancien administrateur d'EDF, mais toujours président du conseil médical de cet organisme n'affirmait-il pas qu'il n'y avait aucun risque avéré en dessous des limites réglementaires fixées en France sur la base des effets thermiques des rayonnements, que la baisse des seuils, contrairement au vote du Parlement européen, ne correspondait à aucune recommandation d'expertise et finalement qu'une proposition de loi allant dans le sens de mesures restrictives, en raison de l'effet anxiogène qu'elles induirait, ne pourrait que « générer des inquiétudes susceptibles de provoquer des effets néfastes bien réels chez certaines personnes ». On est donc ici malheureusement en plein déni et en complète dérision face à la réalité scientifique et aux véritables souffrances endurées par les malades. *Science et Pseudo-Science (SPS)* n°308, avril 2014 - Association française pour l'information scientifique (AFIS) www.pseudo-sciences.org

69. Le texte est disponible à cette adresse: http://www.europarl.europa.eu/sides/getDoc.do?pubRef=-//EP//TEXT+TA+P6-TA-2009-0216+0+DOC+XML+V0//FR

70. Council of Europe Parliamentary Assembly Resolution 1815. 27 mai 2011. « The potential danger of electromagnetic fields and their effects on the environment. » http://assembly.coe.int/mainf.asp?link=/documents/adoptedtext/ta11/eres1815.htm Texte adopté par la commission permanente. Rapporteur J. Huss. À noter que ce dernier a rejoint le combat de l'ARTAC notamment en participant en 2011 au 3e colloque de l'Appel de Paris et en entrant dans le conseil d'administration de l'ARTAC et de l'ECERI.

71. À noter que le Conseil de l'Europe a donc reconnu la validité des travaux que nous avons réalisés en se référant nommément au SICEM, ou *Electromagnetic Field Intolerance Syndrome* (EFIS), tel que nous l'avons décrit et qu'il a recommandé de fixer un seuil de prévention à 0,6 volt/mètre pour les niveaux d'exposition à long terme aux radiofréquences et hyperfréquences.

72. Directive 2013/35/EU du 26.06.2013 concernant les catégories spécifiques de travailleurs (voir § 179/3-23), et en direction des employeurs, concernant les risques sur les lieux de travail, voir § 179/3-22. Or, étant donné que très souvent les employeurs ne respectent pas cette directive, les victimes sont en droit de demander au minimum un aménagement de leur poste de travail et le cas échéant, réparation pour les dommages subis.

73. Nittby H, Grafström G, Tian DP, Malmgren L, Brun A, Persson BR, Salford LG, Eberhardt J, « Cognitive impairment in rats after long-term exposure to GSM-900 mobile phone radiation » *Bioelectromagnetics* 2008 Apr; 29(3):219-32; Novoselova EG, Fesenko EE, Makar VR, Sadovnikov VB. « Microwaves and cellular immunity. II. Immunostimulating effects of microwaves and naturally occurring antioxidant nutrients », *Bioelectrochem Bioenerg.* 1999 Oct;49(1):37-41; Persson BRR *et al.*, 1997. « Blood Brain barrier permeability in rats exposed to electromagnetic fields used in wireless communication », *Wireless Networks 3:* 455-461; Salford *LG. Et al.* « Effects of microwave radiation upon the mammalian bloodbrain barrier », *European J Oncol. Library* 2010; 5: 333-355. http://www.icems.eu/papers.htm?f=/c/a/2009/12/15/MNHJ1B49KH.DTL . Salford LG *et al.,* Nerve cell damage in mammalian brain after exposure to microwaves from GSM mobile phones. *Environ. Health Perspect.* 2003; 111: 881-883. http://www.ncbi.nlm.nih.gov/pubmed/12782486

74. Belpomme D, Campagnac C, Irigaray P, « Reliable disease biomarkers characterizing and identifying electrohypersensitivity and Multiple Chemical Sensitivity as two etiopathogenic aspects of a unique pathological disorder », *Rev Environ. Health* 2015 Dec 1;30(4):251-71.

75. Les mesures se font par enregistrement du pouls cérébral. Les régions capsulo-thalamiques à l'échodoppler pulsé correspondent aux *aires limbique* et *thalamique.* L'hypoperfusion cérébrale qui y est observée impliquerait donc le système limbique et le thalamus. Le *thalamus* est une volumineuse structure bilatérale située à la base du cerveau, séparée en son milieu par le 3e ventricule et servant de relais des voies sensitives sensorielles (sensibilités superficielle, profonde et autres à l'exception de l'olfaction) vers le cortex cérébral. Cette structure est situé à proximité du système limbique.

76. Les données rapportées ici ont été présentées le 6 juin 2014 lors d'une conférence qui s'est tenue à l'université McGill à Montréal, en présence de mon collègue américain David O. Carpenter qui, en collaboration avec Cindy Sage, est l'auteur des deux rapports *Bioinitiative.* Une seconde présentation a eu lieu le 18 mai 2015 à l'Académie Royale de médecine de Belgique à l'occasion du 5e colloque de l'Appel de Paris www.appel-de-paris.com

77. Il a pu être montré que certaines séquences de l'ADN étaient activées sous l'effet des champs électromagnétiques et, ainsi, contribuaient à la production, par d'autres gènes, de certaines protéines de stress thermique telles que les protéines Hsp70, Hsp27 et Hsp90. Pipkin JL, Hinson WG, Young JF, Rowland KL, Shaddock JG,

Tolleson WH, *et al.*, « Induction of stress proteins by electromagnetic fields in cultured HL-60 cells », *Bioelectromagnetics* 1999 Sep;20(6):347-57; Malagoli D, Lusvardi M, Gobba F, Ottaviani E, « 50 Hz magnetic fields activate mussel immunocyte » p38 MAP kinase and induce HSP70 and 90 », *Comp Biochem Physiol C Toxicol Pharmacol.* 2004 Jan;137(1):75-9; Alfieri RR, Bonelli MA, Pedrazzi G, Desenzani S, Ghillani M, Fumarola C, *et al.*, « Increased levels of inducible HSP70 in cells exposed to electromagnetic fields », *Radiat Res.* 2006 Jan;165(1):95-104; Rodríguez-De la Fuente AO, Alcocer-González JM, Heredia-Rojas JA, Rodríguez-Padilla C, Rodríguez-Flores LE, Santoyo-Stephano MA, *et al.*, « Effect of 60 Hz electromagnetic fields on the activity of hsp70 promoter: an in vivo study », *Cell Biol Int Rep.* 2012 Mar 26;19(1):e00014. doi: 10.1042/CBR20110010.

78. Le traitement consiste en l'administration d'antioxydants, d'antihistaminiques, d'anti-inflammatoires naturels ayant la propriété de revasculariser le cerveau et d'une vitaminothérapie intensive. Mais si les signes d'intolérance régressent, l'*éléctro-hypersensibilité*, quant à elle, persiste, les malades restant sensibles à toute perturbation électromagnétique. D'où la nécessité d'associer au traitement des mesures de protection strictes. Voir le site www.ehs-mcs.org.

79. Terme utilisé par la ministre de la Culture et de la Communication Fleur Pellerin, pour qualifier les effets néfastes des champs électromagnétiques sur la santé et en particulier l'électro-hypersensibilité.

80. *Voir les annexes II et III.*

81. Hallberg O and Oberfeld G, « Will We All Become Electrosensitive ? », *Electromagnetic Biology and Medicine*, 25: 189-191, 2006.

82. Alcibiade, neveu de Périclès et élève de Socrate, fut un général et un homme politique, contemporain d'Hippocrate.

83. Alcibiade fut assassiné à l'âge de 46 ans.

84. Faisant suite au Workshop organisé par l'OMS à Istanbul en juin 2014, il a particulièrement été mis en lumière l'extrême vulnérabilité du développement embryonnaire, du fœtus et de façon générale des enfants aux champs électromagnétiques. Kheifets L, Repacholi M, Saunders R, van Deventer E, « The sensitivity of children to electromagnetic fields », *Pediatrics* 2005 Aug;116(2):e303-13.

85. Söderqvist F, Hardell L, Carlberg M, Hansson Mild K, « Ownership and use of wireless telephones: a population-based study of Swedish children aged 7-14 years », *BMC Public Health* 2007 Jun 11;7:105; Divan HA, Kheifets L, Obel C, Olsen J, « Cell phone use and behavioural problems in young children », *J Epidemiol. Community Health* 2012 Jun;66(6):524-9; Divan HA, Kheifets L, Obel C, Olsen J, « Prenatal and postnatal exposure to cell phone use and behavioral problems in children », *Epidemiology* 2008 Jul;19(4):523-9; Divan HA, Kheifets L, Olsen J, « Prenatal cell phone use and developmental milestone delays among infants », *Scand J Work Environ Health* 2011 Jul;37(4):341-8.

86. Ma Q, Deng 1, Zhu 1, Liu C, Zhang L, Zhou Z, *et al.*, « Extremely low-frequency electromagnetic fields affect transcript levels of neuronal differentiation-related genes in embryonic neural stem cells », *PLoS One.* 2014 Mar 3;9(3):e90041. doi: 10.1371/journal.pone.0090041; Chen C, Ma Q, Liu C, Deng P, Zhu G, Zhang L, et *al.*, « Exposure to 1800 MHz radiofrequency radiation impairs neurite outgrowth

of embryonic neural stem cells», *Sci Rep.* 2014 May 29;4:5103. doi: 10.1038/srep05103.

87. *Voir le chapitre VI.* Sans doute doit-on rendre hommage au combat héroïque du Dr Jean-Pierre Maschi, dont les observations cliniques ont conduit à l'hypothèse, que je considère aujourd'hui comme plausible, d'un rôle causal des champs électromagnétiques dans la survenue de certains cas de scléroses en plaques. JP Maschi *Sclérose en plaques et pollution électromagnétique*, Résurgence, Marco Pietteur Ed. Embourg, 2014.

88. Le rôle des stimulations lumineuses, donc des champs électromagnétiques, est reconnu comme facteur déclenchant des crises d'épilepsie ou même cause de l'affection.

89. L'*alopécie* est la perte des cheveux. Celle-ci peut prendre la forme d'une véritable calvitie. Les troubles des phanères consistent surtout en la survenue d'ongles cassants, striés, et l'existence d'une peau glabre.

90. C'est à la médecine environnementale qu'appartient le rôle d'étudier et de mettre en évidence ces phénomènes *(voir la 3e partie de l'ouvrage).*

DEUXIÈME PARTIE

1. Dominique Belpomme, *Guérir du cancer ou s'en protéger*, Fayard, 2005.

2. Notre organisme héberge en effet dans différentes parties de notre corps, en particulier dans l'intestin, de très nombreux microbes dont l'ensemble constitue le *microbiote (voir le chapitre XIII).*

3. L'*épigénétique* est la nouvelle discipline biologique dont le champ d'application est l'étude de l'épigénome, le réseau de protéines cellulaires intervenant dans la régulation et l'expression du génome, l'ensemble des gènes situés dans l'ADN *(voir le chapitre XIV).*

4. Je reprends ici le terme utilisé par Aristote pour définir la naissance du monde.

5. Jiang YH, Bressler J, Beaudet AL, « Epigenetics and human disease », *Annu Rev Genomics Hum Genet.* 2004;5:479-510.

CHAPITRE XIII

1. L'inflammation est caractérisée par l'infiltration des tissus par les cellules qui y sont présentes (les histiocytes et les mastocytes), et par des globules blancs en provenance du sang (les polynucléaires, lymphocytes et monocytes qu'on numérise lors des prises de sang habituelles) ; et dans l'un et l'autre cas, par la transformation de certaines de ces cellules (polynucléaires, monocytes et histiocytes) en *macrophages*. À cela s'ajoute l'altération du tissu conjonctif, qui est sujet à la formation de néovaisseaux sanguins et qui peut être infiltré par un œdème. Les mécanismes de l'inflammation sont en réalité extrêmement complexes, caractérisés au plan moléculaire par la synthèse et la libération en cascade dans le milieu extracellulaire d'une myriade de molécules spécifiques appelées *cytokines*, lesquelles induisent de très nombreux phénomènes biologiques et, au

plan intracellulaire, par la synthèse de nombreuses enzymes. Point essentiel : les macrophages ont pour propriétés, d'une part de « phagocyter » et de « digérer » les éventuels intrus microbiens, occasionellement de métaboliser ceux de nature chimique ; et d'autre part de stocker certaines substances de l'organisme, contribuant ainsi à l'apparition de dépôts indélébiles dans les tissus. La *phagocytose* est un processus biologique décrit en 1883 par le grand savant russe Metchnikoff. La cellule absorbe des particules solides ou des microbes. Pour ces derniers, les phénomènes sont plus complexes car, après une phase d'adhésion faisant intervenir l'existence d'anticorps antibactériens (opsonines) et le complément, survient la phase de « digestion » par les enzymes contenues dans certains organites intracellulaires : les *lysosomes*. Il n'est pas question ici d'entrer plus en détail dans la survenue et le déroulement de ces phénomènes.

2. Telles que les lymphocytes et les macrophages.

3. Une inflammation apparemment de mécanisme purement « endogène » est possible, liée au vieillissement naturel de l'organisme en raison de la production de radicaux libres *(voir plus loin)*. L'artériosclérose en est un exemple *(voir le chapitre V)*. Mais même dans ce cas, il ne peut être exclu que la production de radicaux libres ne résulte pas de causes extérieures à l'organisme : celui-ci en quelque sorte « s'use » au contact de l'environnement, cette usure de nature « entropique » relevant de façon plus générale de phénomènes liés au second principe de la thermodynamique appliqué à la biologie.

4. Hamon MA, Batsché E, Régnault B, Tham TN, Seveau S, Muchardt C, Cossart P, « Histone modifications induced by a family of bacterial toxins », *Proc Natl Acad Sci USA* 2007 Aug 14 ; 104(33):13467-72; Bierne H, Hamon M, Cossart P, « Epigenetics and bacterial infections », *Cold Spring Harb Perspect Med.* 2012 Dec 1 ;2(12):a010272 ; Schmeck B, Beermann W, van Laak V, Zahlten J, Opitz B, Witzenrath M, *et al.*, « Intracellular bacteria differentially regulated endothelial cytokine release by MAPK-dependent histone modification », *J Immunol.* 2005 Sep 1 ;175(5):2843-50; Paschos K, Allday MJ. « Epigenetic reprogramming of host genes in viral and microbial pathogenesis », *Trends Microbiol.* 2010 Oct ;18(10):439-47; Claycombe KJ, Brissette CA, Ghribi O, « Epigenetics of Inflammation, Maternal Infection, and Nutrition », *J Nutr. 2015* Apr 1. pii: jn194639.

5. *Voir les chapitres XIV et XV.*

6. *Voir le chapitre VI* pour la définition de la névroglie. Sous l'effet des particules fines résultant de la pollution atmosphérique liée en particulier à l'utilisation du diesel, les *cellules épithéliales* de la muqueuse bronchique produisent des signaux pro-inflammatoires secondairement à l'altération des mécanismes épigénétiques ; Marano F, Boland S, Bonvallot V, Baulig A, Baeza-Squiban A, « Human airway epithelial cells in culture for studying the molecular mechanisms of the inflammatory response triggered by diesel exhaust particles », *Cell Biol Toxicol.* 2002 ;18(5):315-20. Il en est de même pour les *cellules glandulaires*, par exemple du sein ou de la prostate sous l'effet des perturbateurs endocriniens tels que le Bisphénol A ; Lee MH, Chung SW, Kang BY, Park J, Lee CH, Hwang SY, Kim TS, « Enhanced interleukin-4 production in CD4+ T cells and elevated immunoglobulin E levels in antigen-primed mice by bisphenol A and nonylphenol, endocrine disruptors: involvement of nuclear factor-AT and Ca2+ », *Immunology* 2003 May ;109(1):76-86 ; pour les *cellules du système immunitaire*, telles que les lymphocytes T intervenant dans les processus inflammatoires : Wilson AG. « Epigenetic regulation

of gene expression in the inflammatory response and relevance to common diseases», *J Periodontol.* 2008 Aug;79(8 Suppl):1514-9; de même pour les *cellules de la microglie* qui, sous l'effet en particulier de la pollution atmosphérique sont à l'origine de processus inflammatoires, impliquant également une altération des mécanismes épigénétiques. Nimmerjahn A, Kirchhoff F, Helmchen F, «Resting microglial cells are highly dynamic surveillants of brain parenchyma in vivo» *Science* 2005 May 27;308(5726):1314-8; Block ML, Calderón-Garcidueñas L, «Air pollution: mechanisms of neuroinflammation and CNS disease», *Trends Neurosci.* 2009 Sep;32(9):506-16.

7. La chaîne respiratoire est localisée dans les membranes internes des mitochondries et est organisée en 4 complexes protéiques synthétisés pour une partie à partir de l'ADN mitochondrial et pour une autre à partir de l'ADN nucléaire. Chacun d'entre eux contribue aux réactions d'oxydoréduction permettant l'oxydation de l'hydrogène d'un donneur organique par l'oxygène moléculaire pour former de l'eau. La cascade des réactions mises en jeu libère une quantité importante d'énergie qui est stockée sous la forme d'ATP (adénosine triphosphate). Le dysfonctionnement de cette chaîne conduit à la production anormale de radicaux libres.

8. Autrement dit l'ADN mitochondrial n'est pas environné de protéines (en particulier d'histones) comme l'est l'ADN nucléaire et donc n'est pas régulé par l'environnement au travers de mécanismes épigénétiques, mais l'est grossièrement par des mécanismes moléculaires mettant à contribution *directement* son fonctionnement, comme l'est, probablement, l'ADN bactérien sous la forme d'«inducteurs» ou de «répresseurs». En la matière, les travaux de Jacques Monod et François Jacob sont pionniers, avec notamment l'étude du système lactose. Jacob F, Monod J, «Genetic regulatory mechanisms in the synthesis of proteins», *J Mol Biol.* 1961 Jun;3:318-56 ; Willson C, Perrin D, Cohn M, Jacob F, Monod J, «Non-inducible mutants of the regulator gene in the "actose" system of *Escherichia Coli*», *J Mol Biol.* 1964 Apr;8:582-92.

9. Andreu AL, Gonzalo-Sanz R, «Mitochondrial disorders: a classification for the 21st century», *Neurologia* 2004 Jan-Feb;19(1):15-22; Morén C, Hernández S, Guitart-Mampel M, Garrabou G, «Mitochondrial toxicity in human pregnancy: an update on clinical and experimental approaches in the last 10 years», *Int J Environ Res Public Health* 2014 Sep 22;11(9):9897-918.

10. Copeland WC, Wachsman JT, Johnson FM, Penta JS, «Mitochondrial DNA alterations in cancer», *Cancer Invest.* 2002;20(4):557-69; Wallace DC, «Mitochondria and cancer: Warburg addressed», *Cold Spring Harb Symp Quant Biol.* 2005;70:363-74.

11. Au travers du *cycle tricarboxylique de Krebs*. Hans Adolf Krebs fut un très grand biochimiste allemand. Il reçut le Prix Nobel de médecine en 1953.

12. La mort cellulaire résulte de 2 types de mécanismes: l'apoptose et la nécrose. Ce sont les *mitochondries* qui, dans les cellules, décident de leur vie ou de leur mort. La *nécrose* est un phénomène de mort cellulaire essentiellement déclenché au niveau membranaire, en particulier en cas d'oxygénation réduite (anoxie), alors que l'*apoptose* est un phénomène génétiquement programmé. En fait les 2 types de mort cellulaire agiraient en réalité par des mécanismes biologiques voisins, la nécrose apparaissant être aussi en partie sous contrôle génétique. Zong WX, Thompson CB, «Necrotic death as

a cell fate», *Genes Dev.* 2006 Jan 1;20(1):1-15. Galluzzi L, Kroemer G, «Necroptosis: a specialized pathway of programmed necrosis», *Cell.* 2008 Dec 26;135(7):1161-3.

13. Il s'agit de la survenue de mutations «cancérogéniques» (ou clonogéniques), les fameuses *driver mutations*, résultant d'une mutagenèse indirecte. Les radicaux libres sont capables d'induire directement des mutations au niveau de l'ADN nucléaire. Les épimutations, en modifiant l'expression des gènes, peuvent induire des mutations de l'ADN nucléaire lorsque la cellule se divise, par mutagenèse indirecte. (*Voir le chapitre II*).

14. Dans environ 40 % des cas de cancer, il y a une inflammation associée. Loeb LA, Harris CC, «Advances in chemical carcinogenesis: a historical review and prospective», *Cancer Res.* 2008 Sep 1;68(17):6863-72; Kamp DW, Shacter E, Weitzman SA, «Chronic inflammation and cancer: the role of the mitochondria», *Oncology* (Williston Park) 2011 Apr 30;25(5):400-10, 413.

15. Les cellules inflammatoires ont à la fois un rôle de «tueur cellulaire» et de «fossoyeur» des débris en se convertissant en macrophages sur le lieu où sévissent les agents toxiques: Galluzzi L, Kroemer G, «Necroptosis: a specialized pathway of programmed necrosis», *Cell.* 2008 Dec 26;135(7):1161-3; Grivennikov S, Greten FR, Karin M, «Immunity, inflammation, and cancer», *Cell.* 2010 Mar 19;140(6):883-99; White E, Karp C, Strohecker AM, Guo Y, Mathew R, «Role of autophagy in suppression of inflammation and cancer»,*Curr Opin Cell Biol.* 2010 Apr;22(2):212-7. C'est par exemple ce qui survient en cas de cancers évolués, où les deux processus – prolifération des cellules cancéreuses et mort de certaines d'entre elles par nécrose ou apoptose – ont bien lieu, la conséquence étant que dans toute tumeur évoluée existent des zones de remaniements inflammatoires, côtoyant les zones de prolifération des cellules cancéreuses; Hanahan D, Weinberg RA, «Hallmarks of cancer: the next generation», *Cell. 2011* Mar 4;144(5):646-74.

16. Il s'agit ici du phénomène de promotion cellulaire apparaissant pour des concentrations moyennes de radicaux libres *(voir la figure 2).*

17. De tels phénomènes immunitaires spécifiques existent en cas d'inflammation d'origine bactérienne (voir précédemment les travaux de Pascale Cossart), mais n'ont pu être mis en évidence en cas de pollution physico-chimique.

18. Notre corps héberge à l'état normal non seulement des bactéries, mais aussi des *archae* (qui sont des bactéries primitives), des champignons, certains eucaryotes et des virus. Turnbaugh PJ, Ley RE, Hamady M, Fraser-Liggett CM, Knight R, Gordon JI, «The human microbiome project», *Nature* 2007 Oct 18;449(7164):804-10.

19. Il convient en effet de distinguer depuis les travaux du très grand linguiste suisse que fut Ferdinand de Saussure (voir son Cours de linguistique générale) le *signifiant* du *signifié*, liés entre eux comme «les deux faces d'une pièce de monnaie», mais qui n'en sont pas moins deux notions distinctes bien que complémentaires: la première, le *signifiant*, définissant le support de communication, autrement dit du point de vue de la biologie, notre corps et son fonctionnement; et la seconde, le *signifié*, caractérisant le contenu du message véhiculé par le signifiant, autrement dit ce qu'il signifie en termes d'idée ou de pensée. Ce sont les psychanalystes et en particulier Maud Mannoni, et aussi là encore Henri Laborit, qui m'ont mis sur la voie de cette distinction fondamentale.

20. Nguyen Van, « Le Microbiote intestinal ». *Probionov*; 12 novembre 2013. Disponible à l'adresse suivante : http://www.probionov.com/fr/human-microbiome/the-intestinal-microbiota/. Pour un nombre total de cellules d'un organisme humain estimé à 5 à 8.10^{12}, soit près de 10^{13}, le nombre de bactéries qui y résident serait de l'ordre de 5 à 8.10^{13}, voire de l'ordre de 10^{14}, soit dix fois plus.

21. On trouve la flore microbienne logée dans la cavité buccale, autour des dents où elles forment la « plaque dentaire » et au niveau des muqueuses ORL, bronchiques, intestinales et vaginales où, plaquées sur ces muqueuses, elles s'organisent en « films » considérés « protecteurs », mais qui ont certainement d'autres fonctions dont la plupart nous sont encore inconnues. Le *microbiote intestinal* réunit une microflore commensale, c'est-à-dire résidente, et une microflore en provenance des aliments ingérés, cette microflore étant beaucoup moins importante. Il comprend environ 1 100 espèces bactériennes regroupées en 2 types principaux : les *bactéroïdes* et les *Prevotella*, dont le rapport de l'un à l'autre type pourrait avoir une signification biologique. Parmi les 1 100 espèces bactériennes, 170 (soit 15 %) seraient communes à tous les individus. Roager HM1, Licht TR, Poulsen SK, Larsen TM, Bahl MI, « Microbial enterotypes, inferred by the prevotella-to-bacteroides ratio, remained stable during a 6-month randomized controlled diet intervention with the new nordic diet », *Appl Environ Microbiol.* 2014 Feb ;80(3):1142-9.

22. Dominique Belpomme, *Avant qu'il ne soit trop tard*, Fayard, 2007.

23. Ensemble des génomes des bactéries colonisant l'organisme d'un animal. Le *microbiome* combiné à notre génome constitue le *métagénome humain.*

24. La *métagénomique* consiste à déterminer l'ensemble des génomes présents dans un environnement complexe et, ainsi, à établir le catalogue de l'ensemble des gènes d'un écotype donné. Ainsi, appliqué au *microbiote* le séquençage de l'ensemble des ADN présents dans un échantillon permet-il de repérer les centaines d'espèces bactériennes qui s'y trouvent, sans avoir à les cultiver. À ce jour, concernant le microbiote intestinal, 3,3 millions de gènes bactériens ont été identifiés, 16 % d'entre eux (soit environ 500.000) étant présumés être communs à tous les individus, et 40 % présumés l'être à 50 % de ces derniers. Quetier F et Wincker P, « L'avènement de la métagénomique » in *Dossier pour la science* 2013 n° 81 pp 24-28.

25. Ermini L, Der Sarkissian C, Willerslev E, Orlando L, « Major transitions in human evolution revisited: a tribute to ancient DNA », *J Hum Evol.* 2015 Feb ;79:4-20 ;.Warinner C, Speller C, Collins MJ, Lewis CM Jr, « Ancient human microbiomes », *J Hum Evol.* 2015 Feb ;79:125-36 ; Harkins KM, Stone AC, « Ancient pathogen genomics: insights into timing and adaptation », *J Hum Evol.* 2015 Feb ;79:137-49.

26. Proal AD, Albert PJ, Marshall TG, « The human microbiome and autoimmunity », *Curr Opin Rheumatol.* 2013 Mar ;25(2):234-40.

27. Par exemple la maladie de Crohn : Gargano LM, Hughes JM, « Microbial origins of chronic diseases », *Annu Rev Public Health.* 2014 ;35:65-82 ; Proal AD, Albert PJ, Marshall TG, « Inflammatory disease and the human microbiome », *Discov Med.* 2014 May ;17(95):257-65 ; Zhang YJ, Li S, Gan RY, Zhou T, Xu DP, Li HB, « Impacts of gut bacteria on human health and diseases », *Int J Mol Sci.* 2015 Apr 2 ;16(4):7493-519.

28. Bercik P, Denou E, Collins J, Jackson W, Lu J, Jury J, Deng Y, Blennerhassett P, Macri J, McCoy KD, Verdu EF, Collins SM, « The intestinal microbiota affect central

levels of brain-derived neurotropic factor and behavior in mice», *Gastroenterology* 2011 Aug;141(2):599-609; Hsiao EY, McBride SW, Hsien S, Sharon G, Hyde ER, McCue T, Codelli JA, Chow J, Reisman SE, Petrosino JF, Patterson PH, Mazmanian SK, «Microbiota modulate behavioral and physiological abnormalities associated with neurodevelopmental disorders», *Cell.* 2013 Dec 19;155(7):1451-63 ; Wang Y, Kasper LH, «The role of microbiome in central nervous system disorders», *Brain Behav Immun* 2014 May;38:1-12; Borre YE, O'Keeffe GW, Clarke G, Stanton C, Dinan TG, Cryan JF, «Microbiota and neurodevelopmental windows: implications for brain disorders», *Trends Mol Med.* 2014 Sep;20(9):509-18; Sun J, Chang EB, «Exploring gut microbes in human health and disease: Pushing the envelope», *Genes Dis.* 2014 Dec;1(2):132-139; Dash S, Clarke G, Berk M, Jacka FN, «The gut microbiome and diet in psychiatry: focus on depression», *Curr Opin Psychiatry* 2015 Jan;28(1):1-6.

29. Le Chatelier E, Nielsen T, Qin J, Prifti E, Hildebrand F, Falony G, *et al.*, «Richness of human gut microbiome correlates with metabolic markers», *Nature* 2013 Aug 29;500(7464):541-6.

30. Cotillard A, Kennedy SP, Kong LC, Prifti E, Pons N, Le Chatelier E, *et al*, «Dietary intervention impact on gut microbial gene richness», *Nature* 2013 Aug 29;500(7464):585-8.

31. Vijay-Kumar M, *et al.*, «Metabolic syndrome and altered gut microbiota in mice lacking Toll-like receptor 5», *Science* 2010 Apr 9;328(5975):228-31.

32. Zitvogel L, Galluzzi L, Viaud S, Vétizou M, Daillère R, Merad M, Kroemer G, «Cancer and the gut microbiota: an unexpected link», *Sci Transl Med.* 2015 Jan 21;7(271):271ps1; Garrett WS, «Cancer and the microbiota», *Science* 2015 Apr 3;348(6230):80-6. Tai N, Wong FS, Wen, «The role of gut microbiota in the development of type 1, type 2 diabetes mellitus and obesity», *Rev. Endocr. Metab. Disord.* 2015 Mar;16(1):55-65; Garrett WS, «Cancer and the microbiota», *Science* 2015 Apr 3;348(6230):80-6.

33. Cette bactérie a été isolée en 1982 par JR Warren et BJ Marshall, qui ont en outre démontré son implication non seulement dans la survenue des gastrites et des ulcères de l'estomac, mais aussi des cancers gastriques. Marshall BJ, Warren JR, «Unidentified curved bacilli in the stomach of patients with gastritis and peptic ulceration», *Lancet* 1984 Jun 16;1(8390):1311-5. En 2005, ces 2 chercheurs australiens reçurent le Prix Nobel de médecine pour leur découverte.

34. Belpomme D, Irigaray P, «Methylglyoxal as a marker of cancer», (WO2014064283) PCT/EP2013/072459. 1er mai 2014.

35. Fetissov SO, Déchelotte P, «The new link between gut-brain axis and neuropsychiatric disorders», *Curr Opin Clin Nutr Metab Care* 2011 Sep;14(5):477-82.

36. Hsiao EY, McBride SW, Hsien S, Sharon G, Hyde ER, *et al.*, «Microbiota modulate behavioral and physiological abnormalities associated with neurodevelopmental disorders», *Cell.* 2013 Dec 19;155(7):1451-63; Gargano LM, Hughes JM, «Microbial origins of chronic diseases», *Annu Rev Public Health* 2014;35:65-82 ; Caracciolo B, Xu W, Collins S, Fratiglioni L, «Cognitive decline, dietary factors and gut-brain interactions», *Mech Ageing Dev.* 2014 Mar-Apr;136-137:59-69; Reardon S, «Gut-brain link grabs neuroscientists», *Nature* 2014 Nov 13;515(7526):175-7; Borre YE, O'Keeffe GW, Clarke G, Stanton C, Dinan TG, Cryan JF, «Microbiota

and neurodevelopmental windows: implications for brain disorders », *Trends Mol Med.* 2014 Sep ;20(9):509-18.

37. Fetissov SO, Déchelotte P, « The new link between gut-brain axis and neuropsychiatric disorders », *Curr Opin Clin Nutr Metab Care* 2011 Sep ;14(5):477-82 ; Severance EG, Yolken RH, Eaton WW, « Autoimmune diseases, gastrointestinal disorders and the microbiome in schizophrenia: more than a gut feeling », *Schizophr Res.* 2014 Jul 14. pii: S0920-9964(14)00319-3.

38. Hsiao EY, McBride SW, Hsien S, Sharon G, Hyde ER, *et al.*, « The microbiota modulates gut physiology and behavioral abnormalities associated with autism », *Cell.* 2013 Dec 19; 155(7): 1451–63 ; Wang L, Conlon MA, Christophersen CT, Sorich MJ, Angley MT, « Gastrointestinal microbiota and metabolite biomarkers in children with autism spectrum disorders », *Biomark Med.* 2014 ;8(3):331-440 ; De Angelis M, Francavilla R, Piccolo M, De Giacomo A, Gobbetti M, « Autism spectrum disorders and intestinal microbiota », *Gut Microbes* 2015 ; 6(3):207-13.

39. Dash S, Clarke G, Berk M, Jacka FN, « The gut microbiome and diet in psychiatry: focus on depression », *Curr Opin Psychiatry* 2015 Jan ;28(1):1-6.

40. Montiel-Castro AJ, González-Cervantes RM, Bravo-Ruiseco G, Pacheco-López G, « The microbiota-gut-brain axis: neurobehavioral correlates, health and sociality », *Front Integr Neurosci.* 2013 Oct 7 ;7:70 ; Pyndt Jørgensen B, Hansen JT, Krych L, Larsen C, Klein AB, *et al.*, « A possible link between food and mood: dietary impact on gut microbiota and behavior in BALB/c mice », *PLoS One.* 2014 Aug 18 ;9(8):e103398.

CHAPITRE XIV

1. Waddington CH, *Introduction to modern genetics*, Macmillan 1939 ; Esteller M, « Epigenetics in evolution and disease », *Lancet* 2008 ; 372, 590-596.

2. Ce colloque s'est tenu les 12 et 13 avril 2011 à la Maison de l'UNESCO avec pour titre « La santé des enfants et l'environnement » http://www.appel-de-paris.com.

3. Kouzarides T, « Chromatin modifications and their function », *Cell.* 2007 Feb 23 ;128(4):693-705.

4. La transmission des informations en provenance de l'environnement se fait sous la forme d'*empreintes moléculaires* au niveau de l'épigénome. Lorsque celles-ci surviennent dans les cellules somatiques (non sexuelles), cette transmission concerne les tissus et organes de l'individu concerné ; lorsqu'elles surviennent dans les cellules sexuelles, l'hérédité concerne l'organisme dans son entier et, donc, sa descendance.

5. Plus précisément : sans modifier la séquence des bases de l'ADN. Berger SL, Kouzarides T, Shiekhattar R, Shilatifard A, « An operational definition of epigenetics », *Genes Dev.* 2009 Apr 1 ;23(7):781-3.

6. Skinner MK, Manikkam M, Guerrero-Bosagna C, « Epigenetic transgenerational actions of environmental factors in disease etiology », *Trends Endocrinol Metab.* 2010 Apr ;21(4):214-22; Skinner MK, Manikkam M, Guerrero-Bosagna C, « Epigenetic transgenerational actions of endocrine disruptors », *Reprod Toxicol.* 2011 Apr ;31(3):337-43.

7. Belpomme D. *et al.*, « The growing incidence of cancer: role of lifestyle and screening detection » (Review). Int J Oncol. 2007 May ;30(5):1037-49 ; Belpomme D. *et al.*, « The multitude and diversity of environmental carcinogens », *Environ Res.* 2007 Nov ;105(3):414-29 *(voir le chapitre II).*

8. Bodansky HJ, Staines A, Stephenson C, Haigh D, Cartwright R, « Evidence for an environmental effect in the aetiology of insulin dependent diabetes in a transmigratory population », *BMJ* 1992 Apr 18 ;304(6833):1020-2; Staines A, Hanif S, Ahmed S, McKinney PA, Shera S, Bodansky HJ, « Incidence of insulin dependent diabetes mellitus in Karachi, Pakistan », *Arch Dis Child.* 1997 Feb ;76(2):121-3.

9. Ce type d'observations a été mis en évidence pour différentes affections ou maladies, telles que le cancer ou le diabète. À la différence des explications initiales qui interprétaient ces phénomènes comme liés à des modifications d'origine purement alimentaire, les études actuelles tendent à montrer qu'il s'agit plutôt d'un changement d'environnement au sens large, en considérant que l'alimentation en fait partie.

10. Pour la plupart des pathologies concernées, les formes purement héréditaires, c'est-à-dire n'impliquant pas l'environnement, ne représenteraient au maximum qu'environ 5 % des cas ; la transmission se ferait alors plus souvent sur un mode « non mendélien », autrement dit selon un processus héréditaire qui peut « sauter » une ou plusieurs générations.

11. Il s'agit de jumeaux monozygotes, c'est-à-dire issus du même œuf. Fraga MF, Ballestar E, Paz MF, Ropero S, Setien F, *et al.*, « Epigenetic differences arise during the lifetime of monozygotic twins », *Proc Natl Acad Sci* U S A. 2005 Jul 26 ;102(30):10604-9.

12. *Voir le chapitre VI.* Fox M, Knapp LA, Andrews PW, Fincher CL, « Hygiene and the world distribution of Alzheimer's disease », *Evolution, Medicine, and Public Health*, 2013 ; (1): 173-186.

13. Bach JF, « The effect of infections on susceptibility to autoimmune and allergic diseases », *N Engl J Med.* 2002 Sep 19 ;347(12):911-20; Kukreja A, Maclaren NK, « NKT cells and type-1 diabetes and the "hygiene hypothesis" to explain the rising incidence rates », *Diabetes Technol Ther.* 2002 ;4(3):323-33.

14. Grolleau-Julius A, Ray D, Yung RL, « The role of epigenetics in aging and autoimmunity », *Clin Rev Allergy Immunol.* 2010 Aug ;39(1):42-50.

15. À noter que si le fœtus est capable d'inflammation, il est incapable de développer une réaction de défense immunitaire en raison de la non-maturité de son système immunitaire et que celle-ci surviendra après la naissance grâce à la colonisation de l'organisme par le *microbiote.* Romero R, Gotsch F, Pineles B, Kusanovic JP, « Inflammation in pregnancy: Its roles in reproductive physiology, obstetrical complications, and fetal injury », *Nut Rev.* 2007, 194-202 ; Yan X, Huang Y, Wang H, Du M, Hess BW, Ford SP, Nathanielsz PW, Zhu MJ, « Maternal obesity induces sustained inflammation in both fetal and offspring large intestine of sheep », *Inflamm Bowel Dis.* 2011 Jul ;17(7):1513-22.

16. Il s'agit essentiellement de leucémies lymphoïdes aigües. Greaves MF, « Speculations on the cause of childhood acute lymphoblastic leukemia », *Leukemia* 1988 Feb ;2(2):120-5. Les lymphomes sont des tumeurs des ganglions.

17. Rudant J *et al.*, « Household exposure to pesticides and risk of childhood hematopoietic malignancies: The ESCALE study (SFCE) », *Environ Health Perspect.* 2007 ; Van Maele-Fabry G *et al.*, « Residential exposure to pesticides and childhood leukaemia: a systematic review and meta-analysis », *Environ Int.* 2011.

18. Forsdahl A, « Are poor living conditions in childhood and adolescence an important risk factor for arteriosclerotic heart disease ? », *Bristish J Prev and Social Med* 1977 ; 31: 91-95.

19. Le *phénotype* se définit comme l'ensemble des caractères d'une cellule ou d'un organisme soumis à un environnement donné, par opposition au *génotype* qui est l'ensemble des gènes situés dans l'ADN nucléaire. Autrefois, on pensait que seul le génotype était héréditaire. On sait maintenant, grâce à l'épigénétique, que le phénotype l'est aussi.

20. L'alimentation influerait sur la méthylation de l'ADN et modifierait les histones ainsi que les micros ARN. Kucharski R, Maleszka J, Foret S, Maleszka R, « Nutritional control of reproductive status in honeybees via DNA methylation », *Science* 2008 Mar 28 ;319(5871):1827-30.

21. Canani RB, Costanzo MD, Leone L, Bedogni G, Brambilla P, Cianfarani S, *et al.*, « Epigenetic mechanisms elicited by nutrition in early life », *Nutr Res Rev.* 2011 Dec ;24(2):198-205; Alfaradhi MZ1, Ozanne SE. « Developmental programming in response to maternal overnutrition », *Genet.* 2011 Jun 3 ;2:27.

22. Barker DJ, « Maternal nutrition, fetal nutrition, and disease in later life », *Nutrition* 1997 Sep ;13(9):807-13; Barker DJ, Eriksson JG, Forsén T, Osmond C, « Fetal origins of adult disease: strength of effects and biological basis », *Int J Epidemiol.* 2002 Dec ;31(6):1235-9 ; Barker DJ, « The developmental origins of adult disease », *Eur J Epidemiol.* 2003 ;18(8):733-6.

23. Painter RC, Roseboom TJ, Bleker OP, « Prenatal exposure to the Dutch famine and disease in later life: an overview », *Reprod Toxicol.* 2005 Sep-Oct ;20(3):345-52.

24. Benyshek DC, Martin JF, Johnston CS, « A reconsideration of the origins of the type 2 diabetes epidemic among Native Americans and the implications for intervention policy », *Med Anthropol.* 2001 ;20(1):25-64.

25. Mi J, Law C, Zhang KL, Osmond C, Stein C, Barker D, « Effects of infant birthweight and maternal body mass index in pregnancy on components of the insulin resistance syndrome in China », *Ann Intern Med.* 2000 Feb 15 ;132(4):253-60.

26. Catalano PM, Presley L, Minium J, Hauguel-de Mouzon S., « Fetuses of obese mothers develop insulin resistance in utero », *Diabetes Care.* 2009 Jun ;32(6):1076-80 ; Xue Y, Wang H, Du M, Zhu MJ, « Maternal obesity induces gut inflammation and impairs gut epithelial barrier function in nonobese diabetic mice », *J Nutr Biochem.* 2014 Jul ;25(7):758-64.

27. Curhan GC, Willett WC, Rimm EB, Spiegelman D, Ascherio AL, Stampfer MJ, « Birth weight and adult hypertension, diabetes mellitus, and obesity in US men », *Circulation* 1996 Dec 15 ;94(12):3246-50; McCance DR, Pettitt DJ, Hanson RL, Jacobsson LT, Knowler WC, Bennett PH, « Birth weight and non-insulin dependent diabetes: thrifty genotype, thrifty phenotype or surviving small baby genotype ? », *BMJ* 1994 Apr 9 ;308(6934):942-5. 3 ; Plagemann A, Harder T, Schellong K, Schulz S, Stupin JH, « Early postnatal life as a critical time window for

determination of long-term metabolic health », *Best Pract Res Clin Endocrinol Metab.* 2012 Oct ;26(5):641-53.

28. Harding JE, « The nutritional basis of the fetal origins of adult disease », *Int J Epidemiol.* 2001 Feb ;30(1):15-23.

29. Hans Selye *The Stress of life,* 1956 ; en français *Le Stress de la vie*, éd. Gallimard, (1re éd. en 1962, 2e éd. en 1975). Il s'agit du système hypothalamo-hypophysaire et surrénalien impliquant la neuro-hypophyse et les hormones qu'elle produit sous dépendance de l'hypothalamus. Parmi celles-ci, l'ACTH assure la synthèse des hormones corticoïdes sécrétées par les surrénales. Maccari S, Morley-Fletcher S. « Effects of prenatal restraint stress on the hypothalamus-pituitary-adrenal axis and related behavioural and neurobiological alterations », *Psychoneuroendocrinology* 2007 Aug ;32 (Suppl 1):S10-5.

30. Dominique Belpomme, *Ces maladies créées par l'homme*, Albin Michel, 2004.

31. En raison de l'origine fœtale des affections et maladies, les études épidémiologiques sont en effet incapables à elles seules d'évaluer avec précision les risques réels liés à la pollution. Seules les études toxicologiques et biologiques permettent de le faire et donc de proposer des méthodes de prévention primaire véritablement efficaces. Tomatis L, « Primary prevention protects public health », *Ann N Y Acad Sci.* 2002 Dec; 982:190-7.

32. Celles-ci consistent par exemple à soumettre des souris ou des rats gravides à des polluants, en particulier à des perturbateurs endocriniens et à analyser les effets obtenus à l'âge adulte et au cours des générations suivantes. McLachlan JA, « Environmental signaling: what embryos and evolution teach us about endocrine disrupting chemicals », *Endocr Rev.* 2001 Jun ;22(3):319-41 ; Gellert RJ, Wilson C, « Reproductive function in rats exposed prenatally to pesticides and polychlorinated biphenyls (PCB) », *Environ Res.* 1979 Apr ;18(2):437-43 ; Birnbaum LS, « Endocrine effects of prenatal exposure to PCBs, dioxins, and other xenobiotics: implications for policy and future research », *Environ Health Perspect.* 1994 Aug ;102(8):676-9; Gray LE Jr, Ostby JS, « In utero 2,3,7,8-tetrachlorodibenzo-p-dioxin (TCDD) alters reproductive morphology and function in female rat offspring », *Toxicol Appl Pharmacol.* 1995 Aug ;133(2):285-94; Gray LE1, Wolf C, Mann P, Ostby JS, « In utero exposure to low doses of 2,3,7,8-tetrachlorodibenzo-p-dioxin alters reproductive development of female Long Evans hooded rat offspring », *Toxicol Appl Pharmacol.* 1997 Oct ;146(2):237-44; Gilbert ME, Crofton KM, « Developmental exposure to a commercial PCB mixture (Aroclor 1254) produces a persistent impairment in long-term potentiation in the rat dentate gyrus in vivo », *Brain Res.* 1999 Dec 11 ;850(1-2):87-95; Chen CY, Hamm JT, Hass JR, Birnbaum LS, « Disposition of polychlorinated dibenzo-p-dioxins, dibenzofurans, and non-ortho polychlorinated biphenyls in pregnant long evans rats and the transfer to offspring », *Toxicol Appl Pharmacol.* 2001 Jun 1 ;173(2):65-88; Markowski VP, Cox C, Preston R, Weiss B, « Impaired cued delayed alternation behavior in adult rat offspring following exposure to 2,3,7,8-tetrachlorodibenzo-p-dioxin on gestation day 15 », *Neurotoxicol. Teratol.* 2002 Mar-Apr ;24(2):209-1, Bushnell PJ, Moser VC, MacPhail RC, Oshiro WM, Derr-Yellin EC, Phillips PM, Kodavanti PR, « Neurobehavioral assessments of rats perinatally exposed to a commercial mixture of polychlorinated biphenyls », *Toxicol Sci.* 2002 Jul ;68(1):109-20.

33. Schantz SL, Moshtaghian J, Ness DK, « Spatial learning deficits in adult rats exposed to ortho-substituted PCB congeners during gestation and lactation », *Fundam Appl Toxicol.* 1995 Jun ;26(1):117-26; Luecke RH, Wosilait WD, Pearce BA, Young JF, « A computer model and program for xenobiotic disposition during pregnancy », *Comput Methods Programs Biomed.* 1997 Jul ;53(3):201-24; Perera FP, Jedrychowski W, Rauh V, Whyatt RM, « Molecular epidemiologic research on the effects of environmental pollutants on the fetus », *Environ Health Perspect.* 1999 Jun ;107 Suppl 3:451-60; Seegal RF, « The neurotoxicological consequences of developmental exposure to PCBs », *Toxicol Sci.* 2000 Sep ;57(1):1-3; Jedrychowski W, Whyatt RM, Camann DE, Bawle UV, Peki K, *et al.*, « Effect of prenatal PAH exposure on birth outcomes and neurocognitive development in a cohort of newborns in Poland. Study design and preliminary ambient data », *Int J Occup Med Environ Health.* 2003 ;16(1):21-9; Perera FP, Rauh V, Tsai WY, Kinney P, Camann D, *et al.*, « Effects of transplacental exposure to environmental pollutants on birth outcomes in a multiethnic population », *Environ Health Perspect.* 2003 Feb ;111(2):201-5; Anway MD, Cupp AS, Uzumcu M, Skinner MK, « Epigenetic transgenerational actions of endocrine disruptors and male fertility », *Science* 2005 Jun 3 ;308(5727):1466-9; Crews D, McLachlan JA, « Epigenetics, evolution, endocrine disruption, health, and disease », *Endocrinology* 2006 Jun ;147(6 Suppl):S4-10 ; Godfrey KM, Gluckman PD, Hanson MA, « Developmental origins of metabolic disease: life course and intergenerational perspectives », *Trends Endocrinol Metab.* 2010 Apr ;21(4):199-205; Skinner MK, Manikkam M, Guerrero-Bosagna C, « Epigenetic transgenerational actions of environmental factors in disease etiology », *Trends Endocrinol Metab.* 2010 Apr ;21(4):214-22.

34. Godfrey KM, Barker DJ, « Fetal programming and adult health », *Public Health Nutr.* 2001 Apr ;4(2B):611-24.

35. Skinner MK, Manikkam M, Guerrero-Bosagna C. « Epigenetic transgenerational actions of environmental factors in disease etiology », *Trends Endocrinol Metab.* 2010 Apr ;21(4):214-22; Skinner MK, Manikkam M, Guerrero-Bosagna C, « Epigenetic transgenerational actions of endocrine disruptors », *Reprod Toxicol.* 2011 Apr ;31(3):337-43. À noter cependant qu'à l'effet transgénérationnel proprement dit s'ajouterait dans certains cas, pour que la pathologie concernée advienne réellement, l'exposition des nouveau-nés aux mêmes polluants ou à d'autres. Il y aurait en réalité deux types de transmissions transgénérationnelles possibles. D'une part un *premier mécanisme*, impliquant les *cellules sexuelles* et donc ne nécessitant pas obligatoirement l'apport de l'environnement extérieur, une fois le processus initial enclenché lors de la grossesse, pour maintenir l'altération pathologique au cours des générations suivantes ; dans ce cas on invoque un effet mémoire de l'épigénome au niveau des cellules sexuelles, cet effet pouvant se maintenir jusqu'à la 3e ou 4e génération : il s'agit donc d'une hérédité qui n'est pas de type génétique. Et d'autre part un *deuxième type* de mécanisme, impliquant les *cellules somatiques* et donc nécessitant l'apport de l'environnement extérieur à chaque génération pour maintenir l'altération pathologique. D'où ici, en association au concept de pathologie transgénérationnelle, celui d'« exposition multiple des générations ».

36. « L'hérédité sans gène. Comment l'environnement rebat les cartes », *Dossier pour la science* n°81, 2013.

37. Il s'agit du *diéthylstilbestrol* ou Distilbène®, un œstrogène de synthèse administré chez les femmes enceintes afin d'éviter d'avorter. Les complications observées dans la descendance ont entraîné le retrait du marché du médicament *(voir les chapitres II et XII)*.

38. Newbold RR, Hanson RB, Jefferson WN, Bullock BC, Haseman J, McLachlan JA, « Increased tumors but uncompromised fertility in the female descendants of mice exposed developmentally to diethylstilbestrol », *Carcinogenesis* 1998 Sep ;19(9):1655-63; Newbold RR, Hanson RB, Jefferson WN, Bullock BC, Haseman J, McLachlan JA, « Proliferative lesions and reproductive tract tumors in male descendants of mice exposed developmentally to diethylstilbestrol », *Carcinogenesis* 2000 Jul ;21(7):1355-63; Baird DD, « Newbold R. Prenatal diethylstilbestrol (DES) exposure is associated with uterine leiomyoma development », *Reprod Toxicol.* 2005 May-Jun ;20(1):81-4; Cook JD, Davis BJ, Cai SL, Barrett JC, Conti CJ, Walker CL, « Interaction between genetic susceptibility and early-life environmental exposure determines tumor-suppressor-gene penetrance », *Proc Natl Acad Sci USA* 2005 Jun 14 ;102(24):8644-9.

39. Stillman RJ, Miller LC, « Diethylstilbestrol exposure in utero and endometriosis in infertile females », *Fertil Steril.* 1984 Mar ;41(3):369-72; Hatch EE, Palmer JR, Titus-Ernstoff L, Noller KL, Kaufman RH, *et al.*, « Cancer risk in women exposed to diethylstilbestrol in utero », *JAMA* 1998 Aug 19 ;280(7):630-4; Palmer JR, Hatch EE, Rao RS, Kaufman RH, Herbst AL, et al. « Infertility among women exposed prenatally to diethylstilbestrol », *Am J Epidemiol.* 2001 Aug 15 ;154(4):316-21; Brouwers MM, Feitz WF, Roelofs LA, Kiemeney LA, de Gier RP, Roeleveld N, « Hypospadias: a transgenerational effect of diethylstilbestrol ? », *Hum Reprod.* 2006 Mar ;21(3):666-9; Newbold RR, Padilla-Banks E, Snyder RJ, Phillips TM, Jefferson WN, « Developmental exposure to endocrine disruptors and the obesity epidemic », *Reprod Toxicol.* 2007 Apr-May ;23(3):290-6; Troisi R, Hatch EE, Titus-Ernstoff L, Hyer M, Palmer JR, *et al.* « Cancer risk in women prenatally exposed to diethylstilbestrol », *Int J Cancer.* 2007 Jul 15 ;121(2):356-60; Titus-Ernstoff L, Troisi R, Hatch EE, Hyer M, Wise LA, *et al.*, « Offspring of women exposed in utero to diethylstilbestrol (DES): a preliminary report of benign and malignant pathology in the third generation », *Epidemiology* 2008 Mar ;19(2):251-7.

40. Le fœtus est défini comme étant l'organisme après 3 mois de gestation.

41. À chacune des étapes de l'ontogenèse une part de hasard est possible, mais elle est en permanence corrigée d'une part par l'émergence programmée d'événements déterministes, et d'autre part, par la sélection darwinienne qui l'annulent

42. Du grec *teleos*, fin et *nomos*, règle, soit « les règles conduisant à un achèvement, une fin » ou « les règles de la finalité ». Jacques Monod, *Le Hasard et la Nécessité*, Seuil, 1973. Nos collègues physiciens, habitués à jongler de façon probabiliste avec le hasard et les lois des grands nombres, notamment depuis l'émergence de la physique quantique, peinent souvent à concevoir un tel déterminisme en biologie et en médecine. C'est pourtant le cas et probablement l'énorme différence qu'il y a entre la matière inerte qu'ils tentent de déchiffrer au plan particulaire, et la vie telle que les biologistes et les médecins la perçoivent et la conçoivent depuis Claude Bernard – qui fut parmi les premiers à attirer l'attention sur un tel déterminisme.

43. Ce sont des cellules sexuelles que sont l'ovule et le spermatozoïde dont le nombre de chromosomes est divisé par 2. Il s'agit en effet de cellules « haploïdes ». Ce qui signifie qu'au lieu de contenir 2n chromosomes comme toutes les cellules somatiques de l'organisme, elles en contiennent seulement n, alors que l'œuf initial et toutes les cellules (autres que sexuelles) qui en dérivent en contiennent 2n.

44. Aristote, *De la génération des animaux.* Traité traduit en français et accompagné de notes par Barthélemy-Saint-Hilaire, Tome Ier, Librairie Hachette et Cie, 1887. « Toutes les parties [d'un embryon] ne se forment pas simultanément… En effet, certaines existent manifestement quand d'autres n'existent pas encore. »

45. Farge E, « Des gènes sous pression » in *Dossier pour la science* n° 81, octobre-décembre 2013, pp.80-85.

46. L'homme reproduit et imite la nature, mais c'est une utopie de croire qu'il peut la créer.

47. Médecin pédiatre italien, Ernesto Burgio préside le comité scientifique de l'ISDE (International Society of Doctors for Environment). Il est consultant en pédiatrie pour des projets de recherche nationaux et internationaux, et s'est spécialisé en épigénétique. Il est membre du conseil scientifique de l'ECERI.

48. Des exceptions rarissimes sont possibles, lorsque la santé de la mère est en danger. La prise de *Thalidomide* ou de Distilbène® est en effet malheureusement là pour nous rappeler, comme nous l'avons vu, les erreurs du passé dues à l'extrême vulnérabilité du fœtus à toute prise de médicaments. Il en est de même des radiographies réalisées en période de grossesse en raison de la survenue possible de malformations (effets des rayons X), et des vaccinations *(voir le chapitre XI).*

49. L'organisme mature comprend environ 200 types cellulaires. Si chaque cellule a structurellement le même ADN, comment expliquer une telle variété de structures et de fonctions, et une telle plasticité concernant la formation des tissus lors de l'ontogenèse, si ce n'est parce que l'expression des gènes n'y est pas la même, parce que le programme génétique d'un type cellulaire à l'autre s'est différencié par des mécanismes moléculaires relevant d'un codage épigénétique différent.

50. Ikegami K, Ohgane J, Tanaka S, Yagi S, Shiota K, « Interplay between DNA methylation, histone modification and chromatin remodeling in stem cells and during development », *Int J Dev Biol.* 2009 ;53(2-3):203-14; Godfrey KM, Barker DJ, « Fetal programming and adult health », *Public Health Nutr.* 2001 Apr ;4(2B):611-24; Plagemann A, Harder T, Schellong K, Schulz S, Stupin JH, « Early postnatal life as a critical time window for determination of long-term metabolic health », *Best Pract Res Clin Endocrinol Metab.* 2012 Oct ;26(5):641-53.

51. Feinberg AP, « Phenotypic plasticity and the epigenetics of human disease », *Nature* 2007 May 24;447(7143):433-40.

52. *Voir le chapitre VI.* Il s'agit des cellules gliales. Celles-ci sont indispensables au bon fonctionnement des neurones. Elles représentent environ 50 % des cellules du cerveau. On distingue en général 4 principaux types de cellules gliales : les astrocytes, les oligodendrocytes, les cellules de Schwann, la microglie. Kettenmann H, Hanisch UK, Noda M, Verkhratsky A, « Physiology of microglia », *Physiol Rev.* 2011 Apr ;91(2):461-553.

53. Il s'agit de ce qu'on appelle la *connectique*, la mise en réseau des neurones se faisant par l'intermédiaire des synapses, qui sont les structures fonctionnelles utilisées pour qu'ils se connectent entre eux.

54. L'*épigenèse* est le développement d'un être organisé par une succession de divisions cellulaires au cours de laquelle s'établit progressivement la différenciation en tissus et organes. Le terme est à distinguer de celui d'*épigénétique*.

55. Weiss B, Landrigan PJ, « The developing brain and the environment: an introduction » *Environ Health Perspect.* 2000 Jun ;108 Suppl 3:373-4; Weiss B, « Vulnerability of children and the developing brain to neurotoxic hazards », *Environ Health Perspect.* 2000 Jun ;108 Suppl 3:375-81; Olney JW, Farber NB, Wozniak DF, Jevtovic-Todorovic V, Ikonomidou C, « Environmental agents that have the potential to trigger massive apoptotic neurodegeneration in the developing brain », *Environ Health Perspect.* 2000 Jun ;108 Suppl 3:383-8; Porterfield SP, « Thyroidal dysfunction and environmental chemicals--potential impact on brain development », *Environ Health Perspect.* 2000 Jun ;108 Suppl 3:433-8; Wingate R, Kwint M, « Imagining the brain cell: the neuron in visual culture », *Nat. Rev. Neurosci.* 2006 Sep ;7(9):745-52.

56. Tous les deux ont reçu le Prix Nobel de médecine en 1962 avec le biophysicien britannique Maurice Wilkins. Watson JD, Crick FH, « Molecular structure of nucleic acids ; a structure for deoxyribose nucleic acid », *Nature* 1953 Apr 25 ;171(4356):737-8.

57. La partie non codante, soit environ 99 %, correspondant à ce qu'on appelle la matière noire du génome Sophia Häfner et Claire Rougeulle, « La matière noire du génome » in *Dossier pour la science* n° 81 octobre-décembre 2013, pp.58-63.

58. Il s'agit de ce qu'on appelle des *transposons* ou des *retrotransposons*. Jordan IK, Rogozin IB, Glazko GV, Koonin EV, « Origin of a substantial fraction of human regulatory sequences from transposable elements », *Trends Genet.* 2003 Feb ;19(2):68-72.

59. Les 22 000 gènes du génome sont répartis au milieu de très nombreuses séquences géniques, le plus souvent répétées et non transcrites, alors qu'environ 50 % de ces séquences correspondent en réalité à des *unités mobiles*, aptes à se mouvoir dans les différentes régions de l'ADN, y compris à proximité de l'un ou l'autre des 22 000 gènes. Certains voient dans ces séquences non codantes un « ADN poubelle » inutile, alors que pour d'autres, celles-ci exerceraient un rôle de soutien et de régulation des 22 000 gènes codants pour la synthèse des protéines.

60. Certaines de ces unités mobiles (rétrotransposons) coderaient pour une *transcriptase inverse* ou *rétrotranscriptase*, laquelle permet l'intégration des ARN messagers synthétisés par ces unités mobiles dans l'ADN cellulaire à différents sites, altérant ainsi l'intégrité du code génétique. Un tel mécanisme pourrait être impliqué dans la survenue des cancers. Sinibaldi-Vallebona P, Lavia P, Garaci E, Spadafora C, « A role for endogenous reverse transcriptase in tumorigenesis and as a target in differentiating cancer therapy », *Genes Chromosomes Cancer.* 2006 Jan ;45(1):1-10.

61. Depuis les travaux pionniers du moine autrichien Grégoire Mendel (1822 - 1884), la génétique formelle est celle issue d'une interprétation statistique des anomalies héréditaires en considérant le génome comme une structure stable évoluant au cours des générations selon des lois propres à la génétique.

62. Il s'agit ici d'une loi du « tout ou rien », l'expression pouvant être annulée – le(s) gène(s) devenant silencieux – ou au contraire avoir lieu, celle-ci contribuant alors à la synthèse des protéines. Au plan moléculaire il y a 4 types de mécanismes à l'origine de l'activation ou de l'extinction de l'expression des gènes : (1) *une modification de structure de la chromatine :* Guerrero-Bosagna CM, Sabat P, Valdovinos FS, Valladares LE, Clark SJ, « Epigenetic and phenotypic changes result from a continuous pre and post natal dietary exposure to phytoestrogens in an experimental population of mice », *BMC Physiol.* 2008 Sep 15;8:17 ; Paschos K, Allday MJ. « Epigenetic reprogramming of host genes in viral and microbial pathogenesis », *Trends Microbiol.* 2010 Oct;18(10):439-47. (2) *la méthylation de l'ADN.* En cas d'hyperméthylation de certains îlots situés dans l'ADN, il y a extinction de l'expression : on parle alors de « gène silencieux » : Holliday R, Pugh JE, « DNA modification mechanisms and gene activity during development », *Science* 1975 Jan 24;187(4173):226-32 ; (3) *l'acétylation des histones*; celle-ci est associée à une transcription active, alors que la désacétylation rend le gène silencieux : Turner BM, « Histone acetylation as an epigenetic determinant of long-term transcriptional competence », *Cell Mol Life Sci.* 1998 Jan;54(1):21-31; Margueron R, Trojer P, Reinberg D, « The key to development: interpreting the histone code ? », *Curr Opin Genet Dev.* 2005 Apr;15(2):163-76; (4) enfin *les microARN ou ARN non codants* modulent la stabilité de l'ARN et l'expression des gènes : Wall NR, Shi Y, « Small RNA: can RNA interference be exploited for therapy ? », *Lancet* 2003 Oct 25;362(9393):1401-3; Esquela-Kerscher A, Slack FJ, « Oncomirs - microRNAs with a role in cancer », *Nat Rev Cancer.* 2006 Apr;6(4):259-69.

63. Toute cellule qui entre en division (mitose) met en jeu, de façon chronologiquement et séquentiellement programmée, l'expression d'environ 600 gènes. Toute modification du milieu dans lequel baigne la cellule est donc susceptible de modifier l'expression d'un ou de plusieurs gènes, et par conséquent de provoquer soit l'apparition de mutations, soit la mort de la cellule lorsque le nombre de celles-ci est trop élevée.

64. Ce concept entièrement nouveau, révolutionnaire dans son principe et sa méthode, fortifie en quelque sorte ce qu'on a appelé la *génétique inverse.* C'est pourquoi la démarche de l'épigénétique est encore trop souvent mal comprise par un certain nombre de généticiens qui, s'obstinant à vouloir trouver la clef de l'origine des pathologies dans la pure génétique, font désormais fausse route. La *génétique inverse* part du principe qu'au lieu d'étudier d'emblée l'ensemble du génome, pour comprendre l'origine des maladies, il conviendrait de commencer par investiguer les produits de son expression pour, dans un second temps, cibler son étude de façon précise. Il s'agit ici d'une démarche inverse à celle utilisée dans la plupart des recherches génétiques contemporaines.

65. Cette théorie de la transmission de l'information génétique était celle proposée par Watson et Crick à l'époque de leur découverte de la structure en double hélice de l'ADN ; et c'était celle à laquelle se rangeait Jacques Monod. Bromham L, « Darwin would have loved DNA: celebrating Darwin 200 », *Biol Lett.* 2009 Aug 23;5(4):503-5.

66. Jaenisch R, Bird A, « Epigenetic regulation of gene expression: how the genome integrates intrinsic and environmental signals », *Nat Genet.* 2003 Mar;33 Suppl:245-54.

67. Le projet d'étude du fonctionnement du génome est en cours grâce à un consortium international dénommé FANTOM (Functional Anotation of the Mammalian Genomic) sous obédience japonaise. Schadt EE, « Molecular networks as sensors and drivers of common human diseases », *Nature* 2009 Sep 10;461(7261):218-23. FANTOM Consortium, «The transcriptional network that controls growth arrest and differentiation in a human myeloid leukemia cell line», *Nat Genet.* 2009 May;41(5):553-62.

68. Hanahan D, Weinberg RA, «The hallmarks of cancer», *Cell.* 2000 Jan 7;100(1):57-70; Herman JG, Baylin SB, « Gene silencing in cancer in association with promoter hypermethylation », *N. Engl. J Med.* 2003 Nov 20;349(21):2042-54; Baylin SB, « DNA methylation and gene silencing in cancer », *Nat Clin Pract Oncol.* 2005 Dec;2 Suppl 1:S4-11; Van Kouwenhove M, Kedde M, Agami R, « MicroRNA regulation by RNA-binding proteins and its implications for cancer », *Nat. Rev. Cancer.* 2011 Aug 5;11(9):644-56; Hanahan D, Weinberg RA, « Hallmarks of cancer: the next generation », *Cell.* 2011 Mar 4;144(5):646-74.

69. Irigaray P, Belpomme D, « Basic properties and molecular mechanisms of exogenous chemical carcinogens », *Carcinogenesis* 2010 Feb;31(2):135-48. First European Cancer and Environment Research Institute (ECERI) Workshop, « Environmental carcinogenesis: a focus on epigenetics », October 26th 2012, Belgium Royal Academy of Medicine, Brussels, Belgium.

70. Bayne EH, Allshire RC, « RNA-directed transcriptional gene silencing in mammals », *Trends Genet.* 2005 Jul;21(7):370-3; Feinberg AP, « Phenotypic plasticity and the epigenetics of human disease », *Nature* 2007 May 24;447(7143):433-40; Edwards TM, Myers JP, « Environmental exposures and gene regulation in disease etiology », *Environ Health Perspect.* 2007 Sep;115(9):1264-70; Kim DH, Saetrom P, Snøve O Jr, Rossi JJ, « MicroRNA-directed transcriptional gene silencing in mammalian cells », *Proc Natl Acad Sci.* USA 2008 Oct 21;105(42):16230-5; Ha TY. « MicroRNAs in Human Diseases: From Autoimmune Diseases to Skin, Psychiatric and Neurodegenerative Diseases », *Immune Netw.* 2011 Oct;11(5):227-44; Ahn S, Wang T, « A powerful statistical method for identifying differentially methylated markers in complex diseases », *Pac Symp Biocomput.* 2013:69-79.

71. Tsankova N, Renthal W, Kumar A, Nestler EJ, « Epigenetic regulation in psychiatric disorders », *Nat Rev Neurosci.* 2007 May;8(5):355-67; Van Vliet J, Oates NA, Whitelaw E, « Epigenetic mechanisms in the context of complex diseases », *Cell Mol Life Sci.* 2007 Jun;64(12):1531-8; Huynh JL, Casaccia P, « Epigenetic mechanisms in multiple sclerosis: implications for pathogenesis and treatment », *Lancet Neurol.* 2013 Feb;12(2):195-206; Nestler E, « Le cerveau modelé par l'environnement », in *Dossier pour la science* 2013 n°81, pp 98-103.

72. Johnson JG, Cohen P, Chen H, Kasen S, Brook JS, « Parenting behaviors associated with risk for offspring personality disorder during adulthood », *Arch. Gen. Psychiatry* 2006 May;63(5):579-87.

73. Jacobson JL, Jacobson SW, « Intellectual impairment in children exposed to polychlorinated biphenyls in utero », *N. Engl. J Med.* 1996 Sep 12;335(11):783-9; Jacobson JL, Jacobson SW, « Evidence for PCBs as neurodevelopmental toxicants in humans », *Neurotoxicology* 1997;18(2):415-24; Darvill T, Lonky E, Reihman J,

Stewart P, Pagano J, « Prenatal exposure to PCBs and infant performance on the fagan test of infant intelligence », *Neurotoxicology* 2000 Dec ;21(6):1029-38;

74. Les « gènes sauteurs » sont des unités mobiles dans le génome, c'est-à-dire des *transposons* ou *rétrotransposons*. Le positionnement de ces gènes dans la partie codante du génome favoriserait la diversité de la pensée et des comportements, et influerait sur la susceptibilité aux maladies mentales. Baillie JK, Barnett MW, Upton KR, Gerhardt DJ, Richmond TA, *et al.*, « Somatic retrotransposition alters the genetic landscape of the human brain », *Nature* 2011 Oct 30 ;479(7374):534-7; Gage F et Muotri A, « Des gènes sauteurs dans le cerveau », in *Dossier pour la science* 2013 n° 81, pp.18-23.

75. Feinberg AP, « Phenotypic plasticity and the epigenetics of human disease », *Nature* 2007 May 24;447(7143):433-40; Van Vliet J, Oates NA, Whitelaw E, « Epigenetic mechanisms in the context of complex diseases », *Cell Mol Life Sci.* 2007 Jun ;64(12):1531-8; Liu L, Li Y, Tollefsbol TO, « Gene-environment interactions and epigenetic basis of human diseases », *Curr. Issues Mol Biol.* 2008 ;10(1-2):25-36; Furer V, Greenberg JD, Attur M, Abramson SB, Pillinger MH, « The role of microRNA in rheumatoid arthritis and other autoimmune diseases », *Clin Immunol.* 2010 Jul ;136(1):1-15; Portela A, Esteller M, « Epigenetic modifications and human disease », *Nat. Biotechnol.* 2010 Oct ;28(10):1057-68; Ha TY, « MicroRNAs in Human Diseases: From Cancer to Cardiovascular Disease », *Immune Netw.* 2011 Jun ;11(3):135-54; Rakyan VK, Down TA, Balding DJ, Beck S, « Epigenome-wide association studies for common human diseases », *Nat. Rev. Genet.* 2011 Jul 12 ;12(8):529-41; Ha TY, « MicroRNAs in Human Diseases: From Autoimmune Diseases to Skin, Psychiatric and Neurodegenerative Diseases », *Immune Netw.* 2011 Oct ;11(5):227-44; Dang MN, Buzzetti R, Pozzilli P, « Epigenetics in autoimmune diseases with focus on type 1 diabetes », *Diabetes Metab. Res. Rev.* 2013 Jan ;29(1):8-18; Im GI, Choi YJ, « Epigenetics in osteoarthritis and its implication for future therapeutics », *Expert Opin. Biol. Ther.* 2013 May ;13(5):713-21.

76. Ces altérations agissent principalement sur la méthylation de l'ADN, changent le profil des micro ARN ou en modifient les histones. Holliday R, « The inheritance of epigenetic defects », *Science* 1987 Oct 9 ;238(4824):163-70. Baccarelli A, Bollati V, « Epigenetics and environmental chemicals », *Curr Opin Pediatr.* 2009 Apr ;21(2):243-51; Hou L, Zhang X, Wang D, Baccarelli A, « Environmental chemical exposures and human epigenetics », *Int. J Epidemiol.* 2012 Feb ;41(1):79-105.

77. Vaiserman A, « Early-life Exposure to Endocrine Disrupting Chemicals and Later-life Health Outcomes: An Epigenetic Bridge ? », *Aging Dis.* 2014 Jan 28 ;5(6):419-29.

78. Les transposons insérées dans les régions codantes du génome (les 22 000 gènes) sont le plus souvent délétères et donc éliminées par sélection naturelle. Par contre, ils s'accumulent dans les régions non codantes. Duret L et Charlat S, « L'éloge de l'ADN poubelle » in *Dossier pour la science* 2013 n° 81, pp.10-17.

79. Dawkins R, Jones-Gorlin N, *Le Gène égoïste*, Odile Jacob, 2003.

80. Un point capital distingue néanmoins les observations précédentes du darwinisme authentique tel qu'il a été proposé en 1858 dans l'origine des espèces : Darwin C, *L'Origine des espèces au moyen de la sélection naturelle, La Lutte pour l'existence dans*

la nature (1859) traduit par Moulinié JJ. Reinwald C (Ed), Paris; 1873. Darwin *L'Origine des espèces* M Flammarion Paris 1992.). Pour Darwin, la sélection naturelle s'applique aux organismes vivants, alors que les altérations précédentes sont moléculaires. Dans une « soupe moléculaire », les molécules interagissent selon des propriétés physico-chimiques qui ne relèvent pas nécessairement d'un processus de sélection naturelle. C'est seulement par similitude avec la théorie darwinienne, dans le cadre d'un néo-darwinisme moléculaire en réalité non prouvé, que les biochimistes et biologistes en ont fait un principe généralisable !

81. Cette nouveauté entre dans le cadre de ce qu'on appelle le *phénotype*.

82. Dominique Belpomme, *Cancérologie générale. Physiopathologie clinique*. Editions J.R. Bailliere, 1979 ; *Diversité des mécanismes de résistance aux chimiothérapies anticancéreuses.* p. 465. Médecine/Sciences 1991 ; *Les Traitements médicaux des cancers : les nouvelles voies* p. 440. Médecine/Sciences 1991.

83. Jean-Baptiste Lamarck 1744-1829 ; Charles Darwin 1809-1882. La *Philosophie zoologique* date de 1809 et *L'Origine des espèces* de 1858.

84. Jablonka E, Lamb MJ, « Epigenetic Inheritance and Evolution: The Lamarckian Dimension », *Oxford University Press*, 1995.

85. Jablonka E, Lamb MJ, Avital E, « Lamarckian' mechanisms in darwinian evolution », *Trends Ecol. Evol.* 1998 May;13(5):206-10. Jablonka E, Lamb MJ, « Evolution in Four Dimensions: Genetic, Epigenetic, Behavioral, and Symbolic Variation in the History of Life », *MIT Press* 2005.

86. Koonin EV, Wolf YI, « Is evolution darwinian or/and lamarckian ? », *Biol. Direct.* 2009 Nov 11 ;4:42.

87. Robert JS, « Inheritance systems in evolution: the darwinian dimension », *Trends Ecol. Evol.* 2005 Dec ; 20(12):657-8. Noble D, « Evolution beyond neo-darwinism: a new conceptual framework », *J. Exp Biol.* 2015 Jan 1 ;218(Pt 1):7-13.

88. Sans pour autant fustiger la sélection darwinienne lorsqu'il s'agit de cellules ou de bactéries, il faut reconnaître que Jean-Baptiste Lamarck mérite, au moins pour partie, d'être réhabilité.

89. Koonin EV, Wolf YI, « Is evolution Darwinian or/and Lamarckian ? », *Biol Direct.* 2009 Nov 11 ;4:42.

90. Galilée, *Dialogue sur les deux grands systèmes du monde*, publié en 1632, Seuil, Points Sciences, 2000.

TROISIÈME PARTIE

1. Spinoza B, « L'Éthique », 1677 Ed. Folio (13 janvier 1994), traduction de l'édition de 1677 ; Rousseau JJ, *Du contrat social ou Principes du droit politique* Ed. Cazin 1791 ; Kant E, *Critique de la raison pure,* Germer-Bailliere Libraire Editeur, 1869 ; Hans Jonas H, *Le Principe responsabilité : une éthique pour la civilisation technologique*, 1979 - traduction française éd. du Cerf, 1990 ; Hannah Arendt, *Du mensonge à la violence (Condition de l'homme moderne)*, Calmann-Lévy, coll. Pocket Agora, 1983.

2. Maître Étienne Riondet est en outre secrétaire général de l'ARTAC.

CHAPITRE XV

1. Claude Bernard, *Introduction à l'étude de la médecine expérimentale*, Librairie CH Delagrave, 1912.

2. Karl Popper *La Logique de la découverte scientifique*, Payot, 1984.

3. Dans notre pays, il y a environ 10 millions de sujets atteints d'arthrose. Et si l'affection peut frapper des sujets jeunes, elle prédomine en fait chez les sujets âgés (après la soixantaine).

4. *European Prospective Investigation into Cancer and nutrition.*

5. Boffetta P, Couto E, Wichmann J, Ferrari P, Trichopoulos D, *et al.*, « Fruit and vegetable intake and overall cancer risk in the European Prospective Investigation into Cancer and Nutrition (EPIC) », *J Natl Cancer Inst.* 2010 Apr 21 ;102(8):529-37. Willett WC, « Fruits, vegetables, and cancer prevention: turmoil in the produce section », *J Natl Cancer Inst.* 2010 Apr 21 ;102(8):510-1.

6. Lancé par l'OMS en 1990, le message a depuis été martelé comme une évidence dans toutes les langues : « Manger 5 fruits et légumes par jour réduit le risque de cancer. » http://www.who.int/fr/

7. OMS, « 7 millions de décès prématurés sont liés à la pollution de l'air chaque année » Communiqué de presse du 25 mars 2014. Genève. http://www.who.int/mediacentre/news/releases/2014/air-pollution/fr/ ; OMS, « Qualité de l'air ambiant (extérieur) et santé », *Aide-mémoire n°313, mars 2014*; OMS, « Infections nosocomiales : le respect de l'hygiène des mains par les agents de santé protège les patients », Communiqué de presse du 2 mai 2014 Genève. http://www.who.int/mediacentre/news/releases/2014/hand-hygiene/fr/

8. Dominique Belpomme, *Guérir du cancer ou s'en protéger*, Fayard, 2005.

9. Le succès d'un dépistage de masse repose non seulement sur les qualités du test proposé (sensibilité, fiabilité, reproductibilité), mais aussi sur la « compliance » de la population concernée, autrement dit la venue des personnes à leur consultation de dépistage. Or cette compliance n'est que de l'ordre de 50 % dans notre pays, alors qu'elle est de 75 % et plus dans les pays anglophones (Grande-Bretagne, Canada, etc.). En outre, ce type de dépistage a un coût élevé et le rapport coût/efficacité en termes de baisse d'incidence est insuffisant si la compliance est inférieure à 75 %. Dominique Belpomme, *Les Grands Défis de la politique de santé en France et en Europe*, Librairie de Médicis, 2004.

10. Il s'agit de « précauvention », comme je l'ai appelé. Voir Dominique Belpomme, *Avant qu'il ne soit trop tard*, Fayard, 2007.

11. Les poussières présentes dans l'air ont des dimensions généralement inférieures à 1 µm et, en tant que telles, représentent un mélange de particules fines (diamètre inférieur à 2,5 µm) ou ultrafines (diamètre inférieur à 100 nm) et de nanoparticules (diamètre inférieur à 50 nm). Les particules issues des véhicules fonctionnant au diesel sont les principaux polluants de l'air et de l'environnement. Elles transportent de nombreux composés organiques dont les HAP et des nitro-HAP, et de petites quantités de sulfates, nitrates, métaux et autres éléments traces. La pollution par les particules en provenance des moteurs diesel est très fréquente, en particulier dans les villes. Elle favorise l'inflammation des voies respiratoires avec la survenue d'asthme,

de maladies cardio-pulmonaires et de cancers du poumon. Riedl M, Diaz-Sanchez D, « Biology of diesel exhaust effects on respiratory function » *J Allergy Clin Immunol.* 2005 Feb ;115(2):221-8; Sydbom A1, Blomberg A, Parnia S, Stenfors N, Sandström T, Dahlén SE, « Health effects of diesel exhaust emissions », *Eur Respir J.* 2001 Apr ;17(4):733-46 ; Hesterberg TW, Long CM, Bunn WB, Lapin CA, McClellan RO, Valberg PA. « Health effects research and regulation of diesel exhaust: an historical overview focused on lung cancer risk », *Inhal Toxicol.* 2012 Jun ;24 Suppl 1:1-45.

12. Howard CV « Particulate aerosols, incinerators and health » in *Health Impacts of Waste Management Policies. Proceedings of the seminar* « Health Impacts of Waste Management Policies », Hippocrates Foundation, Kos, Greece, 12-14 November 1998. Eds. P.Nicolopoulou-Stamati, L.Hens and C.V. Howard. Kluwer Academic Publishers 2000.

13. Pope CA 3rd, Turner MC, Burnett RT, Jerrett M, Gapstur SM, Diver WR, Krewski D, Brook RD, « Relationships between fine particulate air pollution, cardiometabolic disorders, and cardiovascular mortality » *Circ Res.* 2015 Jan 2 ;116(1):108-15; Pope CA 3rd, « Ischaemic heart disease and fine particulate air pollution », *Heart.* 2015 Feb ;101(4):248-9; Dominici F, Wang Y, Correia AW, Ezzati M, Pope CA 3rd, Dockery DW, « Chemical Composition of Fine Particulate Matter and Life Expectancy: In 95 US Counties Between 2002 and 2007 », *Epidemiology* 2015 Jul ;26(4):556-64; Pope CA 3rd, Cropper M, Coggins J, Cohen A, « Health benefits of air pollution abatement policy: Role of the shape of the concentration-response function », *J Air Waste Manag Assoc.* 2015 May ;65(5):516-22; Pope CA 3rd, Ezzati M, Dockery DW, « Tradeoffs between income, air pollution and life expectancy: Brief report on the US experience, 1980-2000 », *Environ Res.* 2015 Aug 21 ;142:591-593.

14. Draper G, Vincent T, Kroll ME, Swanson J, « Childhood cancer in relation to distance from high voltage power lines in England and Wales: a case-control study », *BMJ* 2005 Jun 4 ;330(7503):1290.

15. Santini R, « Cellular telephones and their relay stations: a health risk? », *Presse med.* 1999 Nov 6 ;28(34):1884-6; Santini R, Seigne M, Bonhomme-Faivre L, « Danger of cellular telephones and their relay stations », *Pathol Biol* (Paris). 2000 Jul ;48(6):525-8 ; Santini R, Santini P, Seigne M, Danze JM, « Symptoms notified by people living near cell phone relay stations », *Presse med.* 2001 Nov 3 ;30(32):1594 ; Santini R, Santini P, Danze JM, Le Ruz P, Seigne M, « Symptoms experienced by people in vicinity of base stations: II/ Incidences of age, duration of exposure, location of subjects in relation to the antennas and other electromagnetic factors », *Pathol. Biol.* (Paris). 2003 Sep ;51(7):412-5 ; Gómez-Perretta C, Navarro EA, Segura J, Portolés M. « Subjective symptoms related to GSM radiation from mobile phone base stations: a cross-sectional study », *BMJ* Open. 2013 Dec 30 ;3(12):e003836

16. Rapport de 2005 de l'Association pour la surveillance et l'étude de la pollution atmosphérique en Alsace (ASPA), relatif à la campagne de mesure du formaldéhyde dans les établissements scolaires et d'accueil de la petite enfance de la ville de Strasbourg http://www.atmo-alsace.net/medias/produits/Campagne_de_mesure_du_f.pdf

17. Actuellement, les anciennes ampoules (à filaments) sont fabriquées à l'étranger. Les artisans électriciens en disposent, mais on n'en trouve plus en grande surface.

18. Le champ électromagnétique issu des ampoules à basse consommation est de l'ordre de 400 volts/m à la source, puis décroît exponentiellement. À une distance d'un mètre, il est encore très élevé.

19. Mot créé par le chimiste français Eugène Chevreul (1786 - 1889). Se dit des aliments qui impressionnent les organes des sens par leur aspect et leurs propriétés gustatives (flaveur, saveur) et odoriférantes.

20. Alchimiste et médecin suisse (1493 - 1541), il est demeuré célèbre pour avoir critiqué et peut-être brûlé les œuvres de Galien et d'Avicenne. Le traitement qu'il préconisait en vertu d'une théorie alchimique issue de la philosophie d'Aristote était basé sur l'administration de faibles doses de substances, comme le propose aujourd'hui l'homéopathie.

21. Dominique Belpomme, *Ces maladies créées par l'homme*, Albin Michel, 2004.

22. Le CIRC (OMS) a récemment catégorisé les viandes rouges transformées notamment par une cuisson importante comme probablement cancérigène (Groupe 2A), mais le niveau de risque est très faible par rapport au tabagisme : Bouvard V, Loomis D, Guyton KZ, Grosse Y, El Ghissassi F, Benbrahim-Tallaa L, Guha N, Mattock H, Straif K, « Carcinogenicity of consumption of red and processed meat », *Lancet Oncol.* DOI10.1016/S1470-2045(15)00444-1 ; *OMS* « Monographs evaluate red meat and processed meat », 24 Oct 2015 ; *IARC* « Monographs evaluate consumption of red meat and processed meat », 26 Oct, 2015. Des études épidémiologiques semblent en effet avoir démontré l'existence de corrélations positives entre la consommation de viande très cuites et la survenue de cancers, notamment du gros intestin. Kampman E, Verhoeven D, Sloots L, van 't Veer P, « Vegetable and animal products as determinants of colon cancer risk in Dutch men and women », *Cancer Causes Control.* 1995 May ;6(3):225-34 ; Augustsson K, Skog K, Jägerstad M, Dickman PW, Steineck G, « Dietary heterocyclic amines and cancer of the colon, rectum, bladder, and kidney: a population-based study », *Lancet* 1999 Feb 27 ;353(9154):703-7 ; Zheng W, Gustafson DR, Sinha R, Cerhan JR, Moore D, Hong CP, Anderson KE, Kushi LH, Sellers TA, Folsom AR, « Well-done meat intake and the risk of breast cancer », *J Natl Cancer Inst.* 1998 Nov 18 ;90(22):1724-9. La cause en serait la production d'HAP et d'amines aromatiques hétérocycliques cancérigènes, issues de la cuisson des aliments protéiques, comme la viande et le poisson, avec un risque accru de cancers du sein, du côlon et de la prostate. Ito N, Hasegawa R, Sano M, Tamano S, Esumi H, Takayama S, Sugimura T, « A new colon and mammary carcinogen in cooked food, 2-amino-1-methyl-6-phenylimidazo[4,5-b]pyridine (PhIP) », *Carcinogenesis* 1991 Aug ;12(8):1503-6 ; Shirai T, Sano M, Tamano S, Takahashi S, Hirose M, Futakuchi M, Hasegawa R, Imaida K, Matsumoto K, Wakabayashi K, Sugimura T, Ito N, « The prostate: a target for carcinogenicity of 2-amino-1-methyl-6-phenylimidazo[4,5-b]pyridine (PhIP) derived from cooked foods », *Cancer Res.* 1997 Jan 15 ;57(2):195-8.

23. Bartsch H, Montesano R, « Relevance of nitrosamines to human cancer », *Carcinogenesis* 1984 Nov ;5(11):1381-93.

24. Barański M, Srednicka-Tober D, Volakakis N, Seal C, Sanderson R, *et al.*, « Higher antioxidant and lower cadmium concentrations and lower incidence of

pesticide residues in organically grown crops: a systematic literature review and meta-analyses», *Br J Nutr.* 2014 Sep 14;112(5):794-811.

25. Baudry J, Méjean C, Péneau S, Galan P, Hercberg S, Lairon D, Kesse-Guyot E, «Health and dietary traits of organic food consumers: results from the NutriNet-Santé study», *Br J Nutr.* 2015 Oct 2:1-10.

26. On veillera néanmoins à utiliser de préférence les produits bio disponibles chez les petits commerçants de proximité plutôt que ceux vendus en grande surface, compte tenu des dérapages actuels liés au système marchand; dans notre pays, environ 30 % des produits bio sont importés, sans traçabilité possible.

27. C'est sur une telle propriété qu'est basée en médecine l'utilisation de patchs délivrant de façon continue par exemple des antalgiques pour calmer les douleurs.

28. Le sein, les glandes sexuelles et la glande thyroïde, de même que le fœtus, sont très sensibles aux éléments radioactifs; or la radioactivité étant la principale cause connue des cancers du corps thyroïde, l'augmentation continue de l'incidence de ces cancers constitue une preuve indirecte de l'existence de tels effets sanitaires retardés; de même l'accroissement du nombre de thyroïdites de Hashimoto, en particulier chez la femme, pourrait relever d'une telle explication. Nous avions nous-même étudié l'accroissement d'incidence des cancers du corps thyroïde en Corse, depuis 1986 (date de l'accident de Tchernobyl). Contrairement à ce qui est encore souvent allégué, cette augmentation d'incidence n'est pas liée à l'amélioration des moyens de dépistage. Thèse médicale de Sophie Fauconnier intitulée: «Étude de 201 cas de cancers de la thyroïde en Corse entre 1985 et 2006» http://nuage-radioactif.com/wp-content/uploads/2008/05/these_sophie_v29.pdf

29. Comme le rappelait feu la députée européenne Solange Fernex, dans un accord resté secret, l'OMS s'est engagée auprès de l'Agence internationale de l'énergie atomique (AIEA), qui siège à Vienne, à ne jamais divulguer des messages contraires aux intérêts de cette agence. Schulthess E, Fernex E, *L'Insoumise - Écologie, féminisme, non-violence*, Collection Écologie, Ed. Yves Michel, octobre 2004.

30. Les enfants de moins de 15 ans vivant à moins de 5 km des centrales nucléaires ont 90 % de risques supplémentaires de développer une leucémie par rapport à ceux habitant à 20 km ou plus. Sermage-Faure C, Laurier D, Goujon-Bellec S, Chartier M, Guyot-Goubin A, Rudant J, Hémon D, Clavel J, «Childhood leukemia around French nuclear power plants--the Geocap study», 2002-2007, *Int J Cancer.* 2012 Sep 1;131(5):E769-80. doi: 10.1002/ijc.27425.

31. Le nuage radioactif de Tchernobyl a fait deux fois et demi le tour de la planète.

32. Ces deux organes sont l'objet de courants électriques naturels. Ils sont donc particulièrement sensibles aux champs électromagnétiques.

33. Dominique Belpomme, *Guérir du cancer ou s'en protéger*, Fayard, 2005.

34. La réponse à cette question est en partie observée dans un mémoire de master 2e année que j'ai récemment dirigé. Alice Duntze: «Le recours aux soins non conventionnels et la relation de confiance avec le médecine conventionnelle en cancérologie.». Éducation et santé publique. Spécialité «évaluation en santé». Année universitaire 2013-2014. Université d'Auvergne. Faculté de médecine de Clermont-Ferrand.

CHAPITRE XVI

1. Ces organes sont essentiellement la peau, la thyroïde, la sphère ORL, les voies respiratoires, le cœur, le cerveau et le tube digestif (vu sous l'angle du microbiote).

2. La découverte de tels biomarqueurs est en cours. On en trouvera plusieurs exemples à partir des études réalisées chez les malades atteints d'électro-hypersensibilité (EHS) ou de sensibilité multiple aux produits chimiques (MCS). Belpomme D, Campagnac C, Irigaray P, « Reliable disease biomarkers characterizing and identifying electrohypersensitivity and Multiple Chemical Sensitivity as two etiopathogenic aspects of a unique pathological disorder », *Reviews on Environmental Health* 2015 Dec 1;30(4):251-71.

3. Compte tenu de la fréquente résistance à l'insuline et de sa survenue précoce, avant que l'affection ou la maladie se déclare cliniquement, la prescription continue de *metformine* à titre préventif, de même que celle d'*aspirine* à faible dose, en tant qu'anti-inflammatoire et anticoagulant sont par exemple des médicaments de choix dans ce type de médecine.

4. La *santé environnementale* se distingue de la *médecine environnementale* : la première relève de la santé publique et concerne principalement la politique de santé, alors que la seconde, relevant spécifiquement de la médecine, s'adresse aux malades et à leurs affections et maladies existantes ou en devenir.

5. Comme l'indique l'article publié dans *Les Échos* du 29 juin 2011 et intitulé « Diabète, cancer : un Français sur six est pris en charge au titre d'une maladie chronique ».

6. En effet, le non-paiement à l'acte ne peut que renforcer le nombre des consultations de malades qui en réalité n'en sont pas. Par ailleurs, les assurances et les mutuelles sont en l'état incapables d'assurer la généralisation du tiers payant. En outre, si elle était appliquée la loi Touraine ne pourrait qu'abaisser le niveau de qualité des soins, comme c'est le cas dans les pays qui ont opté pour ce type de médecine fonctionnarisée.

7. Loi de modernisation du système de santé.

8. Le pouvoir de contrôler les prescriptions serait confié aux ARS (Agences régionales de santé).

9. Ce seraient la Sécurité sociale et les complémentaires santé (assurances et mutuelles) qui rémunéreraient les médecins.

10. 164 mesures élaborées par 68 experts internationaux à l'adresse des peuples et gouvernements des États membres de l'Union européenne, du Parlement européen, du Conseil et de la Commission, disponibles à l'adresse suivante : http://www.artac.info/fr/appel-de-paris/memorandum/presentation_000080.html

11. Rappelons qu'avaient contribué à l'élaboration de cette plate-forme le comité de soutien de l'Appel de Paris, le Comité de développement durable en santé (C2DS), la Confédération des syndicats médicaux français (CSMF), la Coordination nationale médicale santé-environnement (CNMSE) ainsi que des enseignants des universités de Strasbourg, Paris et Montpellier et la Fédération des médecins de France (FMF), tout cela en présence d'une représentante du Conseil de l'Ordre national des médecins.

12. REACH est le règlement sur l'enregistrement, l'évaluation, l'autorisation et les restrictions des substances chimiques. Il est entré en vigueur le 1er juin 2007. REACH

rationalise et améliore l'ancien cadre réglementaire de l'Union européenne sur les produits chimiques.

13. Règlement (CE) n° 1107/2009 du Parlement européen et du conseil du 21 octobre 2009. Ce règlement est moralement indigne puisqu'il accepte la mise sur le marché de pesticides *possiblement* cancérigènes et permet la vente à des pays tiers de pesticides retirés du marché européen en raison de leur toxicité ! http://eur-lex.europa.eu/LexUriServ/LexUriServ.do?uri=OJ:L:2009:309:0001:0050:FR:PDF

14. Cour des comptes. « Les personnes sans domicile : rapport public thématique », mars 2007. http://www.ladocumentationfrancaise.fr/var/storage/rapports-publics/074000208.pdf

15. Gilbert Cesbron, *Ce siècle appelle au secours,* Robert Laffont, 1955.

16. Girard M, « Vaccin contre l'hépatite B : qui croire ? », avril 2009. Disponible à l'adresse suivante : http://www.rolandsimion.org/spip.php?article21

17. Or, de façon générale chez les industriels, les fraudes seraient bien plus fréquentes qu'on ne le pense.

18. On connaît la phrase de Georgina Dufoix dans l'affaire du sang contaminé : « Responsable mais non coupable ».

19. Montesquieu : Les cahiers. Il s'agit de notes inédites découvertes après la mort de l'auteur. *Œuvres complètes*, Tome II, bibliothèque la Pléiade, Gallimard, 1951.

ÉPILOGUE

1. Les Parsis sont des descendants des Zoroastriens d'Iran (l'ancienne Perse) ayant émigré en Inde au VIIIe siècle pour échapper à la persécution des musulmans. Aujourd'hui, ils forment une communauté résidant essentiellement à Bombay.

2. Néanmoins, en raison du mélange des populations cette endogamie tend à se dissiper.

Table

Achevé d'imprimer sur Roto-Page
en mars 2016
par l'Imprimerie Floch à Mayenne
Dépôt légal : avril 2016
N° impr. : 89500
Imprimé en France